워킹 지도자 필독

메디컬 워킹
Medical Walking

저자

宮下 充正

감수

박상갑

역자

박현태 김은희

정순일 김윤환

김민호 이용문

김동현 홍가람

민도겸

군자출판사

메디컬 워킹 Medical Walking

첫째판   1쇄 인쇄 | 2018년 2월 23일
첫째판   1쇄 발행 | 2018년 3월 5일

저   자 宮下 充正
감   수 박상갑
역   자 박현태, 김은희, 정순일, 김윤환, 김민호, 이용문, 김동현, 홍가람, 민도겸
발 행 인 장주연
표지디자인 이상희
내지디자인 이미나
마 케 팅 나상욱
발 행 처 군자출판사(주)
          등록 제4-139호(1991. 6. 24)
          본사 (10881) 경기도 회동길 338(서패동 474-1)
          전화 (031) 943-1888 팩스 (031) 955-9545
          홈페이지 | www.koonja.co.kr

ウォーキング指導者必携──Medical Walking
監修：宮下充正
編集：矢野英雄, 渡會公治, 川内基裕
Medical Walking
ISBN978-4-524-26883-2 ©Nankodo Co., Ltd., 2013
Originally Published by Nankodo Co., Ltd., Tokyo, 2013
「本書は南江堂との契約により出版するものである」

ISBN 979-11-5955-237-3

정가 25,000원

역자소개

박상갑	동아대학교 예술체육대학 태권도학과 교수
박현태	동아대학교 건강과학대학 건강관리학과 교수
김은희	동아대학교 예술체육대학 태권도학과 교수
정순일	동아대학교 기초교양대학 강사
김윤환	동아대학교 태권도건강문화연구소 특별연구원
김민호	동아대학교 기초교양대학 강사
이용문	동아대학교 태권도건강문화연구소 특별연구원
김동현	동아대학교 태권도건강문화연구소 특별연구원
홍가람	동아대학교 기초교양대학 강사
민도겸	동아대학교 태권도건강문화연구소 특별연구원

한국어판 「Medical Walking」 출판에의 찬사

제 2차 세계 전쟁 종결 후, 재빠른 경제 발전을 이룬 유럽이나 북 아메리카 제국에서는, 기계화, 정보화, 그리고 의료 기술과 식료 사정의 개선과 함께, 국민 생활은 극적으로 변화했다. 그 결과 고령자가 증대하여, 심장병, 당뇨병, 비만증이라는 생활 습관병이 만연하며, 최근에는 치매의 이환율이 높아진다는, 바람직하지 않은 상태를 초래하고 있다.

한국은 불행히도 남북간의 전쟁 때문에 수년 늦어졌지만, 현재는 일본을 능가하는 경제 발전을 이룬 국가로서 성장하고 있다. 그 결과는, 도시화, 고령화라고 하는 유럽과 미국 그리고 일본과 비슷한 사태에 직면하고 있다. 이러한 사태를 개선해나가는 과정은 이미 직면하고 있는 유럽과 미국 그리고 일본의 실정을 이해하며, 바른 방향을 찾아 선택해 나가는 것이 유리한 계책이다.

본서를 번역한 박상갑 교수는 중고령자의 신체 상황이 연령 증가와 함께, 어떻게 변화해 가는가에 관해 10년 이상에 이르는 추적 연구에 종사하여, 운동 능력의 저하, 여러가지 질병의 이환의 현실을 역학적으로 밝혀왔다. 이 연구 성과는 전 세계의 연구자가 회합하는 국제 저널에 매년 발표하여 높은 평가를 받아 왔다.

나는, 일본의 워킹에 관계되는 의사, 운동 생리학자, 물리치료사, 운동 지도자 30명을 설득하여, 세계에서 유래를 볼 수 없는 광범위하며 실천적인 워킹의 책 「Medical Walking」을 편찬했다. 금번 깊은 과학적 지식을 가지고 있는 박상갑 교수는, 누구라도 일상에서 가능한 워킹의 건전한 보급을 목적으로 한 「Medical Walking」을 한국어로 번역하여 출판한다.

박상갑 교수의 연구 지도에 선택된 한 사람으로서 자랑스럽게 생각하며, 본서가 한국 발전의 기반이 되는 모든 국민 건강의 보유 · 증진에 가일층 기여할 것을 기원하고 싶다.

2017년 8월 20일　동경대학 명예교수 宮下 充正

시작하며

물질에 무게(질량)를 부여하는 소립자인 '힉스입자'의 존재징후가 발견되었다는 뉴스가 2011년 12월 13일에 보도되었다. 그 날은 마침 이 책의 출판에 관여하는 스폰서와 출판사 사람들과 회의를 한 날이었다.

무게가 느껴지는 지구 상에 탄생한 인류는 불안정한 직립 두발 보행을 선택했다. 그로 인해 손을 자유롭게 사용할 수 있게 되어 뇌의 발달을 촉진시켰고, 뇌의 발달은 더욱 손을 능숙하게 사용할 수 있도록 했다. 그러한 상호 작용이 인류의 문명 및 문화의 발전에 기여했다고 하는 인류학자의 설명은 쉽게 납득이 된다.

그런데 걸을 때 하지는 물론 상지, 체간, 두부가 중력의 영향을 받기 때문에 끊임없이 균형을 무너뜨리고 또 그것을 보정하는 움직임을 반복하지 않을 수 없다. 이는 젖먹이부터 유아에 걸쳐 '걷기'를 몸에 익히는 과정을 관찰하면 알 수 있다. 그리고 '걷기'는 저절로 가능해지고 중추패턴 생성기라는 가정 하에 설명이 된다.

고도의 의료 기술과 의료보험제도는 생활습관병이 다발함에도 불구하고 고령자 인구의 증가를 초래하여 보행 곤란자가 많이 보이게 되었다. 이는 '걷기'에 의해 발생하는 균형의 무너짐에 즉각적으로 대응하는 신경 및 근육계 기능의 쇠퇴, 변형성 관절증의 발병 등 운동기가 제대로 작동하지 않는 것이 주요 원인이다. 그러나 그 밖의 원인으로 '걷기'가 힘들어지는 사람도 존재한다.

그래서 최근에 전자기계공학 분야에서 전자기적으로 제어 가능한 걷기 보조기구의 개발이 눈에 띄게 되었다. 그러나 수 천만 명에 달하는 고령자와 보행 곤란자가 있는 일본에서는 전부를 감당하는 것은 도저히 불가능한 일이다. 그보다도 신체의 적응 능력을 최대한 끌어내어 걷기 힘든 증상이 있는 사람들에게 '걷기'를 지도하여 그 능력을 회복시키거나 향상시키는 쪽을 선택하고 싶다.

일반인에게 하는 '걷기' 지도는 이미 개인 맞춤형 방식이 확립되어 있다. 그러나 보행곤란자에게 하는 '걷기' 지도는 주문 제작형이 될 수 밖에 없다. 그래서 이 책에서는 이제까지 임상적으로 지도를 받아 온 사람들의 협조를 얻어 자료를 모아서 걷기 지도를 담당한 의사, 간호사, 물리치료사, 건강 운동 지도사, 워킹 지도사 등이 편하게 참고할 수 있는 매뉴얼을 제공하는 것을 목표로 하여 작성했다. 이 책이 많은 사람들에게 도움이 되기를 바란다.

끝으로 이 책의 출판에 대해 특별히 배려해 주신 주식회사 신일본과학사의 나가타 요이치 사장님께 감사 인사를 드린다. 또 번거로운 구성인 이 책의 출판을 맡아 주신 주식회사 남강당의 고다치 카네히코 사장님께도 깊은 감사를 드린다.

2013년 9월 宮下 充正

Medical Walking

··· 목 차 ···

Ⅳ 고령자의 워킹

Ⅴ 여성과 워킹

Ⅵ 재활로써의 워킹

Ⅶ 워킹의 의학적 문제

제 I 장
사람은 어떤 걸음걸이를 하고 있을까?

A 족적으로 본 걸음걸이

1 족적을 보다

그림 1은 많은 사람들이 걸을 때의 족적을 기록하여 성인의 평균적인 족적이 어떠한지 조사한 것이다. 왼발 뒤꿈치에서 왼발 뒤꿈치까지의 길이를 "스트라이드(stride) 길이"라 하고, 왼발 뒤꿈치에서 오른발 뒤꿈치까지의 길이를 "스텝(step) 길이", 소위 "보폭"이라고 한다. 스트라이드 길이와 스텝 길이는 신장(혹은 다리길이)에 따라 다르지만 미국의 성인남성의 "스트라이드 길이"는 평균 153cm이다[1]. 일본인의 스텝 길이(보폭)를 걷는 속도와 신장을 기준으로 정리하면 표1 과 같다[2].

오른 발꿈치 중심에서 왼 발꿈치 중심까지의 거리는 "스텝 길이(보폭)"이라 하고 평균 8cm정도라고 한다. 한쪽 발꿈치에서 가운데 발가락 끝을 이은 선과 진행방향으로 그은 직선과의 각도를 "보행각도"라고 한다. 아프리카 흑인은 5~10도, 아메리카 백인은 6.8도로 보고되어 있다. "보행각도"가 이 값보다 커지면 게다리같은 "곱장다리"라 하고, 0이나 마이너스이면 "안짱다리"라고 한다.

기모노를 입고 조리를 신고 걸었던 일본인여성 중에는 "안짱다리"인 사람들이 많다. 그에 비해 으스대는 걸음걸이의 일본인남성은 "곱장다리"까지는 아니지만, 어깨를 흔들면서 발끝을 벌려 앞으로 내딛는 사람을 종종 보게 된다.

자신의 족적을 조사해 보는 것은 흥미롭다. 살짝 쌓인 눈 위를 걷는다든지 모래밭을 걷는다든지 또는 물에 적신 구두 굽으로 콘크리트 위를 걸으면 족적이 선명하게 남아 자신이 어떤 걸음걸이를 하고 있는지를 잘 알 수 있다.

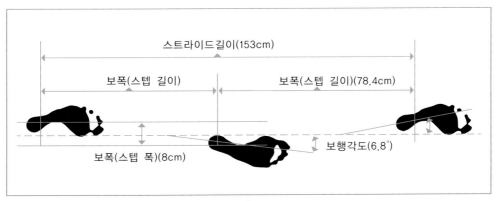

그림 1. **족적의 각각의 명칭**(Murray MP et al, 1964를 일부 수정)

표1. 일본인의 걷는 속도와 표준적인 보폭(宮下 充正, 1992)

걷는 속도	보폭/신장	신장155cm의 보폭	신장165cm의 보폭	신장175cm의 보폭
보통으로 걷는다 (70m/분)	37%	57cm	61cm	65cm
다소 빠르게 걷는다 (90m/분)	45%	70cm	74cm	79cm
가능한 한 빨리 걷는다 (110m/분)	50%	78cm	83cm	88cm

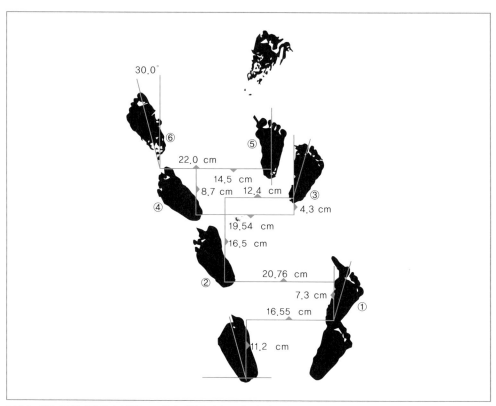

그림 2. 생후 402일째의 아기가 처음으로 혼자 걸었던 날의 족적(岡本 勉 외, 1984를 일부 수정)

2 성장과 노화를 거치며 변화하는 족적

인간이 태어나서 겨우겨우 목을 가누고, 기어 다니게 되고, 물건을 잡고 일어서고, 또 뒤뚱뒤뚱 걸어야 하는 단계가 있는 것처럼 직립두발보행까지는 약 1년간의 과정이 필요하다.

그림 2는 아기가 처음으로 걸었을 때의 족적을 기록한 것이다. 아기의 걸음은 좌우 발 간격이 넓고 앞쪽으로 내딛는 거리가 짧은 것이 특징이다[3].

그 후 초등학교에 들어갈 때까지는 누구한테 배우지 않아도 걸을 수 있게 된다. 그런데 그 걸음걸이에는 저마다 각양각색의 버릇이 있다. 이는 신체조건에 따른 것이지도 하지만 집의 구조, 집 주위의 지형, 자주 신는 신발 등의 여러 가지 요인이 있다.

그림 3에서와 같이 유아의 족적은 성인과 비교하면 좌우 발 간격은 넓고 보폭이 짧다는 것을 알 수 있다[4].

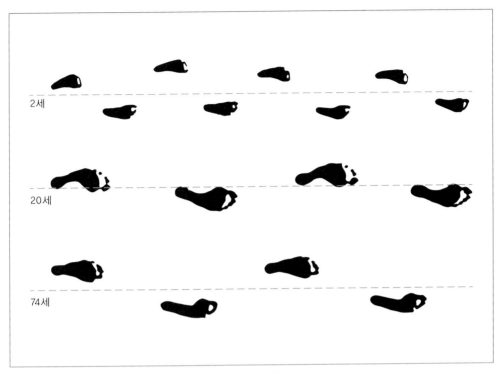

그림 3. **연령에 따른 자연보행의 족적(吉沢 正尹 외, 1989를 일부 수정)**

　성인이 되면 보행방향의 직선 위에 뒤꿈치가 닿게 되어 보통은 발끝이 조금 밖으로 향하게 된다. 그렇지만 고령이 될수록 좌우 발 간격은 다시 넓어지고 보폭도 짧아진다[3].

　그 이유로 ①근력이 약해지는 것과 ②직립자세를 유지하는 평형능력이 떨어져 한쪽발로 서 있을 수 있는 시간이 짧아지는 것을 들고 있다[4].

　22~95세의 여성 149명과 19~102세의 남성 289명을 대상으로 하여 걷는 스피드와　보폭을 측정하였다. 운동기, 심혈관계, 호흡기계에 특별한 장애가 없는 일반인을 대상으로 하여, 20m 길이의 실내 보행로를 조금 느린 스피드, 보통의 스피드, 조금 빠른 스피드를 스스로 선택하여 걷게 하고, 시간과 걸음수를 측정하였다.

　그림 4와 같이 전체 연령에서 남녀불문하고 나이가 많아질수록 보폭은 짧아지는데, 같은 연령에서는 보행속도가 "조금 느림"부터 "보통" 그리고 "조금 빠름" 순으로 보폭이 확실히 넓어졌다[5]. 또 그림 5에서처럼 보통의 속도로 걸을 때의 스피드는 20~39세의 평균 스피드에 대한 비율로 보면 62세까지는 10년간 1~2% 저하되고, 63세부터는 여성은 12.4%, 남성은 16.1%로 급격히 떨어지는 것으로 계산되었다[5].

　이렇게 나이가 들어감에 따라 보폭이 단축되고 보행스피드가 저하되는 것은 주로 다리근력의 쇠약에 의한 것이라 할 수 있다. 예를 들면 교통사고로 갑자기 죽은 사람을 대상으로 하여 무릎을 펴는 대퇴근육(외측광근/가쪽넓은근)의 근섬유(세포)수를 조사한 결과에서 근섬유수는 연령의 네제곱에 비례하여 감소하는 것이 밝혀졌다[6]. 이렇게 근섬유수가 눈에 띄게 감소하는 연령이 60세 무렵이라는 사실이, 앞에서 기술한 노화에 수반되는 보폭의 단축과 보행스피드의 저하의 주요 원인인 것을 설명한다고 하겠다.

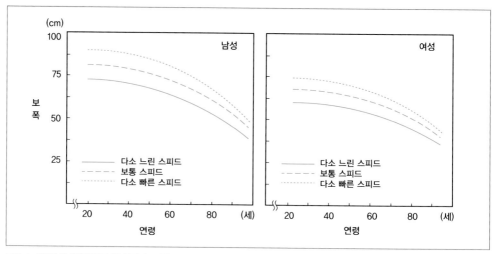

그림 4 3종류의 걸음걸이로 본 연령과 보폭(Himan JE et al, 1988을 일부 수정)

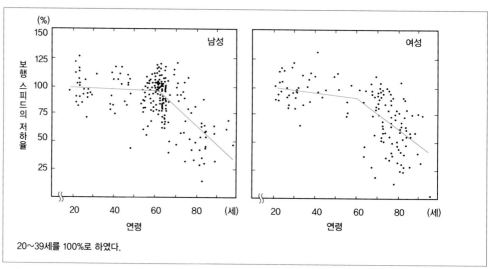

20~39세를 100%로 하였다.

그림 5 보통으로 걸을 때 연령 증가에 따른 속도의 변화(Himann JE et al, 1988에 일부 수정)

3 하루에 몇걸음 걷고 있을까?

건강을 유지하는 데 있어 워킹이 도움이 되는 것은 익히 알려진 사실이다. ①돈이 들지 않고 ②바로 할 수 있으며 ③충격이 약하고 ④동료와 함께 할 수 있다는 등 워킹은 많은 사람들이 실천하기 쉽다는 특징이 있다.

최근에 만보기를 갖고 있는 사람이 늘었다. 만보기를 착용하면 워킹 중의 걸음수, 일일 총 걸음수 등을 알 수 있다. 그리고 성인이 건강을 유지하기 위해서는 "하루에 만보를 목표로 하자", "30분은 더 걷자"라며 워킹을 권하고 있다. 게다가 적어도 중 정도의 강도로 걷는 것이 요구된다.

그렇다면 사람들은 하루에 몇 걸음을 걷고 있을까. 미국 전역에 거주하는 18세 이상의 성인 남녀를 대상으로 조사하였다. 이 조사에서는

표2. 필자가 권장하는 일본인 성인의 1일 걸음수 목표 (宮下　充正, 2011)

걸음 수	40〜64세	65〜74세	75세 이상
15,000보 이상	플래티늄		
12,000 〜 14,999보	금	플래티늄	
9,000 〜 11,999보	은	금	플래티늄
6,000 〜 8,999보	동	은	금
3,000 〜 5,999보		동	은
1,000 〜 2,999보			동

① 일주일에 5일, 30분 이상 걷는 사람을 "습관적으로 자주 걷는 사람"
② 한 번에 10분 이상 걷는 일이 없는 사람을 "거의 걷지 않는 사람"
③ 한 번에 10분 이상은 걷지만 일주일에 5일, 30분은 걷지 않는 사람을 "가끔 걷는 사람"
이렇게 세 그룹으로 나누어 하루 평균 걸음수를 비교했다.

①의 습관적으로 자주 걷는 사람은 34%(611명)인 데 비해 ②거의 걷지 않는 사람은 20.7%(376명)으로, 걷지 않는 이유로 [집 주변의 도로에 인도가 없다] 혹은 [어두워서]를 들고 있다. 한편 ③가끔 걷는 사람은 45.6%(829명)으로 [집 주변의 도로를 걷고 있다]라고 답했다.

이처럼 습관적으로 걷느냐 걷지 않느냐는 걸을 수 있는 집 주변의 환경이 중요하다고 한다[7].

워킹에 관한 또 하나의 연구결과는 "움직이는 콜로라도주"라는 슬로건을 내걸고 하루 만 보 걷기를 최종목표로 하여 시작한 대규모 연구이다[8].

우선 18세 이상, 평균연령 44세의 남녀 1,098명에게 전화로 인터뷰를 한 후, 만보기를 보내어 휴일을 하루 포함한 나흘간의 걸음수를 측정해서 보고하게 했다.

그 결과, 응답한 742명의 하루 평균 걸음수는 6,804보이고, 5,000보 미만이 33%, 10,000보 이상이 16%였다. 그리고 결과를 인터뷰 내용과 대조해 보면 다음과 같은 경향이 있었다고 한다.

● 연령이 높을수록 걸음수는 감소한다.
● 독신자의 걸음수가 기혼자나 이혼한 사람보다 많다.
● 미망인의 걸음수가 가장 적다.
● 비만지수(BMI)가 높은 사람들의 걸음수는 적다.
● 체중감량을 원하는 사람들의 평균 걸음수는 6,409보이고, 그렇지 않은 사람들의 평균 걸음수는 7,218보이다.
● 텔레비전을 보는 시간이 길수록 걸음수는 적다.

당초 10,000보를 목표로 하려고 했으나 조사결과 1일 5,000보 미만인 사람이 많았기 때문에 "하루에 2,000보 늘리자"라는 슬로건으로 바꿨다고 한다[9].

필자는 표2에 일본인 성인을 대상으로 하는 목표치를 표시했다. 하루에 걷는 걸음수를 모두 조금씩 늘리는 노력을 하면 어떨까?

표3. 각 보행 속도에 따른 측정치의 평균(Rowe DA et al, 2011)

	저속	중속	고속
스피드 (km/h)	4.3	5.0	5.8
걷는 템포 (보/분)	101.6	113.6	124.5
심박수 (박/분)	98.7	104.5	112.9
산소섭취량 (mL/kg/min)	10.3	12.1	14.7

4 몇 걸음의 템포로 걸으면 좋을까?

일반인이 하루에 몇 걸음 걸으면 좋을지는 자신의 건강을 유지하는 기준으로 알기 쉽다. 그러나 신체기능을 활동하게 한다는 점에서 보면 걸음수만으로는 충분하지 않고 걷는 것이 어느 정도의 운동 강도인지도 고려할 필요가 있다. 그래서 지금까지 중 정도의 운동 강도가 되는 시간당의 걸음수("걷는 템포")에 대해 두 개의 연구결과가 보고되었다. 그 결과를 보면 성별에 따른 차이가 있어 여성은 남성보다 1분당 10보 또는 11보를 더 걸을 필요가 있다고 한다.

그래서 Rowe[9]는 이런 성별에 따른 차이는 신장의 차이, 바꿔 말하면 보폭의 차이에 따른 것이라고 가정하고, 상세한 실험을 실시하여 그 결과를 발표했다.

대상자는 남성 38명, 여성 37명으로 평균 연령 32.9세, 평균 신장 171.7cm, 평균 체중75.6kg으로 넓은 범위로 흩어져 있다. 대상자는 저속, 중속, 고속이라는 세 종류의 스피드로 러닝머신 위를 걸었다. 그리고 개인별로 보행중의 걸음수("걷는 템포"), 심박수, 산소섭취량을 측정하였다.

또 그와는 별개로 러닝머신 테스트에 대응하는 저속, 중속, 고속의 스피드로 운동장 위를 6분씩 걸은 후 심박수, 산소섭취량을 측정하였다. 그 때 러닝머신에서의 보행 스피드에 대응하는 "걷는 템포"를 메트로놈으로 알려주고 그 속도에 맞추도록 했다.

표3은 실험 결과의 평균치이다.

보행 스피드가 올라가면 "걷는 템포", 심박수, 산소섭취량이 거의 직선적으로 증가하는 것을 알 수 있었다. 거기에서 Rowe(2011)는 데이터를 통계처리하여 다음과 같은 실험식을 얻었다.

산소섭취량(mL/kg/분) = 0.184 × 걷는 템포(보/분) + 0.093신장(cm) − 24.509

그리고 1MET[※]를 3.5(mL/kg/분)로 하고 3MET, 4MET, 5MET의 운동 강도에 대응하는 걷는 템포(보/분)를 표4와 같이 신장별로 산출하였다.

표준적으로는 중 정도의 운동 강도(3MET)를 얻기 위해 1분에 103보, 30분에 3,090보라는 "걷는 템포"로 걷는다. 그리고 동일한 운동 강도를 유지하려면 키가 작은 사람일수록 "걷는 템포"를 늘려야만 한다.

※ MET란, 대사당량으로써 안정상태의 산소소비량에 대해 운동중의 산소섭취량이 몇 배에 해당하는지를 나타내는 값이다.

표4. 신장별로 본 운동 강도와 걷는 템포(1분과 30분에 해당하는 걸음 수) (Rowe DA et al, 2011)

운동 강도	3METs		4METs		5METs	
걷는 템포	보/분	보/30분	보/분	보/30분	보/분	보/30분
일반적	103	3,090	122	3,660	141	4,230
154.9cm	112	3,360	131	3,930	150	4,500
160.0cm	109	3,270	128	3,840	147	4,410
165.1cm	107	3,210	126	3,780	145	4,350
170.2cm	104	3,120	123	3,690	142	4,260
175.3cm	102	3,060	121	3,630	140	4,200
180.3cm	99	2,970	118	3,540	137	4,110
185.4cm	97	2,910	116	3,480	135	4,050

한편, 키가 같은 사람이 3MET에서 4MET, 4MET에서 5MET로 운동 강도를 1MET 올리려면 "걷는 템포"를 1분당 19보 늘리면 된다는 결과가 나왔다. 이처럼 Rowe는 워킹을 하는 사람이 스스로 운동 강도를 조절하기 위해 "걷는 템포"를 모니터링하는 것이 도움이 된다고 한다. 보폭은 신장(또는 다리길이)에 따라 상한이 있기 때문에 운동 강도를 올리려면 "걷는 템포"를 늘림으로써 가능해진다는 결과이다[9].

이처럼 걸음수뿐만 아니라 "걷는 템포"를 아는 것이 건강유지를 위한 효과를 불러일으키는 데에 중요하다는 것도 이해해 두자.

[宮下　充正]

문 헌

1) Murray MP et al : Walking patterns of normal men. J Bone Joint Surg 40 : 335-360, 1964

2) 宮下　充正：あるく－ウオーキングのすすめ, 暮らしの手帖社, 東京, p97, 1992

3) 岡本　勉ほか：乳児から幼小児にいたる歩行運動の筋電図的解明. Jpn J Sports Sci 3 : 606-620, 1984

4) 吉沢正尹ほか：加齢による歩容変化の動作筋電図学的研究. Jpn J Sports Sci 8 : 134-141, 1989

5) Himann JE et al : Age-related change in speed of walking. Med Sci Sports Exerc 20 :161-166, 1988

6) Lexell J et al : What is cause of the ageing atrophy? Total number, size, and proportion of different fiber types studies in whole vastus lateralis muscle from 15- to 83-year-old men. J Neurol Sci 84 : 275-294, 1988)

7) Eyler AA et al : The epidemiology of walking for physical activity in the United States Med Sci Sports Exerc 35 : 1529-1536, 2003

8) Wyatt HR et al : A Colorado statewide survey of walking and its relation to excecssive weight. Med Sci Sports Exerc 37 : 724-730, 2005

9) Rowe DA et al : Stride rate recommendations for moderate-intensity walking Med Sci Sports Exerc 43 : 312-318, 2011

B 걸을 때의 에너지 소비

1 걷는 스피드와 에너지소비량

걷는 데 필요한 에너지량은 1912년경부터 보행 중의 산소소비량을 측정하여 밝혔다. 그 중에서 현재에도 인용되는 것이 영국에서 보행과 주행을 비교한 일본인 오가사와라(小笠原)의 1943년에 시행한 연구결과이다. 보행과 주행 모두 천천히 걷거나 뛰거나 할 때는 일정거리 당 에너지소비량이 다소 많고, 어느 스피드에서 가장 적어지고, 스피드가 올라가면 급격하게 증가한다. 여기에서 흥미로운 것은 스피드가 느릴 때는 걷는 것이 에너지소비량이 적지만, 대략 120m/min의 임계스피드를 넘은 스피드에서는 걷는 것이 달리는 것보다 에너지소비량이 적어진다는 것이다.

그 후에 그림 1과 같이 미국의 경보선수를 대상으로 하여 여러 스피드로 걸을 때와 달릴 때의 산소소비량을 측정했는데, 그 임계스피드는 시속 8km로 보고되었다. 즉 1분에 133m 이상의 스피드로 이동할 때는, 달리는 것이 걷는 것보다 에너지 소비량이 적다는 것이었다. 미국인보다 키가 작은 일본인의 경우, 이 분기점은 훨씬 느린 100~200m/min이 될 것이다.

다시 말하면 어느 스피드 이상이 되면 달리는 것이 편해지는 것이다. 이는 약속시간에 늦을 것 같아 빨리 걷다가 도중에 반달음질이 되는 사람이 있는 것을 보면 납득이 될 것이다[2].

이 경우에는, 8km/h를 넘으면 걷는 것보다 달리는 것이 더 편해졌다.

또 Ralston은 보행스피드와 단위거리 당 섭취하는 산소량을 구하였는데 그 값이 가장 적어지는 스피드(경제 스피드)는 74m/분이라고 보고하고 있다[3].

보행 스피드와 산소소비량의 관계를 측정한 결과는 수없이 많이 조사되었고, 1961년에 Mcdonald는 남성 333명을 대상으로 한 583건의 측정결과와 여성 58명을 대상으로 한 117건의 측정결과를 집계하여 통계처리했다. 그 결과, 그림 2와 같이 동일한 보행스피드에서는 체중이

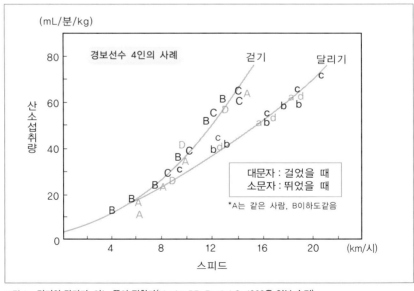

그림 1   걷기와 달리기, 어느 쪽이 편한가(Menier DR, Pugh LG, 1968을 일부 수정)
이 경우는 8km/시를 넘으면 걷는 것 보다 뛰는 것이 편했다.

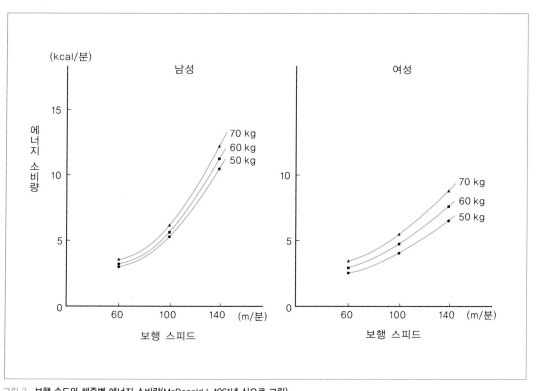

그림 2 **보행 속도와 체중별 에너지 소비량(McDonald I, 1961년 식으로 그림)**

무거운 쪽이 에너지소비량이 많지만, 동일한 체중에서는 보행스피드의 증가에 따라 에너지소비량이 곡선적으로 증가하는 것으로 나타났다[1].

2 긴 거리를 걸을 때의 에너지량과 에너지원

a 20km 보행의 에너지소비량

경험이 많은 중장년의 워커(walker)가 워킹대회에 참가할 때의 표준적인 거리는 20km이다. 이 정도의 거리를 걷는다고 하면, 기온과 길의 경사도 등에 따라 달라지지만 대개 체내의 에너지를 약 1,000kcal(킬로칼로리) 소비한다.

이렇게 다량의 에너지를 4~5시간 만에 소비하게 되면 신체는 상당한 부담을 지게 된다. 그래서 몸에 어느 정도의 부담이 되는지 알아보기 위해, 보행습관이 있는 65세의 남성에게 평평한 콘크리트 포장도로(도쿄의 아라카와 하천부지)를 20km 걷게 했다. 실험당일의 날씨는 비가 조금 내렸고, 기온은 12.8도, 습도는 98%였다.

보행중의 심박수는 연속적으로 기록하고, 혈중산소농도와 혈당치는 보행 전, 최초 6km 지점, 걷기를 마친 후에 손끝에서 채혈하여 측정했다. 또 보행 전후와 6km, 10km, 16km 지점에서 각각 정맥에서 채혈하여 혈중물질의 농도의 변동을 분석했다.

또 다른 날에는 채혈을 위해 휴식 없이 연속 20km의 보행을 실시하고 보행능력을 측정했다. 각 5km 보행의 소요시간은 55분으로, 20km를 3시간 40분에 걸었다. 보행스피드는 거의 일정하게 90.9m/min이었고, 보폭도 평균 78cm였다.

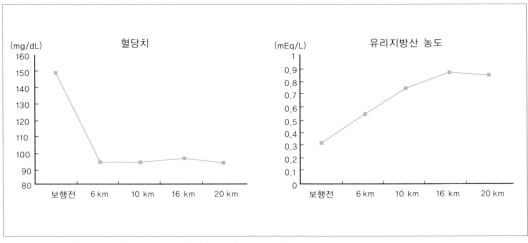

그림 3   20km 보행전 · 중 · 후의 혈당치와 유리지방산 농도의 변화(宮下　充正, 2006)

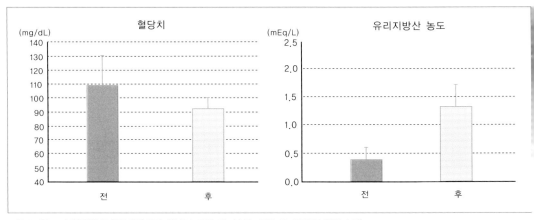

그림 4   20km 보행 전후의 혈당치와 유리지방산 농도의 비교(金子　香織 외, 2003을 일부 수정)

20km 보행 중의 혈중산소농도는 3mmol로 거의 변화가 보이지 않았고 '기진맥진하는' 상태에
는 이르지 않았다. 또 보행 중의 평균 심박수는 94.1박/분으로, 최고 심박수 171박/분의 55%에
해당했다.

이 심박수로부터 산소섭취량을 측정하면 970mL/분이고, 이 값으로 20km 보행에 필요로 한
총에너지소비량을 산출하면 1,067kcal이다[1].

b 에너지원으로서 무엇이 사용되는가

다음으로 주목하고 싶은 것은 소비하는 에너지원이 충분했는가 하는 점이다. 이번 테스트에
서는 통상적인 아침식사를 하고나서 오전 9시 출발부터 완료시까지 다른 에너지는 섭취하지 않았다.
그 결과 혈당치는 출발 시 149mg/dL였던 것이 6km 지점에서 95mg/dL로 줄었는데, 20km까지
그 값이 유지되었다. 그러나 저혈당상태까지는 이르지 않았다. 대조적으로 혈액 중의 유리지방
산은 그림 3과 같이 6km 지점, 10km 지점으로 걷기 시작해서 급증하고, 16km 지점, 20km 지
점에서는 대략 3배가 되었다[1]. 이러한 혈당치와 유리지방산 농도의 변동은 그림 4와 같이 평균

연령 64세의 보행습관이 있는 15명이 20km를 보행한 전후에도 보였다[6].

이로부터 20km 보행중의 주된 에너지원은 일찍부터 탄수화물에서 지방으로 변화한 것으로 추정할 수 있다. 바꿔 말하면 조금 뚱뚱한 사람은 체내의 지방을 사용할 수 있지만, 마른 사람은 5km정도부터 당분보급이 필요하다는 것이다.

[宮下　充正]

문 헌

1) 小河原道生：同速度の歩行と走行とに於ける酸素需要量について. 体育研究 2：1-16, 1934
2) Menior DR, Pugh LG：The relation of oxygen intake and velocity of walking and running J Physical 197：717-721, 1968
3) Ralston HJ：Energy-speed relation and optimal speed during levelwalking. Int Z angew Physical einschl 17：277-283, 1958
4) McDonald I：Statistical studies of recorded energy expenditure of men. Nutr Abstr Rev 31：739-762, 1961
5) 宮下　充正：ウォーキングブック, ブックハウス HD, 東京, p34-35, 2006
6) 金子香織：中高年者に見られる20km歩行前後の水分摂取状況と血液成分の変動. ウォーキング研究 7：121-124, 2003

C 아동의 워킹

1 움직임이 줄어든 아동

몇 십 년 전까지는 체육수업이 없어도 많은 아동이 일상생활 중에 체력발달에 충분한 운동을 하고 있었다. 그러나 교통기관의 발달, 감소한 놀이터 수 등 고도경제성장이 초래한 생활환경의 변화에 의해 아동은 운동할 기회와 장소를 잃게 되었다. 그 때문에 운동시설이 있는 학교 체육 수업에서 아동에게 필요한 운동을 시키자는 지경에 이른 것이다. 그렇지만 학력신장 위주로 주력교과의 수업시간을 늘리고, 가장 중요한 신체를 만들기 위한 운동을 할 시간, 체육 수업시간은 단축되는 것이 현 실정이다.

아동에게 체력이 없으면 앞으로의 긴 인생을 씩씩하게 살아가는 것은 불가능하다. 중장년이 되어 "끈기"가 부족하면 뇌경색이나 심근경색이라는 심혈관계의 질병에 걸리기 쉽고, "힘"이 부족하면 관절통이나 골절 등으로 고생할 것이다.

그렇게 되면 학교에서 익힌 학력은 결실을 맺지 못한다. 충분한 체력을 갖추고 나서 비로소 학교에서 익힌 학력을 긴 인생에서 활용하게 되는 것이다. 다시 말하면 어릴 때 어느 정도의 체력을 키워놓지 않으면 고도로 복잡해진 미래사회에서 자유롭게 생활할 수 없고, 글로벌 사회에서 리더로 국제적인 활약을 할 수도 없는 것이다.

최근에 여러 선진국에서 아동의 운동부족, 그에 따른 건강저해가 큰 관심을 불러일으켜 역학조사와 연구가 진행되게 되었다. 아동의 체력저하가 지적되는 일본에서도 연구자간에 네트워크를 형성하여 폭넓은 연구수행이 요구되고 있다. 그리고 일본학술회의의 호소로 일본 아동의 건강과 체력에 대한 대규모 조사가 실시된다고 들었다. 그러나 지금까지는 신뢰할 만한 조사와 보고가 눈에 띄지 않는다. 따라서 다음에 소개하는 외국에서 실시된 조사와 연구결과를 참고로 하여야 할 것이다.

2 영유아의 걸음걸이

Sutherland 등은 0세부터 7세까지의 아동 178명을 대상으로 걸음걸이를 분석했다. 그에 따르면 보행 1주기 당 한쪽다리 지탱시간의 비율은 그림 1과 같이 1세 아동의 31.5%에서 7세 아동의 35.5%로 성장과 함께 길어지고, 보행스피드와 보폭은 증가하고, 보조는 1세의 약 180보/분에서 7세의 약 150보/분으로 감소했다[1]. 이러한 관찰로부터 아동의 걸음걸이는 5세 무렵에 성인과 같아지는 것으로 생각된다.

뉴질랜드의 연구자들은 '미국의 미취학아동에 비만이 보이게 되었다. 그리고 신체활동 여부가 신체조성과 건강에 크게 영향을 끼친다.'고 기술하며 연구보고가 거의 없는 3세 아동부터 5세 아동까지의 신체활동량의 종단적인 관찰을 실시하고 보고했다.

대상아동은 뉴질랜드의 Dunedin시에서 태어난 아동 중 조사에 동의한 244명(여아 44%)이다. 87%가 백인이고 나머지는 마오리족을 포함하는 미크로네시아인이다.

관찰은 매년 가능한 한 생일에 가까운 날에 실시하였는데, 연속한 5일간 신체의 움직임을 기록할 수 있는 가속도계를 장착시켜 객관적인 활동량을 구하고, 또 부모가 정해진 질문용지에 작성한 아동의 행동관찰이라는 주관적인 신체활동량을 각각 측정했다.

가속도계로 측정한 신체활동량에는 큰 개인차가 있었다. 그러나 측정일에 따른 차이, 남녀의 차이, 계절에 따른 차이는 없었다고 한다. 그러나 4세와 5세 아동에게 유의한 변화는 없었지만, 3세 아동에 비하면 4세와 5세 아동의 신체활동량이 크게 감소했다.

부모가 작성한 행동관찰에 따르면 아동들은 매일 90분은 TV, 비디오, DVD를 보고 있다. 그리고 70~90분은 독서, 음악 감상, 그림그리기 등의 비활동적인 행동을 하고 있었다.

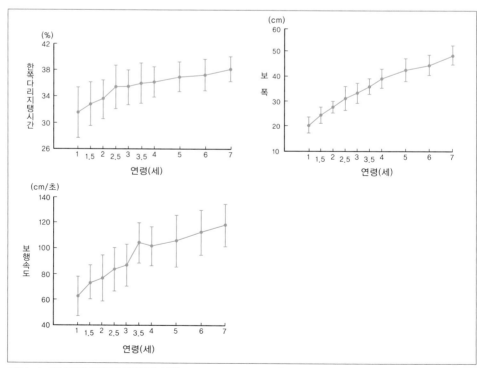

그림 1 1~7세 아동의 한쪽다리 지탱시간, 보폭(Sutherland DH et al, 1980을 일부 수정)

이 연구결과를 정리하면 미취학아동의 신체활동레벨은 계절과 요일의 영향은 받지 않고, 뚜렷한 성별에 따른 차이도 없다. 그러나 1일 전체 신체활동량 및 중등도와 높은 운동 강도의 신체활동량은 3세 아동부터 4세 아동, 5세 아동으로 저하되는 경향이 보인다. 부모, 특히 아버지의 신체활동량은 아동의 신체활동량에 근소한 영향을 끼치고 있다.

이 연구에서는 신체활동량의 감소라는 사실은 밝혔지만 그 이유에 대해서는 언급하지 않고 있다. 뉴질랜드의 아동은 만 5세가 되면 취학하여 조직적인 스포츠 활동에 참가하게 된다고 한다. 그리고 이 연구의 관찰대상아동에 대해서는 취학 후에도 관찰을 계속한다고 한다.

3 세계 곳곳의 아동 걸음수 비교

6~12세의 미국, 스웨덴, 호주의 아동의 걸음수를 측정하여 비교하였다. 조사대상이 된 아동은 미국 711명, 스웨덴 680명, 호주 513명으로 월요일부터 목요일까지 4일간의 걸음수를 기록하고 1일평균걸음수를 비교했다. 또 비만지수(BMI)도 측정했다.

그 결과, 미국 아동이 가장 비활동적이었는데, 걸음수는 남자 12,554~13,872보, 여자 10,661~11,383보였다. 게다가 BMI에서 과체중으로 판정된 아동의 비율도 가장 높아 남자 33.5%, 여자 35.6%였다. 그에 비해 가장 활동적인 것은 스웨덴 아동으로 걸음수는 남자 15,673~18,346보, 여자 12,041~14,825보였다. 호주 아동의 걸음수는 남자 13,864~15,023보, 여자11,221~12,322보이고, 과체중 아동의 비율도 가장 낮았다.

상기와 같은 연구결과를 확인하고 다민족으로 이루어진 뉴질랜드 아동의 걸음수도 측정했다. 대상은 1,115명의 5세부터 12세의 아동으로 유럽계 49.2%, 폴리네시아계 30.0%, 아시아계 16.5%, 기타 출신 4.3%라는 구성이었다.

주말 이틀을 포함하는 5일간, 연속해서 걸음수를 기록했다. 1일평균걸음수를 전체에서 보면

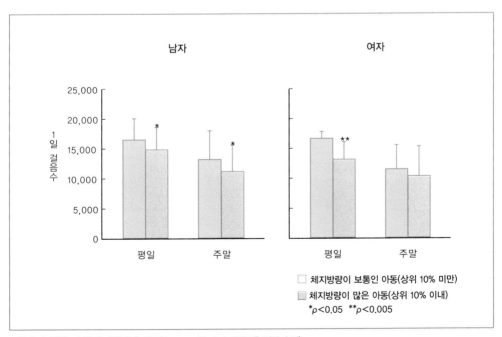

그림 2 **뉴질랜드 아동의 1일걸음수 비교(Duncan JS et al, 2006을 일부 수정)**

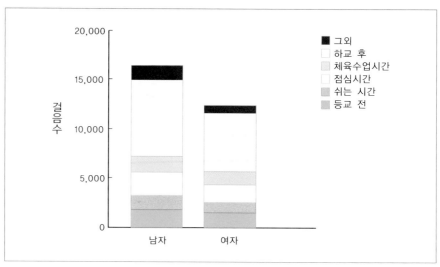

그림 3 시간대별로 본 미국 아동의 걸음수(Tucor-Locke C et al, 2006을 일부 수정)

남자 16,133보, 여자 14,124보로 뉴질랜드 아동은 앞서 소개한 나라들의 아동들에 비해 활동적이라 할 수 있다.

걸음수에 대해 더욱 상세하게 검토하면, 그림 2에서 알 수 있듯이 우선 남녀 모두 비만아동 쪽이 걸음수가 적었다. 또 남녀 모두 학교에 가는 날에 비해 주말의 걸음수가 분명히 적었다.

남자와 여자를 비교하면 학교에 가는 날과 주말을 불문하고 남자의 걸음수가 훨씬 많았다. 이러한 결과로부터 뉴질랜드 아동의 운동부족해소에는 '주말에 어떻게 운동을 시킬 것인가'가 관건이라고 기술했다.

뉴질랜드의 3개 민족 간에서 비교하면 학교에 가는 날에는 아시아계 아동의 걸음수가 제일 적고, 폴리네시아계 아동의 걸음수가 제일 많았다. 그러나 주말의 걸음수는 유럽계 아동이 가장 많았다. 흥미로운 것은 유럽계 아동의 가정의 대부분이 사회경제적으로 볼 때 상위에 있다는 것이다. 그래서 경제적으로 풍족하지 않은 아동을 원조하고 주말에 운동을 시키는 것이 중요하다고 제언하고 있다.

대단히 안타까운 일이지만 일본에서는 여기에서 소개한 것과 같은 대규모의 상세한 조사가 행해지지 않았다.

4 아동은 어느 시간대에 걷는가

미국의 연구자들은 다음과 같이 기술하고 있다. '미국 전국 규모의 조사에 따르면 비만아동의 비율이 1988~1994년에는 5%였는데 1999~2002년에는 3배인 16%로 증가하였다. 비만아동이 성인이 되어서도 비만이 된다고는 단언할 수 없지만 비만아동은 심리적, 사회적 핸디캡과 함께 심혈관계 질환의 리스크를 지게 된다.' 이어서 '비만은 열량과잉섭취에 의한 것이지만 동시에 운동부족도 고려해야 한다. 몇몇 건강관련단체는 아동에게 중등도부터 고강도의 운동을 적어도 매일 60분간 시켜야 한다고 지적하고 있다. ...(중략)... 최근의 조사에서는 걷거나 자전거를 타고 통학하는 아동은 14%에 지나지 않는다. 아동의 25%는 하루에 4시간 이상이나 TV를 시청한다.'

그래서 Tudor-Loke[3] 등은 우선 아동이 어느 시간대에 얼마나 걷고 있는지를 조사하기로 했다고 한다.

표1 덴마크의 아동들에게서 볼 수 있는 통학 수단과 유산소성 체력(Cooper AR et al, 2006에서 작성)

			아동		학생	
			여자	남자	여자	남자
인원수			276	254	196	193
연령(세)			9.6±0.6	9.7±0.5	15.5±0.5	15.5±0.4
통학수단 (%)	수동적 수단	자전거, 오토바이	25.0	21.3	3.1	2.6
		버스, 전철	12.0	12.6	11.7	9.8
	능동적 수단	자전거	38.4	38.2	64.3	66.8
		보행	23.9	28.0	20.9	20.9
유산소성체력 (와트/kg)	수동적 수단		2.76	3.13	2.79	3.79
	자전거		2.92*	3.37*, **	3.11*, **	3.89,* **
	보행		2.77	2.99	2.70	3.57

* 수동적 유단과 유의 차 있음($p < 0.05$) * 보행과 유의 차 있음($p < 0.05$)

대상자는 6학년생 남자 28명과 여자 53명, 총 81명으로 월요일부터 수요일까지 계보기를 장착시켜 만 이틀 동안의 걸음걸이를 기록했다. 또 학교에 있는 동안의 행동을 관찰했다. 이 측정은 2주간 연속해서 실시하고 합계 4일간의 평균치를 산출했다.

시간대는 등교 전, 쉬는 시간, 점심시간, 체육수업시간(이 학교에는 체육수업이 주 2일밖에 없기 때문에 2일간의 평균), 하교 후, 그 외로 나누고 있다.

결과를 정리하면 그림 3과 같다. 1일 걸음수는 남자 16,421보, 여자 12,332보로 여학생이 확실히 적었다. 그러나 체육수업시간에서는 성별에 따른 차이는 보이지 않고 남자 1,429보, 여자 1,410보였다. 이는 1일 걸음수의 8~11%에 해당한다. 학교에 있는 동안의 걸음수는 점심시간 (15~16%)과 쉬는 시간(8~9%)의 합계를 내면 체육수업시간보다도 훨씬 많은 것을 알 수 있다. 그리고 하교 후의 걸음수가 전체 50% 가까이를 차지하고 있다.

이 연구자들은 '아동의 걸음수를 통해 어느 시간대에 신체활동이 가장 활발한지를 조사함으로써 운동부족인 아동에 대해 보다 꼼꼼한 대책을 강구할 수 있을 것이다'라고 보고하고 있다.

일본에서도 비만아동의 비율은 증가하고 있다. 이 조사결과와 앞서 소개한 연구보고를 참고하면 비만아동의 증가를 억제할 대책으로서 학교의 역할은 운동 강도가 다소 높은 체육시간수를 늘릴 것, 그리고 하교 후에는 가정에서의 대응이 중요하다는 것을 알 수 있다.

5 통학수단과 체력

도시에서는 학교에서 멀리 떨어진 곳에 사는 아동이나 학생이 적을 것이다. 따라서 등하교 때 걷는 거리는 짧지 않을까.

아동의 운동부족으로 고민하는 미국과 유럽 국가에서는 이미 등하교 때 걷거나 자전거를 타는 것이 일상의 운동량을 증가시키고 에너지 소비량의 증가로 이어진다고 하는 조사결과가 있다. 그러나 등하교 때에 걷거나 자전거를 타는 것이 "끈기"를 높이는지를 알아본 조사는 보이지 않는다. 그래서 대학의 연구자들이 공동으로 조사를 실시했다.

조사대상은 덴마크의 9세 아동과 15세 학생이다. 등하교 수단으로 '평소에 학교에 어떻게 갑니까?'라는 질문에 자전거로, 오토바이로, 버스나 전차로, 자전거로, 걸어서 라는 선택지에서 대답을 고르게 했다. 그리고 '집에서 학교까지 시간이 얼마나 걸립니까?'라는 질문에 5분미만, 5~15분, 15~30분, 30분~1시간, 1시간 이상 이라는 선택지에서 대답을 고르게 했다.

그 결과 자전거통학을 하는 아동/학생이 가장 많았고, 그 뒤를 이어 걸어서 통학하는 아동/학생이 많았다. 그리고 자전거를 타거나 걸어서 통학하는 아동/학생의 통학시간은 90% 이상이 15분이하였다. 이러한 경향에 성별에 따른 차이는 없었다.

체력측면에 있어서는 표1에서와 같이 자전거로 통학하는 아동/학생 쪽이 성과 연령에 관계없이 "끈기"의 지표가 뚜렷하게 높은 경향을 보이는 것을 알 수 있었다. 그리고 학교에 걸어서 가는 아동/학생의 "끈기"가 특별히 높다는 경향은 보이지 않았다. 그러나 걸어서 통학하는 것은 신체활동량을 늘리고 있다고 한다.

운동부족의 아동과 학생에게 걸어서 통학하는 것을 권하는 것은 신체활동량을 증가시키고 유산소성 체력향상에 도움이 된다. 그러나 국가와 지역에 따라서는 도로사정이 나쁘고 통학의 안전성에 불안을 안고 있는 부모가 있는 것이 문제라고 한다. 다행히 조사대상이 된 덴마크의 오덴스는 자전거전용도로가 잘 갖추어져 있고 남녀를 불문하고 15세 학생의 60% 이상이 자전거통학을 하고 있다.

일본의 도로사정과 비교하면 부러울 따름이다. 이런 도로가 아동이 건강하게 성장할 수 있도록 한다는 점에서 자동차전용도로의 정비에만 중점을 둔 일본의 도로행정에 반성을 맹렬히 촉구하고 싶다.

6 생태학적 분석의 필요성

신체활동의 적절한 실천이 아동의 성장과 발달을 촉진시켜 성인병을 예방하고 고령자의 노화를 억제하는 효과가 있다는 것은 부정할 수 없는 사실이다. 그러나 신체활동레벨은 다양한 요인에 의해 영향을 받는다.

흑인대통령이 탄생해도 미국에서는 여전히 인종차별과 민족차별이 존재한다. 모든 국민이 건강을 유지해야 한다는 대의를 위해 텍사스 주의 연구자들은 신체활동의 생태학적 분석의 필요성을 역설했다.

여기에서는 신체활동에 변화를 유발하는 외부요인으로서 기술혁신과 국제화/다양화의 두 가지를 들고 있다. 거시적 환경으로는 인종, 정치, 기후, 지역/지자체/이웃, 규범을 들고, 미시적 환경으로는 이웃, 직장, 학교, 교회, 가게, 공원, 미용실, 타인/이웃집을 각각 들고 있다. 또 개인 차원의 요인으로는 연령, 성별, 유전, 건강에 대한 태도를 들고 있다.

이러한 다양한 요인이 신체활동레벨에 영향을 끼치기 때문에 적정한 신체활동레벨을 유지하기 위한 방책을 세울 때 이를 고려해야 한다고 한다. 그러나 그 인과관계를 밝히는 것은 쉽지 않다고 기술하고 있다.

일본에서도 미국정도는 아니라고는 해도 사회양극화의 격차사회가 도래하고 있다는 이야기가 들린다. 경제(소득)격차와 그것이 초래하는 지역격차, 그리고 교육격차이다. 예를 들면 주민이 쉽게 이용하는 운동시설 및 설비의 정비에 보이는 지역 간의 격차, 좋은 지도자가 있는 스포츠센터에 참가할 수 있는가 하는 개인 간의 격차이다.

일본 아동의 체력과 운동능력의 저하를 막는 데에는 신체활동량을 늘리는 것이 필요하다는 것

표2 1일의 보수로부터 본 신체활동량의 평가기준(Tuclor – Locke et al, 2010)

남자(6~12세)		여자(6~12세)	
≥17500	플래티늄		
15,000~17,499	금	≥14500	플래티늄
12,500~17,499	은	12,000~14,499	금
10,000~17,499	청동	9,500~11,999	은
< 10,000~	동	7,000~9,499	청동
		< 7,000~	동

은 분명한 사실이다. 특히 직립두발보행을 하는 인간으로서 아동은 반드시 제대로 걷는 능력을 익혀야 할 것이다.

7 아동 워킹 지도의 제언

아동에게 워킹의 실천을 촉구할 때, 확실한 효과를 기대하기 위해서는 앞에서 보아 온 것처럼 다양한 배려가 필요하다. 그를 위한 바람직한 수순은 아래와 같다.

① '(가칭) 지역에서 아동의 건강을 지키는 모임'을 결성하고 아동이 걷는 길을 정비한다(1~2학년생을 위한 4km 정도의 코스, 3~4학년생을 위한 7km 정도의 코스, 5~6학년생을 위한 10km 정도의 코스가 적당한 것 같다). 그리고 최저 주1회, 가능하면 매주 아동과 함께 걷고, 거기에 필요한 업무를 분담하여 실시한다.

② 아동의 1일 걸음수는 세계적으로 봐서 10,000보~18,000보이다. 우선 아동의 걸음수의 실태를 밝히기 위해, 아동에게 간단한 계보기를 주고 가능하면 일주일 또는 며칠 동안 매일 기상에서 취침까지의 걸음수를 기록하게 한다. 전체를 남녀별로 집계하면 정규 분포할 것으로 생각된다. 그 수치를 몇 단계로 나눈다. 그 단계가 분명해지면 각각의 아동의 1일 목표 걸음수를 정할 수 있다. 표2에서 미국 아동의 목표로 할 만한 1일 목표 걸음수를 정리하고 있기 때문에[5] 그것을 참고하면 어떨까.

③ 결성된 '아동의 건강을 지키는 모임'의 회원(워킹 지도 강습을 받는 것이 바람직하다)이 아동에게 걸음걸이의 기본을 지도한다.

● 발뒤꿈치부터 착지하여 보폭을 가능한 한 넓게 하여 걷는다.

● 가능하면 좌우의 발이 일직선상에 착지하도록 걷는다.

● 상체는 앞으로 기울어지기 쉽기 때문에 등 근육을 펴고 걷는다.

● 다른 사람에게 피해를 주지 않도록 두 사람 이상이 옆으로 나란히 걷지 않는다.

● 뒤돌아볼 때는 걸으면서가 아니라 멈춰 서서 뒤돌아본다.

④ 걷기 편한 신발, 모자, 바지 등을 착용한다.

⑤ 걸을 때에 발생하기 쉬운 열사병 등의 질병과 염좌 및 물집 등의 상해의 발생 원인과 예방법을 설명한다.

⑥ 안전하고 아름다운 산책로를 적극적으로 정비한다.

⑦ 어느 정도 걷는 능력을 획득했다고 판단되면 휴일을 이용하여 근처에서 열리는 워킹 이벤트에 참가한다. 또는 근교의 산이나 해안을 방문하여 자연 속에서 걷는 즐거움을 맛보게 한다.

● ● ● ●

　　다른 포유동물에 비해 인간 아동의 성장에는 긴 시간이 걸린다. 그 긴 시간 동안 지적 능력과 체력을 충실하게 채워 가는 것이다. 따라서 조급해 해서는 안 되고 단기간으로는 효과가 올라가지 않는다. 무엇보다 지속하는 것이 가장 중요하다. "걷기"는 단순하여 아동들이 쉽게 질리는 운동이다. 그러나 인간은 살아있는 동안 평생 걷지 않으면 안 된다. 어릴 때 제대로 보행을 익히게 하는 것이 우리 부모세대의 책임이라고 말하고 싶다.

[宮下 充正]

문 헌

1) Sutherland DH et al : The development of mature gait. J Bone Joint Surg 62 : 336-353, 1980
2) Duncan JS et al : Pedometer-determined physical activity and body composition in New Zealand children. Med Sci Sports Exerc 38 : 1402-1409, 2006
3) Tudor-Locke C et al : Children's physical activity during the segmental school day. Med Sci Sports Exerc 38 : 1732-1738, 2006
4) Cooper AR et al : Active travel to school and cardiovascular fitness in Danish children and adolescents Med Sci Sports Exerc 38 : 1724-1731, 2006
5) Tudor-Locke C et al : Acceleromoter-determined steps per day is US children and youth Med Sci Sports Exerc 42 : 2244-2250, 2010

D 보행의 신경생체역학 (neuro bio mechanics)

D-1 보행의 해석

1 기립두발보행의 배경

인간의 기립두발보행은 오랜 역사적 시간경과 속에서 반복된 운동의 학습으로부터 태어났다. 아름답게 활보하는 인간의 기립두발보행은 인간이 갖춘 신체 각 부위의 다양한 운동기능이 조화를 이루는 것에서 실현되었다. 마치 지휘자의 지휘봉 아래에 오케스트라가 연주하는 심포니의 아름다움을 방불케 한다. 그 주선율은 중력과 근력이라는 두 종류의 힘의 하모니이다. 두 힘은 심포니의 음색처럼 톤을 바꾸고 조화를 이루어 신체를 자유자재로 흘러 걷는 운동이 태어난다.

a 운동학습과 발달

기립두발보행은 태어났을 때에는 하지 못한다. 1년 정도 중력환경에서 운동학습을 하고나서 비로소 가능해진다. 그리고 뼈, 관절, 뇌의 성숙과 발달을 기다려 완성된다.

걷기 위해서 뇌는 ①운동 욕구 또는 의도 ②운동 계획 ③운동 실행을 순서대로 행한다[1, 2]. 걷는 운동의 욕구와 의도가 일어나면 뇌간부와 척수에 있는 망양체라는 곳의 흥분성이 높아지고 신경활동의 준비가 갖추어진다. 이어서 대뇌 기저핵에 운동계획이 세워지면 그 내용이 소뇌를 시작으로 뇌의 각 부위와 척수에 보내지고 보행운동이 발현한다. 그리고 보행운동이 실행되면 그 직후부터 끊임없이 피드백정보가 전신으로부터 되돌려 보내져 학습이 반복되어 이루어진다.

일반적으로 성장과 함께 운동학습에 의한 조절로 운동수행시스템이 발달한다. 이러한 뇌신경 시스템의 학습기능은 두미방향(head-to-tail)발달의 원칙에 따라 발달한다. 먼저 두부 운동, 이어서 상지 운동, 병행하여 체간 운동, 그리고 마지막으로 하지 운동이 원활하게 이루어지게 되어 마침내 기립두발보행운동이 가능해진다.

기립두발보행은 이렇게 중력에 저항하여 일어선 자세에서 발생하는 운동 양식으로 고관절이 신전한 운동에서 만들어진다. 인간이 똑바로 서면, 그림 1처럼 하지와 체간의 아랫방향으로 중력 부담이 증강한다[1]. 중력의 감각운동 조절기구가 족부에 발달한 것은 감각에 응하여 운동기능이 발달하는 경과에서 자연스럽게 발생된 것이다.

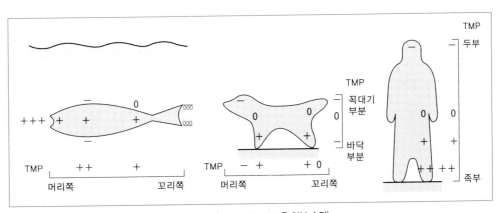

그림 1 경사중력시스템 – Trajectory gravity gradient(Pedley TJ, 1977을 일부 수정)

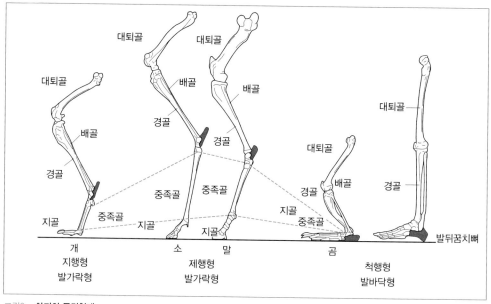

그림2　하지의 골격형태

b 기립두발보행을 위한 골격구조

　기립한 신체를 지탱하기 위해 인간의 하지와 족부는 특수한 골격구조를 갖추었다. 그 대표적인 것이 발뒤꿈치뼈와 복사뼈로, 그림 2에서 보듯이 족부의 아치구조이다. 동시에 고관절과 무릎관절이 신전한 상태로 일어선 골격 역시 하중에 대비한 인간만의 독특한 하지의 형상이다.

　인간의 기립은 체간의 기립이기도 하다. 체간의 기립은 골반의 기립이고 척주의 기립이다. 골반은 160도 정도 기립하고, 요추가 30도 정도 앞으로 굽힘으로써 하지-골반-요추의 일련의 기립시스템의 수직위가 확보되어 있다.

　정상적인 척추에서는 제3요추 추간판이 수평위치를 확보하고, 제6흉추 추간판이 흉추의 수평위의 지표이며, 제5경추 추간판이 경추의 수평위의 지표이다. 이 수평위에 대해 척추가 활동하고 있다고 상정된다[5]. 그림 3에서처럼 요추와 경추의 굽음(만곡)을 유지하고 척추의 수직위를 확보하기 위해 흉추에서는 뒤로 굽음, 즉 후만이 만들어졌다.

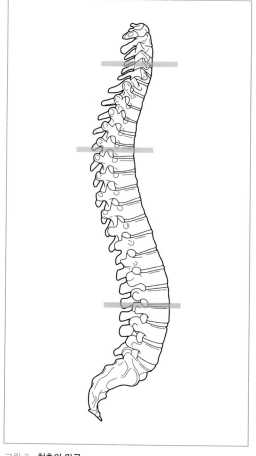

그림 3　척추의 만곡

2 보행운동의 자세

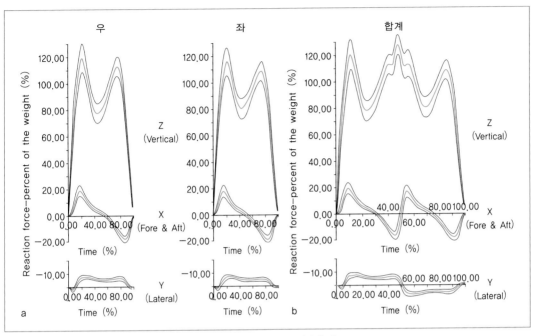

그림 4 **지면반력의 3분력(좌우 1/2 보행주기의 지면반력)(矢野 英雄, 2002를 일부 수정)**
　a : 37명(남성 19, 여성 18)의 좌우 지면반력 b : 37명(남성 19, 여성 18)의 좌우 지면 반력의 합력

a 걷는 자세를 조사하다

　인간의 걸음걸이를 조사하는 방법에는 운동학적 해석(kinesiology), 걸을 때의 신체를 둘러싼 힘의 흐름을 조사하는 운동역학적 해석(kinetics), 운동을 조절하는 신경 및 근활동과 운동에너지원을 조사하는 생리학적 해석(physiology) 등으로 크게 나누어 세 가지의 보행해석법이 있다.

a 족적을 조사하다

　족적(foot print)을 조사하는 것은 걸음걸이를 조사하는 연구와 평가의 중심에 있다. 족적에서 보행 시간과 거리의 관계를 알 수 있고, 보폭과 보행속도의 데이터로 정성적 또는 정량적으로 보행을 평가하는 것이 가능하다.

　나가사키 등은 족적 자료를 사용하여 80세 이상이 되면 유전적 원인과 관련되어 보폭이 짧아지는 것을 예측한 연구를 발표하였다[6]. 이는 80세까지는 생활습관에 의해 보폭이 바뀌지만, 그 후에는 유전적 원인에 따라 보폭이 감소하는 기능저하가 나타난다고 설명했다. 또 파킨슨병 등으로는 반드시 보폭이 감소하기 때문에, 보폭을 계측함으로써 파킨슨병의 증상 예측 및 추정, 진단에도 사용할 수 있다고 설명했다[6].

　또 족적을 계측하여 소아의 보행능력의 발달과 밸런스기능을 평가하는 것도 가능해졌다.

c 지면반력을 조사하다

　체중을 지탱하며 걷는 자세를 해석하는 것은 지면반력을 사용하여 행하는 운동역학(kinetics)

의 보행해석이다. 지면반력을 보면, 걸을 때 지면에 가해지는 체중의 하중상태가 분명해지고 지면으로부터 신체로 되돌아오는 힘을 알 수 있다.

인간은 지면에 체중을 둠으로써 지면으로부터 반동력을 받는데, 이 지면반력을 사용하여 체중을 이동한다. 따라서 딱딱한 지면이 없으면 이 운동은 성립하지 않는다. 그림 4와 같이 지면반력은 ①수직분력, ②좌우분력, ③전후분력의 세 가지로 나눌 수 있다[10].

오른쪽에서 착상하여 지면에 디딘 발이 지면에서 떨어져 그 다음에 다시 지면에 닿을 때까지의 1보행주기는, 2보로 1회 보행이 된다. 정상보행의 수직분력은 좌우 2보 각각 착상기와 이상기에 하중이 체중의 120% 정도가 되는 '가중 피크'가 있다. 이 두 피크 사이에 착지 충격을 완화하도록 하중이 체중의 80%정도로 감소하는 '발중 피크 unweighted peak'가 있다.

정상보행 시의 전후분력에는 착상기에 전진하는 보행운동을 제지하는 '전방제동성분'과 이상기에 전진운동을 가속하는 '후방구동성분'이 있다. 이 제동과 구동은 거의 같은 양으로 체중의 20% 전후의 힘이다. 정상보행시의 좌우성분에는 착상 직후부터 바깥쪽으로 체중이동을 제지하는 외측 제동성분이 있고, 이상 직전에는 이 성분이 소실되어 바깥쪽으로부터 안쪽으로 이동한다. 이 외측제동력은 체중의 10% 정도의 힘이다.

1보행주기의 지면반력 수직성분은 3회의 가중피크와 2회의 발중피크가 있다. 발중의 크기는 앞서의 한번 측정했을 때와 같지만 가중피크는 중앙의 양발착상기에는 1측에서의 가중보다 크고, 체중의 130% 전후의 하중이 걸린다. 양발착상기는 좌우의 발 교체기로 이 시기에 신체에 중력의 부담이 가장 많이 발생한다.

1보행주기의 전후분력과 좌우분력에는 눈에 띄는 차이가 있어 전후분력은 비슷한 제동과 구동의 패턴을 보이지만 좌우분력에서는 역상의 패턴을 보인다. 그러나 모두 양발착상기에 재빠르게 제동에서 구동으로 변환하고 있는 점은 동일하다.

이 지면반력의 데이터를 총괄하면 좌우의 하지교체의 양발착상기에는 체중의 부담이 증가하여 가중력이 커져 그만큼 체중을 지탱하는 힘을 필요로 한다. 그리고 중심이 좌우의 하지를 교체하는 운동기로, 이 교체운동은 일순간에 재빠르게 이루어지기 때문에 고도의 운동조절이 필요한 것을 알 수 있었다.

d 하지관절의 굴신운동을 조사하다

Inman은 그림 5와 같이 양쪽 하지의 관절굴신운동의 1보행주기를 100%로 규격화한 그림으로 위치에너지와 운동에너지의 관계를 설명했다.

양 다리가 착상한 0%의 보행기는 중심이 가장 낮아지고 오른쪽 다리로 지탱하여 걷는다. 25% 이후에는 중심은 가장 높아지고 50% 이후에서 다시 양다리착상기가 되어 중심이 낮아지고 75% 이후는 왼쪽 다리 지지기가 되어 다시 중심은 높은 위치를 회복한다. 100%에서 처음의 보행기로 돌아간다. 위치에너지가 낮아졌을 때에 근력을 동원하여 운동에너지를 출력해 걷는다.

전진보행은 기립한 신체를 지탱하면서 하지가 굴신운동을 하여 체중의 전방이동을 하는 운동으로 뒷다리를 바깥쪽으로 차내면서 전진한다. [C.지면반력]의 전후 성분에서 본 것과 같이 착상기의 제동과 이상기의 구동의 운동기 사이의 한다리지지기에 컴퍼스운동을 하여 크게 전진한다. 고관절과 무릎관절, 족관절은 굴신운동의 위상을 조절하고 하지 전체의 타이밍을 노려 전진운동을 한다.

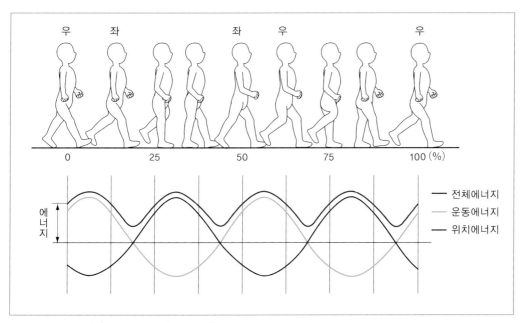

그림 5 Inman의 보행도(Inman VT, 1953을 일부 수정)

3 하지의 교체동작과 체중의 좌우이동 - 체간 회선운동에서 본 보행

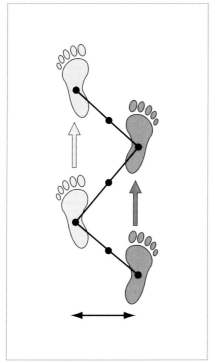

그림 6 보행족적의 궤적

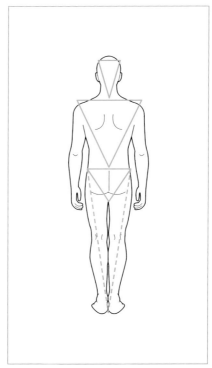

그림 7 머리와 어깨의 허리(발)의 회선운동과 기준점
(Schafer RC, 1987에서 일부 수정)

23

a 체중의 좌우이동과 골격의 구조

인간의 걷는 궤적을 관찰하면 그림 6처럼 좌우로 체중을 이동하여 걷고 있다. 인간의 골반은 양측 고관절을 중심으로 좌우로 발달하여 가로로 긴 타원형을 하고 있다. 또 근골이 부착되어 있는 체간과 어깨부분도 가로로 긴 타원형이다. 이런 신체의 가로로 긴 타원형 골격구조는 양 하지가 교체하여 걸을 때 좌우의 체중이동에 적합한 운동양식으로부터 형성되었다.

Schafer는 그림 7처럼 인간의 신체를 두부와 체간과 하지골반으로 분류하는 'Basic bio mechanics'라는 개념을 제창했다[5]. 두부의 삼각형을 제1흉추에서 지탱하고, 어깨와 흉곽의 삼각형 구조체를 선골에서 지탱하며, 골반의 삼각형을 족부 혹은 치골결합에서 지탱한다는 개념이다. 두부의 삼각형은 흉추 1번 위에서 회선운동하고 어깨와 흉곽의 삼각형은 선골 위에서 회선운동을 한다. 그리고 골반의 삼각형은 하지 혹은 치골결합을 중심으로 회선운동을 한다고 하는 개념이다. 또 Schafer는 양발의 보폭 사이를 이동하는 운동은 골반의 회선운동에서 한다고 설명했다. 이에 따르면 가로로 긴 타원형의 골반이 앞쪽으로 회선을 반복하는 운동으로 양 하지가 만드는 보폭이 형성되고 따라서 골반의 회선운동에 의해 체중의 좌우이동도 동시에 설명된다고 했다.

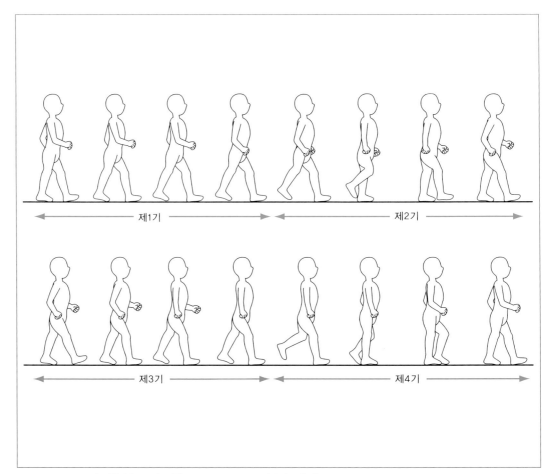

그림 8 Ducroquet의 보행기와 분류와 보행(Ducroquet RU, 1973에서 일부 수정)

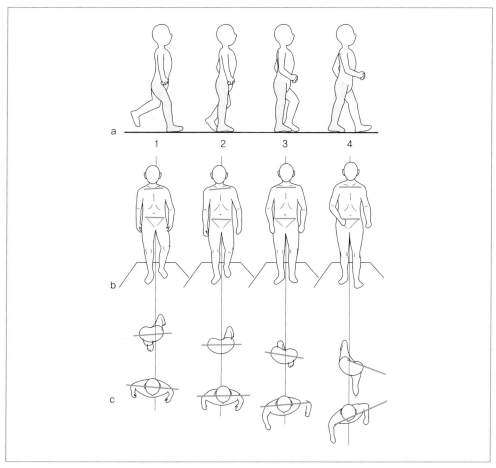

그림 9　왼다리 이상(離床) - 오른 다리 - 지탱의 양다리 지탱기까지(Ducroquet RJ, 1973에서 일부 수정)
　　　　a : 정중면 b : 전액면 c : 수평면

b 보행 시의 골반, 어깨, 체간의 회선운동

　Ducroquet은 보행기를 제1기부터 4기까지 나누어 설명하고 있다(그림 8)[10]. 제4기부터 제1기의 왼발 이상기부터 오른발 착상기, 오른발 이상기까지 골반의 회선운동을 중심으로 발과 어깨의 회선운동의 관계를 설명한다.

　그림 9a는 왼다리를 차낸 직후에 오른다리가 착상하고, 오른다리만으로 서고 이어서 왼다리가 착상하여 양다리지지기에 이르는 정중면에서의 하지굴신운동그림이다. 그림 9b는 처음에 오른 어깨가 내려가고[1], 마지막의 양다리지지기[4]는 수평이 된다. 그림 9c는 수평면의 그림으로 어깨와 골반은 역상으로 회선한다. 중심은 왼다리로부터 오른다리로, 그리고 오른다리에서 왼다리로 이동한다. 이 운동은 그림 10의 그림 11c는 그림 9a에 이어지는 보행기를 나타내고, 양다리지지기에서 오른발 뒤꿈치가 지면에서 떨어져 유각쪽으로 향한다. 그림 11b에서는 어깨는 거의 수평이지만, 그림 11a에서는 골반은 최초의 시계반대방향으로 회선하고 어깨는 시계방향으로 회선한다. 이 골반과 어깨의 역상의 회선운동은 스프링장치가 되감기듯이 이루어지고 처음과는 역방향으로 어깨와 골반이 회선한다.

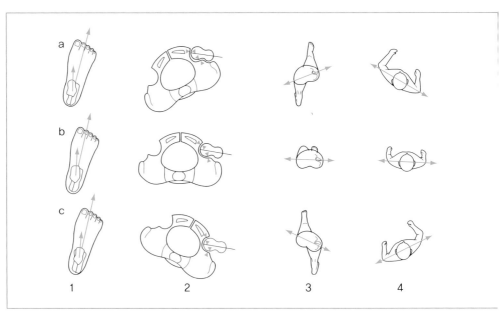

그림 10 **왼다리를 차낸 후의 한쪽 다리부터 양다리 지탱기까지**(Ducroquet RJ, 1973에서 일부 수정)
골반과 어깨의 회선운동 a : 오른다리 착상 b : 양다리 지탱

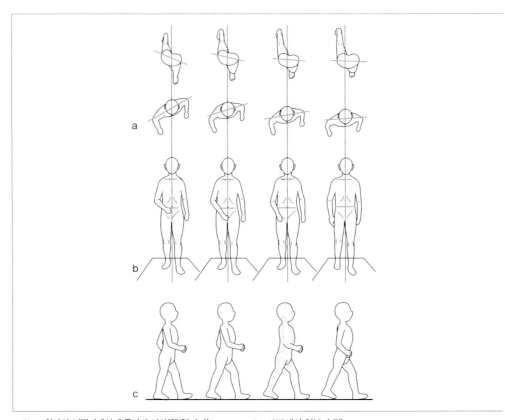

그림 11 **양다리 지탱기에서 오른다리 이상(離床)까지**(Ducroquet RJ, 1973에서 일부 수정)
a : 정중면 b : 전액면 c : 수평면

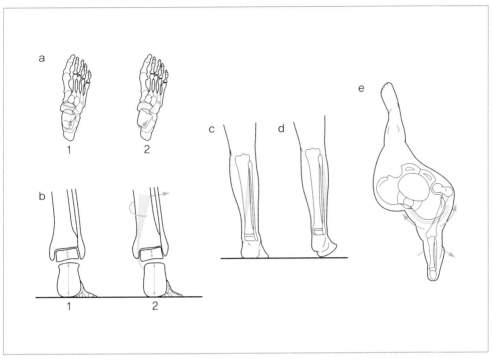

그림 12 **양다리 지탱기에서 오른 뒷다리 이상(離床)까지(Ducroquet RJ, 1973에서 일부 수정)**
　　　　수평면 상의 발과 골반의 회선 운동

뒤꿈치가 지면에서 떨어지면서 중심은 오른다리에서 왼다리로 이동한다. 그림 12에서 보듯이 체중이 뒤쪽에서 앞쪽으로 이동하면서 발끝은 하중이 증대됨과 동시에 바깥쪽으로 회선한다.

오른발을 지면에서 떼려는 발의 회선운동은 오른발의 뒤꿈치는 지면에서 떨어지고 발끝으로 체중을 지탱하면서 앞발 부분이 바깥방향으로 회선운동을 하고, 체중을 바깥쪽에서 안쪽 방향으로 이동시킨다. 이 때 중심은 오른쪽 뒤에서 왼쪽 앞으로 전방이동하면서 좌우이동한다. 이 운동은 우하지의 뒤꿈치가 지면에서 떨어져 체중이 우하지 앞발 부분으로 이동하고, 하중부담을 급속하게 증대시키는 것에서 발생한다. 급속한 우하지 전족부의 하중부담증대는 족관절 주변의 항중력근활동을 유발하고, 고관절의 신근군 전체가 긴장상태에 들어가 우하지 전체에 강하게 신장반사가 유발된다. 이 반사운동은 교차신전반사운동의 기능을 매개로 하여 왼어깨관절의 신장반사가 항진되고 왼어깨가 신전하여 후방으로 회선운동하게 된다. 우하지 신장반사의 근긴장에 의해 발끝의 회선운동에 동조한 골반은 시계반대방향으로 회선하고, 왼어깨는 어깨 주변의 신장반사의 항진에 의해 후방으로 회선하기 때문에 시계방향으로 회선하게 된다. 이렇게 하여 골반과 어깨의 역상 회선운동이 발생한다.

이것이 어깨와 골반과 발의 회선운동이 일어나는 메커니즘이다.

c 상지와 하지의 역상 회선운동

Schafer는 그림 13에서 '어깨와 골반이 역상으로 회선하여 상지와 하지가 흔들린다.'고 어깨와 골반과 상지와 하지의 관계를 간결하게 설명했다[9].

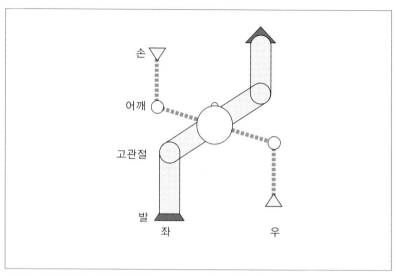

그림 13 **하지와 상지의 역상 회전운동**(Scafer RC, 1987에서 일부수정)

교차신전반사에 관한 항중력근활동의 신장반사를 하는 근군과 공동하여 각종 관절의 회선근군이 활동한다. 이 근활동을 시너지라 일컫는다[10]. 시너지의 근활동에서 고관절과 어깨관절 주변의 회선근군과 관절고정근군이 공동하여 항중력근활동에서 발생한 신장반사의 운동을 조정한다.

이것을 단적으로 정리하면 좌하지-우상지계의 근긴장과 우하지-좌상지계의 근해방이 교차하여 이루어지고, 골반과 어깨가 역상으로 회선운동하여 지면에 닿은 하지가 체중의 추진운동을 행한다. 그리고 지면에서 떨어진 하지는 상지의 진자운동과 체간운동의 조절을 받아 다음에 착상할 것으로 예정된 적절한 지점으로 흔들려 나가는 조절운동이 이루어진다.

이렇게 하여 체중의 좌우이동은 하지와 골반과 상지 및 체간의 회선운동에 의해 달성된다.

[矢野　英雄]

문 헌

1) Pnsky B, Allen DJ : 図説　神経学, 山内昭雄ほか訳, 丸善株式会社, 東京, 1980

2) Delcomyn F : ニューロンの生物学, 小倉明彦ほか訳, 南江堂, 東京, 2000

3) 保志宏 : ヒトの成長と老化, 人間科学全書, てらペイあ, 東京, 1988

4) Pedley TJ : Scale effects in Animal Locomotion, ACADEMIC PRESS, p 97, 1977

5) Schafer RC : Clinical Biomechanics, Musculoskeletal Actions and Reactions, 2nd ed, Williams & Wilkins, Baltimore, 1987

6) 長崎　浩 : 高齢者の運動機能―リズム運動を中心に, バイオメカニズム学会誌 16 : 11-17, 1992

7) 矢野英雄 : 歩行障害と歩行解析　最近の話題, 関節外科 21 : 128-141, 2002

8) Inman VT : The patterns of muscular activity in the lower extremity during walking, Calif. Univ. Techn. Rep. Ser. Ⅱ, p25-33, 1953

9) 矢野英雄 : 電気角度計を用いた歩行中の下肢関節の屈伸運動, 東京大学学位論文(医学系), 1992

10) Ducroquet RJ : 歩行と跛行 : 正常および病的歩行に研究, 鈴木良平訳, 医歯薬出版, 東京, 1973

D-2 보행의 바이오 메커닉스(생체역학)

1 보행 중 중심의 움직임

두발보행은 좌우의 발에 체중을 옮기면서 앞으로 나아가는 움직임이다. 두발보행의 모델로서 그림 1a와 같이 두 개의 막대가 연결된 구조를 생각하면, 연결부 중앙의 궤적은 원호를 그린다. 이 모델에서 신장 170cm인 사람이 보통의 보폭으로 보행했다고 가정하면 상하 움직임의 진폭은 10cm이상이 된다. 그러나 실제 보행에서는 중심의 상하움직임의 진폭은 약 3cm로 대단히 작다. 게다가 중심의 좌우움직임도 약 3cm이다. 이는 인간의 보행에서는 같은 거리를 이동할 때에 중심의 움직임을 최소로 하여 움직일 때 에너지소비를 억제하고 있다는 것을 나타낸다. 인간은 어떠한 전략으로 중심의 움직임을 작게 실현하는 것일까.

중심의 상하움직임의 진폭을 작게 하기 위해서는 원호의 산을 낮추는 방법과 계곡을 올리는 방법이 있다. 보행 중에 중심이 가장 높아지는 것은 한쪽 다리로 서있는 '입각중기'이다.

인간은 이때 입각 쪽의 무릎을 완전히 늘리지 않고 고관절을 안쪽으로 회전시킴으로써 중심의 높이를 억제하고 있다(그림 1b). 중심이 가장 낮아지는 것은 '양다리지지기'인데, 이 시기에 골반을 회선시킴으로써 보폭을 늘이면서 보행하고 있다. 이 시기의 뒷발은 발끝으로, 앞발은 뒤꿈치로 접지하고 있기 때문에 양쪽 발지면 전체를 접지한 자세와 비교하여 계곡을 몇 센티미터 높이는 것이 가능하다. 앞에서 기술한 입각 측의 고관절 내부회전은 중심의 좌우움직임에도 관여하고 있다. 고관절을 내부회전시킴으로써 좌우의 발의 폭(보폭)을 좁히고 중심의 좌우움직임을 작게 억제할 수 있다.

입각기 중의 신체의 움직임을 더욱 상세히 보면 '락커 기능'이라 불리는 움직임이 있다. 락커라는 것은 흔들의자 밑에 댄 굽은 막대와 같은 회전을 가리키는 말로, 그림 2처럼 입각기의 신체는 초기에 뒤꿈치, 중기에 족관절, 후기에는 전족부로부터 발끝을 축으로 하여 회전해서 간다고 한다[2]. 이것들은 각각 '뒤꿈치 락커', '족관절 락커', '전족부 락커', '발끝 락커'로 불린다.

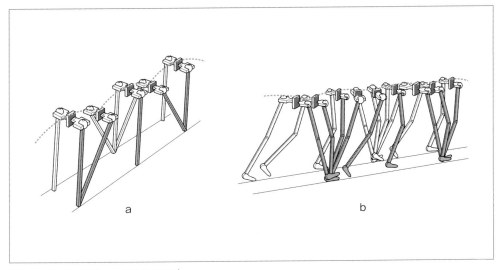

그림 1 **두발보행 모델**(Inman VT et al, 1981)

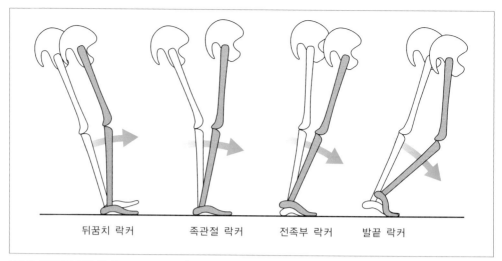

뒤꿈치 락커 족관절 락커 전족부 락커 발끝 락커

그림 2 **입각기의 락커 기능**(Perry J et al, 2010)

양다리지지기에는 뒷발의 전족부 락커와 발끝 락커에서 중심의 낙하를 제동하면서 앞발의 발뒤꿈치로 접지하고 뒤꿈치 락커에서 충격흡수를 하면서 중심을 올려간다. 위쪽으로 움직이기 시작한 중심은 족관절 락커에서 더욱 상승하여 입각중기에 가장 높아지고 족관절 락커 후반에서는 중력에 의해 낮아진다.

족관절 락커는 한다리지지기에 일어나고, 높은 곳에 있는 중심이 족관절을 중심으로 하여 회전해 가는 움직임이다. 한다리지지기의 기간은 보행1주기의 40%이고 1주기에는 2회의 한다리지지기가 있기 때문에 한다리지지기는 1주기의 80%를 차지한다. 이 시기에 중심은 중력을 이용한 움직임으로 낙하하면서 전방으로 나아가기 때문에 이것도 에너지를 사용하지 않는 전략의 하나이다.

2 보행 중의 근활동

3차원 동작분석장치를 사용한 보행분석에서는 발이 지면을 차는 힘의 반동력인 '지면반력'과 관절의 위치관계에 의해 '관절 모멘트'로서 근활동의 크기를 측정하는 것이 가능하다. 하지를 강체(rigid body)링크모델로 표현하고 외부 힘인 지면반력에 의한 관절의 회전작용과 근력에 의한 회전작용이 균형을 이루고 있다고 생각한다. 이러한 개념에서는 큰 지면반력이 관절에서 먼 곳에 작용할 정도로 큰 근활동이 필요해진다.

그림 3은 보행중인 막대 인형과 지면반력을 나타낸다. 지면반력은 양다리지지기, 한다리지지기와 함께 거의 하지에 따라 작용하고 있기 때문에 관절위치와 지면반력의 거리가 가깝고 보행중에는 큰 근활동이 필요 없다는 것을 알 수 있다.

관절모멘트와 함께 관절의 운동방향을 앎으로써 개개의 근이 단축성 수축(구심성 수축)을 하고 있는지, 신장성 수축(원심성 수축)을 하고 있는지를 알 수 있다. 단축성 수축은 모터의 회전처럼 에너지를 소비하는 활동이지만 신장성 수축은 고무와 용수철이 늘어나면서 힘을 발생시키는 것처럼 에너지를 필요로 하지 않는다. 동작중인 근활동을 조사하면 많은 시기에서 하지의 근은 신장성 수축을 하고, 중심의 움직임을 제동하기 위해 작동한다는 것을 알 수 있다.

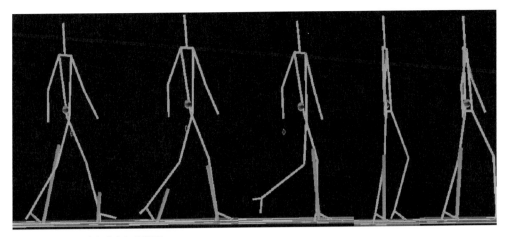

그림 3　**보행 중인 막대 사진과 지면반력**
　　　파란색 줄 – 지면반력

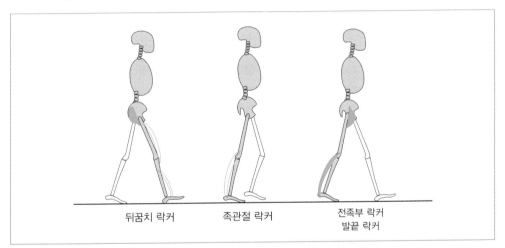

뒤꿈치 락커　　　　족관절 락커　　　　전족부 락커
　　　　　　　　　　　　　　　　　　　　발끝 락커

그림 4　**보행 중의 근활동**
　　　파란색 줄 – 단축성 수축. 흰색 : 신장성 수축

　동작분석과 근전도 분석에서 밝혀진 보행 중의 주된 근활동을 그림 4에 나타내었다. 파란색으로 칠한 근이 단축성 수축, 흰색 근이 신장성 수축을 나타낸다. 접지 직후의 뒤꿈치 락커에서는 무릎 꺾임을 예방하기 위해 무릎신전근이 활동하고 있다. 이 시기의 족관절 배굴근과 무릎관절 신전근은 신장성 수축에 의해 하지를 앞쪽으로 끌어내면서 중심을 위쪽으로 들어올린다. 이때 상체가 앞으로 쓰러지지 않도록 고관절 신전근이 작동하고 있다.

　족관절 락커에서 가장 크게 작동하는 근은 족관절 저굴근이지만, 이 근의 작동은 중력에 의해 앞쪽으로 낙하해 가는 중심의 움직임에 브레이크를 거는 것이다. 전족부 락커, 발가락끝 락커에서는 족관절 저굴근이 단축되면서 지면을 차고, 고관절에서는 하지를 뻗어내기 위해 굴곡근이 단축성 수축으로 활동하고 있다. 이러한 근활동 중에 가장 큰 것은 족관절 락커부터 전족부 락커에 걸친 족관절 저굴근군의 활동이다. 초음파를 사용한 연구에서 근섬유와 힘줄의 길이를 계측한 결과, 이 시기에는 근육의 길이가 변하지 않고 아킬레스건의 신장과 단축이 일어나고 있는 것을 알 수 있었다[1]. 즉 족관절 락커에서 아킬레스건이 용수철처럼 늘어나 전족부 락커에서 힘줄의 단축이 일어난다.

힘줄의 신장 후의 단축은 근의 단축처럼 에너지를 필요로 하지 않기 때문에 이런 점에서도 락커 기능을 이용한 보행이 에너지소비를 억제한 움직임이라는 것을 알 수 있다.

3 관절에 걸리는 힘

보행 중의 하지의 근활동은 큰 값은 아니고 근활동에서 보면 평지보행은 큰 부담이 아닌 것을 알 수 있었다. 그러나 이러한 근활동에 의해 관절에 걸리는 힘은 무시할 수 없는 크기이다.

동작중인 관절에 걸리는 힘을 생각하기 위해 지렛대에 걸리는 힘을 생각해 본다. 그림 5a와 같이 두개의 추에 의해 지렛대가 균형을 이룰 때에는 축에 가까운 추일수록 무게가 크다. 지렛대 축에는 두 개의 추의 무게를 더한 크기의 힘이 가해지고 있다. 이를 생체에 응용하여 보행중인 족부를 지렛대, 족관절을 회전축으로 생각하면 족부에는 지면 반력과 그에 균형을 맞추기 위한 근력이 작동하고 있다. 족관절 락커의 끝에는 전족부에 작용하는 지면 반력은 체중의 120% 가까이 된다.

이에 균형을 이루기 위해 저굴근의 근장력(힘줄의 힘을 포함)은 근의 부착점이 관절에 가깝기 때문에 체중의 120%보다도 큰 값이 된다. 관절에 가해지는 힘은 지면 장력과 근 장력을 더한 값이기 때문에 더욱 커진다. 생체역학에서는 그림 5b와 같이 이 힘을 '관절 전달력'이라 부른다.

보행 중의 관절 전달력을 구한 결과를 그림 6에 나타내었다[4,5].

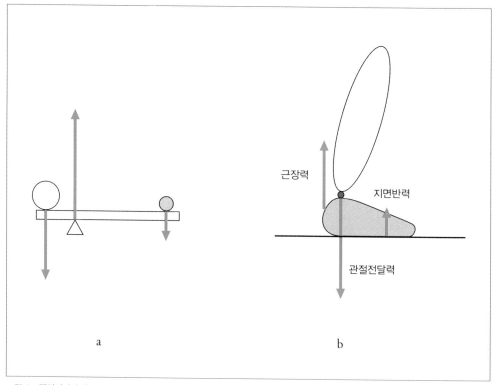

그림 5 **관절전달력의 개념**
　　　　a – 지렛대 힘의 균형
　　　　b – 족부에 작용하는 힘

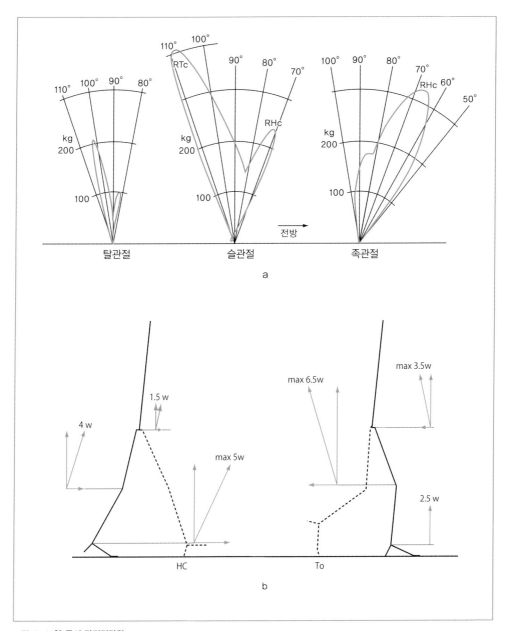

그림 6　**보행 중의 관절전달력**
　　a – 1주기 중의 힘의 크기와 방향 (山崎　信寿：バイオメカニズム 3：261–269, 1975)
　　b – 각 관절의 최대치(山崎　信寿：昭和 50年度慶応義塾大学博士論文)
　　w는 체중

　이는 실제의 보행계측데이터에 기초한 시뮬레이션에서 계산한 결과로 체중 62kg인 사람이 오른쪽으로 걸었을 때의 관절전달력의 크기와 방향이다. 그림 6a는 보행1주기의 결과, 그림 6b는 각 관절의 최대치를 나타낸다.

　관절전달력은 고관절에서는 입각 초기에 최대가 되고, 그 값은 체중의 3.5배이다. 이는 접지 시의 고관절 신장근의 활동에 의한 것이다. 무릎관절에서는 입각 초기에 최대치를 나타내고 체

33

중의 6.5배의 힘이 관절에 가해진다. 이 시기의 무릎관절 주위의 관절모멘트는 큰 값은 아니지만 이 시기에는 관절의 고정을 위해 무릎관절 주변에서 신전근과 굴곡근이 동시에 활동하기 때문에 관절전달력은 굉장히 큰 값이 된다. 족관절의 최대치는 입각 후기에 체중의 5배이고, 이는 족관절 저굴근의 활동에 의한 것이다. 보행속도가 빨라지면 지면반력이 증가하기 때문에 관절전달력은 더욱 커진다.

[山本　澄子]

문　헌

1) Inman VT et al : Human walking. Williams & Wilkins, Baltimore, 1981
2) Perry J et al : Gait analysis : normal and pathological function, SLACK, New Jersey, 2010
3) Fukunaga T et al : In vitro behavior of human muscle tendon during walking. Proc Biol Sci 268 : 229-233, 2001
4) 山崎信寿：2足歩行の総合解析モデルとシミュレーション. バイオメカニズム　3：261-269, 1975
5) 山崎信寿：計算機シミュレーションによる生物の歩行の研究. 昭和50年度慶応義塾大学博士論文

D-3 운동의 신경시스템

여기에서는 인간의 운동을 제어하는 신경시스템에 대해 특히 워킹과의 관련에서 인간의 기립 두발보행을 제어하는 신경시스템을 중심으로 해설한다.

1 관절운동의 제어 시스템

인간과 동물의 관절운동은 복수의 주동근 및 길항근의 활동도가 다양하게 조합되어 제어된다. 게다가 근육에는 하나의 관절밖에 움직일 수 없는 단관절근과 복수의 관절을 움직일 수 있는 이관절 및 다관절근이 있고, 하나의 관절 주변의 힘의 발휘는 인접하는 관절과도 상호로 작용한다.

족관절의 저굴근과 배굴근을 예로 들면, 족관절 저굴근에는 가자미근, 외측비복근, 내측비복근 등이 있다. 족관절 배굴*은 주로 전경골근이 담당한다. 그림 1은 정지입위*로부터 족저굴을 반복하는 운동을 하고 있을 때의 근전도이다. 이 그림을 보면 ①동일한 지위(肢位)에서 동일한 운동을 반복할 때 개개의 근육의 활동 패턴은 거의 일정하다는 것을 알 수 있다. 그리고 ②족관절을 저굴할 때에 배굴근의 활동은 소실되고 반대로 족배굴을 할 때에는 저굴근의 활동이 거의 소실되는 것도 알 수 있다.

언뜻 보기에 당연한 것 같지만 ①의 사실은 동일지위에서의 동일운동 시에는 그 운동에 참여하는 공동근 간의 힘의 배분(공헌도)이 일정한 것을 의미한다. 이 힘의 배분은 어떠한 규범을 기반으로 결정되는 것일까? 바꿔 말하면 무엇을 기반으로 하여 힘의 배분이 결정되는지 그 신경기구의 전모는 아직 밝혀지지 않았다.

한편, ②의 현상의 배후에 있는 신경기구는 상반신경지배로 설명된다.

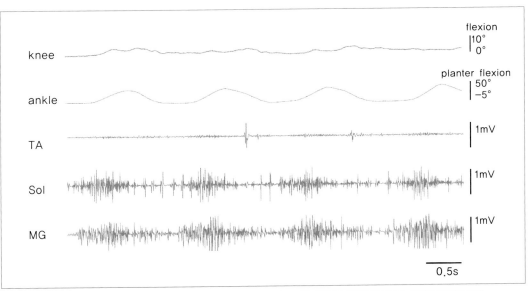

그림 1 입위 자세에서 일정한 리듬으로 까치발 자세를 하고 있을 때의 가자미근, 내측비복근의 근전도와 족관절, 무릎관절의 각도변위

---

* 족관절의 발등 방향으로의 운동
* 정지입위(停止立位)-멈춰 서 있는 자세

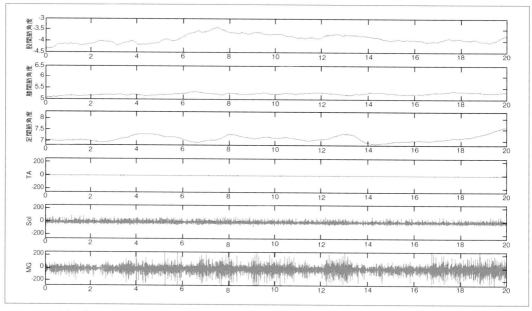

그림 2 정지해서 서있는 중의 가자미근과 비복근의 근전도

고위중추의 수의적 지령은 척수의 주동근 및 공동근의 운동 뉴런에 촉통성 결합함과 동시에 억제성 개재 뉴런을 매개로 하여 길항근군의 운동뉴런에 억제성 결합을 한다.

말초에서는 주동근 Ia감각섬유가 척수에서 분기하여 길항근운동뉴런에 투사하는 억제성 개재 뉴런과 신경연쇄 결합한다. 이 신경경로는 인간에 있어 전기생리학적으로 그 존재가 증명되어 있는 소수의 경로중의 하나이다.

척수운동뉴런에 대한 이러한 신경입력의 총화로서 주동근 흥분, 길항근 억제가 성립한다. 그림 2는 정지입위 중의 근전도이다. 정지입위 시의 족저굴근군은 공동근으로서 중력에 대항하고 자세를 유지하는 주역이 된다. 그러나 가자미근과 비복근의 활동을 잘 관찰하면 가자미근이 거의 지속적으로 일정한 근활동을 유지하는 것에 대해 비복근(특히 내측)은 비교적 근활동 전위의 증감이 큰 것을 알아차리게 된다. 이러한 근육은 모두 족관절 저굴근이지만 비복근은 무릎관절에도 걸리는 이관절근이고 무릎관절굴근이기도 하다.

이러한 개개의 근활동 레벨은 어떠한 규범을 기반으로 결정된 것일까? 정지입위 중과 같은 준정적 근장력 발휘 시에는 참여하는 근육의 활동레벨은 족관절과 무릎관절 각각의 발휘 토크와 개개의 근육의 지적방위*와의 관계로부터 코사인 조정에 따라 결정된다고 생각하면 잘 설명할 수 있다[1].

2 자세의 제어 시스템

인간의 직립두발자세가 어떠한 신경기구에 의해 실현되고 있는지, 그 전모는 아직 해명되지 않았다. 즉 '왜 인간이 두 다리로 안정되게 서 있을 수 있는가'라는 근본적인 물음에 대한 답은 얻지 못했다. 그러나 Sherrington 이래의 동물을 대상으로 한 신경생리학 연구의 성과에 따라 자세제어에 관련된 여러 가지 신경회로의 존재와 그러한 기능이 밝혀져 왔다.

---

* preffered direction. 상세는 문헌1 참조

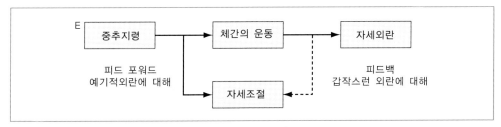

그림 3 수의운동 수행 시의 사지의 움직임과 자세를 유지하는 제어계의 모델

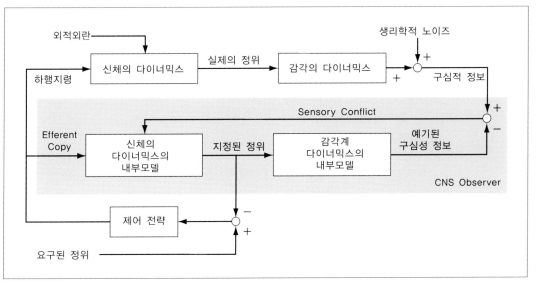

그림 4 자세 제어에 있어 감각정보와 중추시령과의 상호작용을 설명하는 모델(Horak FB et al, 1996. Merfield DM et al, 1993에서 수정)

게다가 최근 몇 년 동안 여러 가지 뇌의 비침습적 검사방법이 발달했기 때문에 직접 인간을 대상으로 한 실험으로부터 많은 성과를 거둘 수 있게 되었다. 먼저 두발 자세를 유지하는 제어기구의 개념적 모델에 대해 기술하겠다. 다음으로 자세제어에 관련된 주요한 중추신경기구의 역할에 대해 정리하겠다.

a 자세제어계 모델

그림 3에 수의운동에 있어 사지의 움직임과 자세를 유지하는 제어계의 모델을 나타냈었다. 예를 들면 입위 상태에서 상지를 전방으로 급속하게 들어 올릴 때, 상지의 근활동에 선행하여 자세에 관여하는 하지의 근군에 근활동이 출현한다. 이는 목적으로 하는 수의운동에 선행하여 무의식 하에 발현하는 자세조절이고, 예측성 자세조절(APA)이라 불린다. 그림 3에 제시된 것처럼 '상위 중추로부터 내려진 수의지령의 일부는 자세조절을 관장하는 계에도 보내진다'고 생각하면 알기 쉽다.

자세 제어계는 또 외부로부터의 자세를 어지럽히는 자극에 대해서도 정형적으로 응답하는 계를 갖는다. 그러한 응답은 모든 중심을 기저면 내에 유지하는 방향으로 작용한다. 예를 들면 정지입위 시에 지면면을 앞쪽 혹은 뒤쪽으로 급격하게 이동시키면 그 방향에 응해 하지 및 체간의 근군에 대략 70~100ms의 잠재시의 반응이 나타난다.

37

이것들은 정형적인 패턴을 보이는데 과거의 경험이나 자극의 예측에 의해 수정되는 경우도 알려져 있다[ ].

상기 모델이 수의운동 시의 자세조절이나 외란(disturbance)에 대한 응답의 설명에 유용한 모델인 것에 대해, 다음으로 소개할 모델은 그림 4와 같이 내부 모델의 개념을 적용한 자세제어에 필수적인 감각정보와 중추지령의 상호작용을 명쾌하게 설명한다.

중추로부터 발신된 자세관련의 지령은 말초의 효과기에 보내져 실제의 자세정위(postural orientation)를 실현하고 그에 수반되는 감각정보가 발생한다. 한편 중추로부터의 지령은 동시에 efferent copy로서 신체의 움직임에 관한 내부모델에 보내진다. 거기에서 내적으로 추정된 자세정위(estimated orientation)가 감각계의 내부모델에 보내진다. 그리고 예기된 감각정보와 실제의 감각정보를 조회하여 서로 다른 점(sensory conflict, 감각충돌)이 다시 신체의 움직임에 관한 내부모델로 보내진다. 이 정보는 내부모델의 수정에 이용되어 실제의 자세정위로 추정되는 자세정위와의 차이를 최소로 한다. Merfield 등은 내부모델을 이용하여 감각정보와 조회를 꾀하는 계를 CNS observer라 명명했다[ ].

b 자세 제어의 중추신경기구

아래에 자세 제어의 중심적 역할을 하는 중추신경기구에 대해 정리하겠다.

1) 전정계

신체를 중력방향과 평행으로 직립위로 유지하기 위해서는 평형감각이 주요한 역할을 담당한다. 평형감각의 수용기는 반고리관과 이석기인데, 둘을 합쳐서 전정기관이라 한다. 반고리관은 각가속도의 수용기에서 두부의 회전운동을 검출한다. 한편 이석기는 직선가속도의 수용기로 두부의 직선운동과 함께 경사도 검출한다. 전정기관으로부터의 정보는 또 안구운동의 제어에도 주요한 역할을 한다.

이러한 전정기관으로부터의 두부 가속도 정보와 경부 고유 수용기로부터의 정보가 수렴하여 평형기능의 중추를 담당하는 것이 전정신경핵이다. 전정신경핵의 출력은 척수뿐만이 아니라 안구운동계나 소뇌, 자율신경계 등에도 보내진다. 그림 5에서처럼 전정신경핵으로부터 척수로 향하는 경로 중 내측전정핵을 경유하는 하행성 지령은 양측성에 내측 전정척수로를 통과하여 주로 경부나 배부 체간근의 운동뉴런에 투사한다. 한편 외측전정핵을 경유하는 지령은 같은 측의 외측전정척수로를 경유하여 사지근의 운동뉴런에 투사한다.

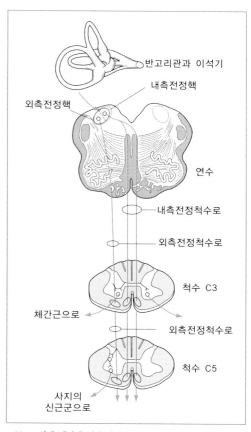

반고리관과 이석기
내측전정핵
외측전정핵
연수
내측전정척수로
외측전정척수로
척수 C3
체간근으로
외측전정척수로
척수 C5
사지의 신근군으로

그림 5 **자세 제어에 있어 관여하는 전정계의 신경경로** (Ghez C, 1991에서 수정)

그 지령은 개재뉴런이나 고유척수뉴런을 매개하여 신근에 대해 촉통성으로, 굴근에 대해 억제성으로 결합한다.

2) 뇌간과 척수

자세에 관여하는 뇌간의 중요한 신경기구는 교망양체와 연수망양체이다. 내측 망양체 척수로를 통하여, 교망양체에서 척수로 동측성(ipsilateral, 同側性)으로 하행성 지령이 전달된다. 그것들 대부분이 체간 및 사지의 신근에 흥분성 결합을 한다. 연수망양체에서는 외측 망양체 척수로가 발한다. 이는 양측성으로 하행하고 경부와 배부의 운동뉴런에 단시냅스성으로 억제성 결합한다. 또 광범위하게 펼쳐지는 다시냅스결합에 의해 신근에 대해 억제성으로, 굴근에 대해 흥분성으로 결합한다. 이러한 망양체 척수로계는 전정기관을 필두로 하는 체성감각과 대뇌피질로부터의 지령을 통합하고 자세와 운동의 협조를 담당한다. 예를 들면 앞에서 기술한 입위에서의 상지거상동작 등 어떤 운동을 개시하기 전에 자동적으로 이루어지는 자세조절(APA)에는 그림 6의 망양체 척수로계가 필수라 여겨진다.

3) 기저핵

자세 제어에 있어 기저핵이 중요성은 파킨슨병 등 기저핵 질환환자의 자세실조의 양상에 여실히 드러난다. 기저핵을 포함하는 뇌간으로의 하행성 신경경로 중 간뇌와 중뇌에 투사하는 것은 보행에 관여하고, 교망양체나 청반핵에 투사하는 것은 자세긴장에 관계한다.

4) 소뇌

소뇌에 관련하는 평형장애는 그림 7처럼 장애부위에 따라 현저하게 다른 양상을 나타낸다[6]. 예를 들면 전정소뇌의 장애에서는 공간에서의 자기정위가 곤란해지고, 지지 없이 직립자세를 유지하기 어려워진다.

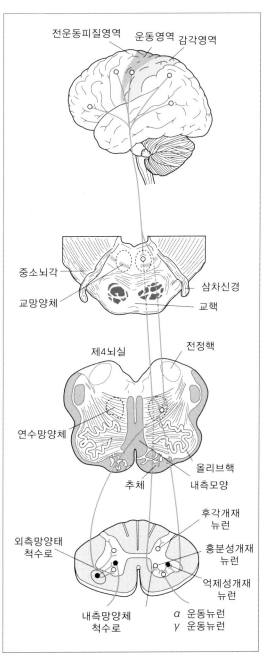

전운동피질영역　운동영역　감각영역

중소뇌각
교망양체
삼차신경
교핵

제4뇌실
전정핵

연수망양체

올리브핵
추체　내측모양

후각개재뉴런
외측망양태척수로
흥분성개재뉴런
억제성개재뉴런
내측망양체척수로
α 운동뉴런
γ 운동뉴런

그림 6　자세 제어에 있어 관여하는 뇌간과 척수계의 신경경로 (Ghez C, 1991에서 수정)

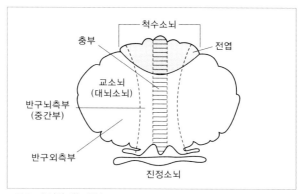

그림 7 **소뇌의 기능 구분**

이는 전정소뇌가 전정기로부터의 입력과 시각입력을 통합하여 자기정위에 중요한 역할을 하는 것을 나타낸다. 소뇌전엽의 장애는 위중한 동적 평형능의 장애를 초래한다. 소뇌전엽은 전신의 체성감각입력을 받아 그 출력은 적핵과 망양체를 매개로 하여 척수로 보내진다. 이 부위의 장애는 임상적으로는 체간이 불안정해지고 보폭과 보조가 불규칙해지는 증상을 보인다. 게다가 체간에 보이는 고조기(2~3Hz)의 전후동요가 특징적이다. 소뇌반구의 외축부분의 장애는 보행과 자세에 눈에 띄는 변화를 보이지 않지만 수의운동의 코디네이션과 관련된 각종 증상, 예를 들면 운동의 개시나 정지의 지연, 손과 팔의 협조성 실조 등이 나타난다. 이 부위는 말초부터 중추에서의 입력이 강하다. 그 때문에 정적 입위 자세 유지시험 등에서는 정상인에 가까운 값을 보이지만 많은 근의 협조가 필요한 운동과제의 수행에는 곤란해진다.

3 뇌간 시스템과 척수신경시스템

a 뇌간의 운동제어계

뇌관이란 글자그대로 뇌 안의 줄기 부분에 상당하고 중뇌, 교, 연수, 간뇌로 구성된다. 뇌간에는 생명유지에 직결되는 중요한 중추가 많이 존재한다. 운동계에 있어서도 뇌간에 기시세포를 갖는 중요한 전도로가 몇 개나 있다. 그림 8에서 보듯이 대표적인 전도로로 전정의 신경핵에 시작되는 전정척수로, 교연수망양체에 기시세포군을 갖는 망양체척수로, 적핵이라는 부위에 기시세포를 갖는 적핵 척수로가 있다. 이런 경로들은 뇌간 내의 내측을 지나는 그룹과 외측을 지나는 그룹, 2가지로 크게 구별된다. 내측그룹에는 망양체척수로, 시개척수로, 전정척수로가 있다. 그림 8 아래와 같이 이들의 하행로는 척수의 복측(전색)을 하강하여 척수 내의 복내측에 도달한다. 외측그룹에는 적핵척수로가 있다[7].

이 경로들은 척수 내에서 대측(對側)인 배외측을 지나 척수 내에서 역시 배외측 회백질에 도달한다. 내측그룹에 일부의 피질척수로*를 더한 그룹을 내측운동 제어계라 부른다.

내측운동 제어계는 계통 자생적으로 오래된 경로인데 주로 체간이나 근위*의 근군에 대한 영향이 강하다고 여겨진다. 그 때문에 자세나 근위근군의 협조적인 운동제어가 주된 역할이라 여겨졌다. 이에 대해 외측운동 제어계는 상지와 하지의 원위근군의 운동과 정치한 운동의 주역으로 여겨진다.

---

* 근위(近位, proximal) : 몸통에서 가깝고 지면에서 먼 것.(역자 주)

* 연수추체에서 교차하지 않고 이 측을 하강하는 전피질척수로로써, 피질척수로 전체의 5~10%를 포함한다(문헌3).

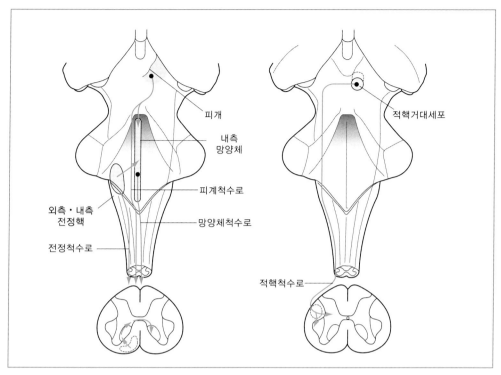

피개

내측
망양체

피계척수로

외측·내측
전정핵

망양체척수로

전정척수로

적핵거대세포

적핵척수로

그림 8 뇌간에서 내려오는 내측 및 외측의 신경전달로(Ghez C.1991에서 수정)

b 척수의 운동제어제

1) 척수의 해부

척수는 척주 안을 하강하여 척주를 구성하는 척추골의 가장 아래 레벨까지 도달한다. 척수로부터 일정한 간격으로 신경근이 좌우 대칭으로 밖으로 나오는데, 이를 척수신경이라 부른다. 각 척추뼈 사이에서 한 쌍씩의 척수신경이 나와 총 31쌍이 존재한다. 위에서부터 순서대로 경추신경 8쌍, 흉추신경 12쌍, 요추신경 5쌍, 천추신경 5쌍, 미추신경 1쌍※이다.

하나의 신경근에는 척수의 복측으로부터 나오는 운동신경근(전근)과 배측으로부터 나오는 감각신경근(후근)이 혼재하고 있다. 그림 9는 척수의 횡단면이다. 중앙의 'H' 혹은 나비 모양을 한 부분이 회백질, 그 주변이 백질이다. 회백질 부분에는 운동이나 감각 신경핵이 있어 감각정보를 뇌간이나 시상에 전하거나 뇌로부터 나온 운동지령을 근육에 전하는 작용을 담당한다. 그림 9의 우측은 척수의 회백질부분을 세포의 크기와 형태에서 10개의 층으로 나눠 표시한 것이다. 감각신경은 척수의 배측에서 나와 후근을 지나 척수에 정보를 전하는데, I~III층이 그 입구가 된다. 근육에 운동명령을 내리는 α운동뉴런은 전각의 IX층에 존재한다. α운동뉴런은 대형세포로, 직경이 30~70μm정도이다. α운동뉴런 세포체로부터는 수상돌기가 나와 있어 VII~VIII층까지 퍼지고, 긴 것으로는 V~VI층까지 퍼지는 것도 있다.

※ 목신경 8쌍, 가슴신경 12쌍, 허리신경 5쌍, 엉치신경 5쌍, 꼬리신경 1쌍으로 구성된다.(서울대학교병원 신체기관정보, 서울대학교병원), (역자 주)

41

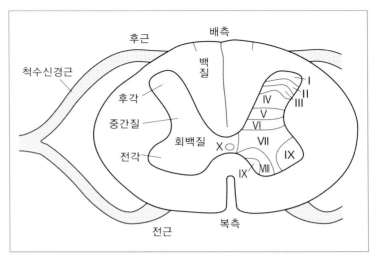

그림 9 **척수횡단면**

4 대뇌와 소뇌의 운동제어

a 대뇌의 운동제어계

통상의 수의적인 운동은 대뇌피질로부터 나온 지령이 여러 경로를 매개로 척수의 운동뉴런에 도달하는 것에 의해 발현한다. 대뇌피질에는 수의운동에 관련된 복수의 영역(운동관련 영역)이 존재한다. 그것들은 일차운동 영역(motor area)와 그 이외의 영역, 즉 운동연합영역으로 크게 나눌 수 있다. 여기에서는 일차운동 영역와 운동연합령 중에서도 그 기능이 잘 조사되어 있는 운동영역, 보충운동영역에 대해 설명한다.

1) 일차운동영역

대뇌피질로부터 하위의 중추신경계로 지령을 보내는 영역 중에서 가장 중요한 것이 일차운동영역이다. 일차운동영역는 그림 10에 표시한 중심전회라 불리는 부위에 위치한다. 여기는 대략 정수리에서 양쪽 귀를 향해 가늘고 길게 뻗은 부위이다. 이 안은 표층에서 심층을 향해 몇 개의 층으로 나뉜다. 그 중의 V층이라 불리는 층에는 커다란 추체형을 한 세포(거대추체세포)가 존재한다. 이 세포가 일차운동영역 중에서도 소위 운동지령의 주역을 이루는 세포라 할 수 있다. 추체세포는 축색의 전도속도를 바탕으로 속동형과 완서형의 두 종류로 나눌 수 있다. 속동형 추체세포는 빠르고 강한 힘이 필요한 동작을 행할 때에, 완서형은 천천히 혹은 정상적으로 미세한 조절을 필요로 하는 동작 시에 많이 활동한다. 또 그림 10 오른쪽에서처럼 일차운동영역에는 체부위 국재성이 있다. 체부위 국재성이란 신체 각 부위를 지배하는 세포가 규칙적으로 모여 뇌 내의 어떤 부위에 배열되어 있는 상태를 가리킨다. 일차운동영역의 경우, 정수리에 가까운 쪽에서부터 하지, 체간, 상지, 얼굴이라는 순으로 각각의 부위를 지배하는 세포가 줄지어 배열되어 있다.

손가락과 얼굴, 입을 지배하는 세포영역은 체간과 하지의 지배영역에 비해 넓고, 이런 부위들이 일차운동영역의 지령에 의해 미세한 움직임이 가능해지는 것을 반영하고 있다.

추체세포는 척추의 운동뉴런과 가장 직접적인 관계가 있는 세포군이고, 여기에서 피질척수로와 피질연수로가 생긴다. 일차운동영역의 대부분의 추체세포는 힘과 밀접한 관계에 있는데 이 영역에서 나온 지령은 근의 힘을 제어하기 위한 뇌의 최종출력을 발신한다.

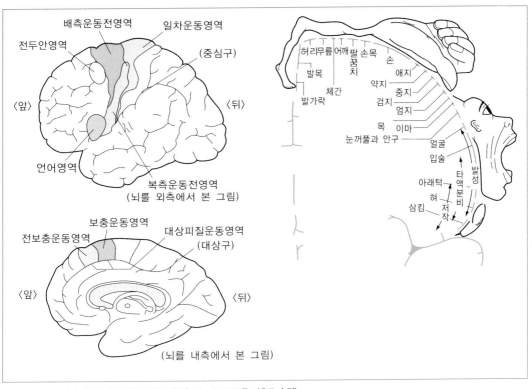

그림 10 **뇌 운동관련 영역와 운동영역의 부위 편재**(丹治 順, 1999를 기초로 수정)

그러나 일차운동영역도 운동의 방향을 부호화하는 등 조금 더 고차원적인 정보처리를 행하고 있다는 설도 있어 이점은 아직 논의가 남아 있다.

2) 피질척수로

운동영역의 심층인 V층에서 생긴 섬유속은 그림 11과 같이 뇌간을 하강하여 연수추체라는 부위에서 좌우교차하여 척수에 들어간다. 척수에 들어가면 거기에서 여러 갈래로 나뉘고, 다시 척수 내부에 들어가 더욱 세밀하게 나뉘어 척수의 운동뉴런과 결합한다. 이 전도로를 피질척수로라 한다. 피질척수로는 계통발생학적으로는 새로운 경로인데 포유류에서 처음 출현한다. 인간에 이르러 정점에 달한 능숙한 손사용 등 세세한 운동은 이 전도로를 통해 지령이 나오는 것으로 생각된다. 피질척수로부터 나온 섬유는 척수에서 수많은 세포군과 결합하기 때문에 한 번에 많은 세포의 활동을 제어할 수 있다. 피질척수로에서 나온 신호는 ①척수운동뉴런에 흥분성으로 접속하고, ②개재뉴런의 활동을 제어하며, ③척수운동뉴런에 억제성 접속하고 ④척수반사를 조절하며 ⑤체성감각정보를 척수레벨에서 제어하는 등 여러 가지 작용을 동시에 행함으로써 앞에서 기술한 능숙한 운동을 실현하고 있다.

3) 운동전(前) 영역, 보충운동영역

운동전영역은 일차운동영역보다 다소 얼굴 근처의 영역에 있다. 이는 브로드만Brodmannd의 분류의 6영역이라 불리는 위치에 해당한다. 이 영역은 일차운동영역보다 고차원의 정보처리를 담당한다.

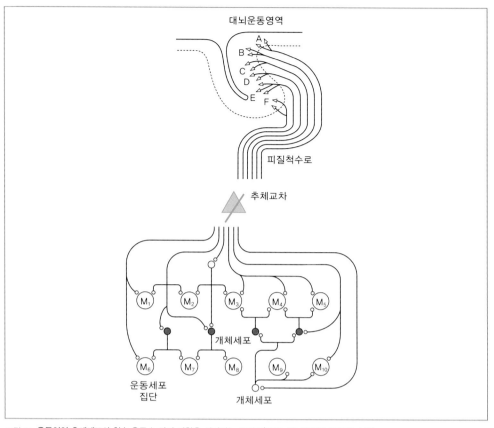

그림 11 **운동영역 추세세포와 척수 운동 뉴런의 결합을 설명하는 모식도(丹治 順, 1999를 기초로 수정)**

일반적으로 운동전영역과 보충운동영역에 대상피질운동영역을 더한 영역을 고차운동영역이라 부른다.

운동영역은 더욱 배측과 복측의 두 영역으로 나뉜다. 배측운동전(前) 영역과 복측운동전(前) 영역에서의 기능의 차이에 관해서는 아직 알려지지 않은 부분이 많지만 대략 다음과 같이 정리된다. 즉 배측운동전 영역에서는 운동개시 전에 활동하는 세포가 많기 때문에, 소위 운동의 기획과 준비를 하는 것으로 여겨지는 데 비해 복측운동전영역은 시각입력과 강한 결부를 보이는 세포가 많고, 시각에서 얻어진 정보를 운동에 필요한 좌표계로 변환하는 과정을 담당하고 있다고도 한다[2].

다음으로 보충운동영역도 브로드만의 분류의 6영역에 해당하는 부위에 있다. 보충운동영역에도 1차운동영역과 마찬가지로 지배영역의 체부위 국재성이 있는 것으로 알려져 있다. 종래의 보충운동영역이라 불린 부위는 두 개의 영역으로 나뉘어, 전방영역을 특별히 전(前)보충운동영역, 후방영역을 보충운동영역으로 구별된다. 전보충운동영역에는 시각입력, 보충운동영역은 체성감각입력과의 결합이 강하다. 인간의 보충운동야에 관해서도 뇌의 화상화 기술의 진보에 수반하여 많은 것이 밝혀졌다. 단지(丹治)[3]에 따르면 인간의 보충운동영역은 ①단순동작보다도 복잡한 시간구성을 필요로 하는 동작, ②시각을 기반으로 행해지는 동작(시각유도성 동작)보다 기억을 기반으로 행해지는 동작(기억의존성 동작), ③동작의 학습 시에 각각 활동이 높아지는 것으로 확인되었다. 게다가 전보충운동영역은 ①동작에 인지적 요소가 많이 포함되어 있을 때, ②동작순서를 학습할 때 등에서 그 활동이 높아진다고 한다.

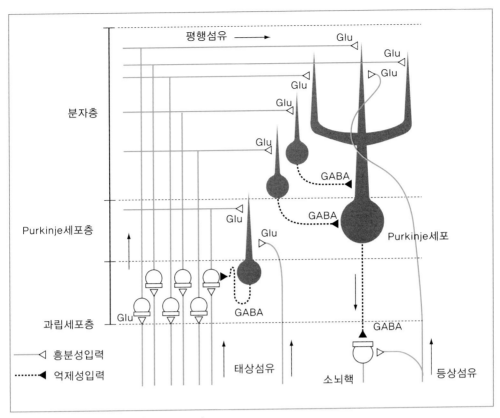

그림 12 **소뇌피질의 신경회로 모식도(柳原 大, 2009)**

b 소뇌의 운동제어계

소뇌는 대뇌피질후부의 바로 아래에 있고, 운동 협응, 즉 힘 발휘의 크기와 방향, 타이밍 등의 조절에 중요한 역할을 한다. 운동제어에 관련된 소뇌의 신경회로의 구조와 운동학습의 기초적 메커니즘으로서의 장기억압은 이토 마사오 등이 눈부신 연구성과를 올려, 다른 뇌의 신경회로에 비해 잘 해명되어 있다.

그림 12는 소뇌피질의 신경회로의 모식도이다. 그 중에서 가장 대형세포인 Purkinje세포는 소뇌피질에서 유일한 출력세포로, 소뇌핵과 전정신경핵에 출력을 보내고 있다. Purkinje세포의 수상돌기에는 과립세포의 축색인 평행섬유와 연수의 하올리브핵에서 상행하는 등상섬유가 흥분성의 시냅스결합을 한다. 이 두 개의 흥분성입력이 동시에 반복하여 일어날 때 평행섬유와 푸르키네(Purkinje)세포 간의 시냅스에 지속적인 전달효율의 저하가 발생한다. 이것이 장기억압이다.

하올리브핵의 입력은 등상섬유를 매개하여 운동의 오차정보를 전한다고 한다. 즉 등상섬유의 입력은 운동의 오류에 관련한 평행섬유의 입력을 장기억압에 의해 수정하고 학습을 진행하는 것에 관련되는 것 같다[9].

야나기하라(柳原)는 자세와 보행의 제어에 관계하는 소뇌의 신경회로를 그림 13과 같이 정리하고 있다[9]. 그에 따르면 소뇌피질 중에서도 충부와 중간부는 자세와 보행의 적응제어에 있어 중요한 역할을 담당하고 있다.

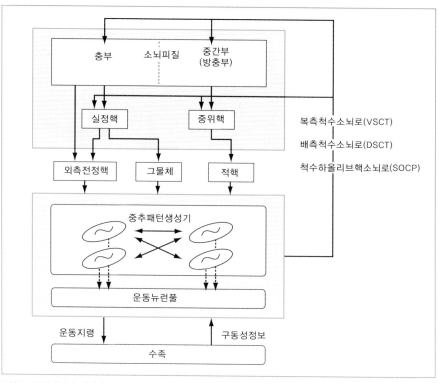

그림 13 보행 제어에 관련되는 척수-소뇌의 관련고리(柳原 大, 2009)

이런 부위에서 나오는 출력은 뇌간을 매개로 하여 척수의 보행패턴 발생회로(CPG)에 보내진다. CPG의 출력은 힘줄에 보내지면서 원심성 copy로 상행로를 경유하여 다시 소뇌에 보내진다. 이를 척수소뇌연관 루프라 한다.

[中澤 公孝]

문 헌

1) 野崎大地：筋活動レベルは関節トルクに応じてどのように調節されているのか？－二関節筋の存在が意味すること. バイオメカニクス研究9：3-9, 2005

2) Nashner LM：Adapting reflexes controlling the human posture. Exp Brain Res 26：59-72, 1976

3) Merfeld DM et al：A multidimensional model of the effect of gravity on the spatial orientation of the monkey. J Vestib Res 3：141-161, 1993

4) Horak FB et al：Postural orientation and equilibrium. Handbook of Physiology ⅩⅡ：Exercise. Regulation and Integration of Multiple Systems. New York, p255-292, 1996

5) Ghez C, Posture：Principles of Neural Science. E.R. Kandal ER et al (eds). Appleton and Lange, Connecticut, p596-607, 1991

6) 内野善生：姿勢調節の基礎. 姿勢調節障害の理学療法, 奈良 勲ほか(編). 医歯薬出版, 東京, p46-66, 2004

7) 高草木薫：大脳基底核による運動の制御. 臨床神経 49：325-334, 2009

8) 丹治 順：運動と脳. 医学書院, 東京, 1999

9) 柳原 大：運動の制御に関わる中枢神経機構. 教養としての身体運動・健康科学, 東京大学身体運動科学研究室編, 東京大学出版会, 東京, P70-76, 2009

D-4 고관절

1 고관절의 형태

고관절은 인체 최대의 윤막관절로, 골반과 하지를 연결하고 있다.

관절면은 골반측의 구개와 관골구라 불리는 관절면과 대퇴골측의 골두라 불리는 구상의 관절면에 의해 형성되어 있고, 체중을 지탱하고 입위와 보행, 승강 등의 일상동작에 중요한 요소이다. 체중을 지탱하는 하지에는 안정성이 요구되기 때문에 고관절에는 깊은 관절와(관골구)가 있고 각종 인대에 의해 증강되어 있다. 운동기능으로서는 굴곡-신전, 외전-내전, 외선-내선의 3축으로 회전하고 소위 '볼 조인트'로서 작동한다.

고관절에 관한 진단은 통증 등의 문진부터 시작하여 관절의 부기, 고관절의 움직임 상태, 통증, 걸음걸이, 몸의 기울기를 시진한다. 그 후에 그림 1처럼 X선 화상에서 관절의 형상, 변형, 뼈의 상태, 관절틈을 진단한다. 필요에 따라 CT나 MRI를 이용하여 관절의 상세한 형태를 조사하는 경우도 있다.

변형성 고관절증은 변형성 관절증 중에서도 특히 중요하고, 빈도도 높다. 고관절의 움직임은 제한되어, 고관절통이 심해지면 고관절을 감싸는 것 같은 자세로 보행[trendelenburg 징후]을 하기 때문에 중전근 등의 고관절 주위근이 약해진다. 변형성 고관절증 진단을 위한 계측파라미터는 CE각이나 Sharp각, ARO, roof angle 등의 관골구와 대퇴골에 관련하는 각도나 관골의 깊이의 지표로서 ADR이 있다. 그러나 이러한 파라미터의 중요한 열쇠가 되는 대퇴골두 중심위치는 대부분이 의사의 주관에 기초하여 측정되었고 대퇴골두 중심의 객관적 계측방법은 확립되어 있지 않다. 필자 등은 이런 점에 착목하여 보다 객관적인 골두 중심 좌표 검출을 시도했다. 이 페이지에서는 구개부와 골두부의 형상을 계측하여 보다 간편하고 객관적인 대퇴골두 중심의 산출방법을 검토하고, 일반적으로 자주 사용되는 그림 2의 CE각과 구개 및 대퇴골두의 중심점의 관계성으로부터의 일고찰을 소개하겠다.

X선화상의 구개 및 대퇴골두의 원호부분을 좌표화하고, 최소제곱법을 이용하여 근사원을 산출하고 그 근사원으로부터 구개와 골두의 중심좌표를 구했다.

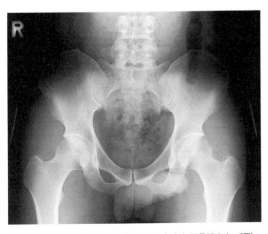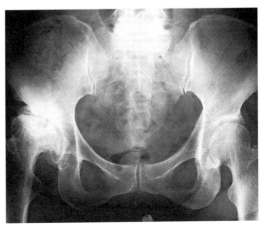

그림 1 고관절 주변의 X선 화상(富士溫泉病院 矢野英雄先生 제공)
　　a : 정상인, b : 변형성 고관절증인 사람(오른 다리)말기증상, (왼 다리)초기증상

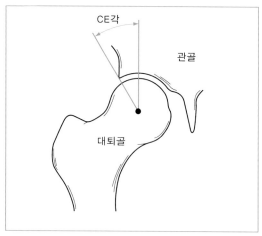

그림 2 **CE각**

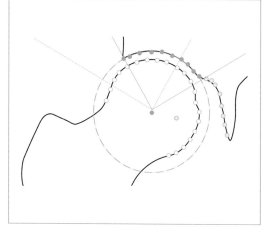

그림 3 **구개상부(파란색 점)와 측부(하늘색 점부분)**

또 그림 3과 같이 대퇴골두의 중심좌표와 구개의 중심좌표의 차이를 상하 및 좌우로 구별하여 계측했다. 즉 골두와 개구의 회전축이 맞으면 이 중심좌표의 위치가 보다 가까워질 것이다. X선 화상을 보고, 고관절구개의 상부와 측부에는 곡률의 차이가 있다는 것에 착목하여 구개를 상부와 측부로 나누고 각각 대퇴골두중심과의 거리를 산출하고 고관절증의 파라미터의 하나인 CE각과의 상관관계를 검토했다. CE각은 구개가 골두에 충분히 깊게 자리 잡고 있는지를 나타내는 하나의 지표로, CE각이 크면 클수록 정상 관계에 있다고 할 수 있다.

X선 촬영은 후지온천병원의 협력 하에 ㈜히다치 메디코 사 제작의 U-6CE-55TB를 이용하여 촬영했다. 피검자는 정상인 및 고관절에 통증이 없는 사람 20명(40각), 때때로 통증이 발생하는 경도의 고관절증인 사람 6명(12각), 평소에도 강한 통증이 발생하는 중등도 고관절증인 사람 4명(8각)이었다. 통증이 중도인 경우는 계측이 불가능하여 대상 외로 했다.

구개상부 및 측부와 골두의 중심점간의 거리와 CE각과의 상관도를 그림 4에 나타냈다. 정상군의 구개상부와 골두의 중심점 간의 거리와 CE각과의 사이에 유의(p<0.05)한 음의 상관관계가 보였지만 구개측부에는 유의한 상관관계가 보이지 않았다. 즉 정상군의 경우, CE각이 커질수록 구개상부와 골두의 중심좌표가 가까워지는 것이 시사된다. 한편 중등도 고관절증군에서는 구개측부와 골두의 중심전간 거리와 CE각의 사이에 유의한 음의 상관관계가 보였지만 구개상부에는 유의한 상관관계가 보이지 않았다. 즉 중등도 고관절증군의 경우, CE각이 커질수록 구개측부와 골두의 중심좌표가 가까워지는 것이 시사된다. 따라서 정상군에서는 구개상부가 보다 많이 기능하고 중등도고관절증군에서는 구개측부가 보다 많이 기능하는 것으로 추찰할 수 있다.

이 결과에서 정상인과 변형성 고관절증 환자는 구개상부와 측부의 CE각과의 상관관계에 있어 패턴이 다르다는 것이 밝혀졌다. 당연한 사실이지만 정상적인 워킹에서는 하중을 받는 부분이 주로 구개상부이다. 따라서 정상군에서 구개상부에서 CE각과의 상관이 보였던 것은 극히 자연스러운 결과라 할 수 있다. 중등도 고관절증군에서는 통증이 발생하여 구개상부에 충분한 하중이 가해지지 않고 그 때문에 측부를 적극적으로 사용한 보행운동(트렌델렌버그 징후)을 하고 있는 것으로 추정된다.

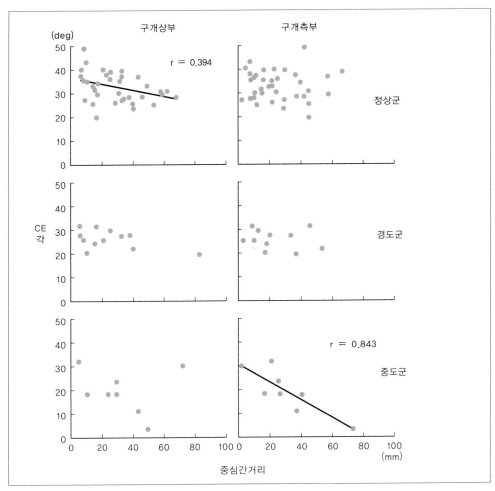

그림 4 **구개상부 및 측부와 대퇴골두 중심점 간 거리의 차와 CE각의 관계**
　　　　상관계수는(r) 유의한 상관(p<0.05)상관만 표시한다.

　즉 평소의 운동에서 하중을 받을 수 있는 구개의 부분이 상부에서 측부로 바뀌고 고관절증 환자의 구개측부의 뼈의 두께가 두꺼워져 구개에 자리 잡고 있던 대퇴골두가 바깥쪽으로 밀려나오기 때문에 대퇴골두를 이용하여 계측되는 CE각이 감소했다고 추찰가능하다.

　이러한 변형성 고관절증의 형태로부터 봐도 고관절에 걸리는 하중에 워킹에 무리가 없도록 하는 조절이 필요하다고 생각된다. 통증을 수반하는 무리한 보행이나 트렌델렌버그 징후와 같은 자세에서의 보행은 변형성 고관절증을 더욱 악화시킬 우려가 있다. 따라서 노르딕 워크에 제창되는 것처럼 고관절 구개상부에 하중이 걸리는 제대로 된 자세에서 폴(pole)을 가지고 적당하게 하중을 조절할 수 있는 워킹이 중요하다고 생각된다.

● ● ● ●

　이번에 이 책을 집필하면서 후지온천병원 야노 히데오(矢野　英雄) 명예원장의 협력 하에 고관절의 형태를 객관적으로 계측하고 변형성 고관절증에 의한 형상변화를 고찰했는데 워킹에 있어 고관절이 받는 하중의 중요성에 대해 일부분이나마 소개가 가능했다. 이번에는 지면의 사정상 상세한 계측방법을 소개하지 못했지만 시바우라 공업대학 생명과학 신경재활공학연구실에서는 이러한 고관절의 형상계측의 연구를 진행하고 있고 향후 임상현장에서도 사용할 수 있는 애플리케이션 개발을 목표로 하고 있다.

[山本　紳一郎]

2 고관절증과 보행

a 고관절 구개형성부전과 고관절증

고관절 구개형성부전(증)은 대퇴골두를 수납하는 구개의 크기가 작아서 발생한다. CE각이 작을 때 고관절 구개형성부전이 있다고 진단한다. 구개형성부전증이 있으면 구개의 하중면적이 작아지고 단위면적 당 하중이 커지지 때문에 고관절의 관절연골과 부리 골반, 관절순을 손상할 리스크가 높다. 그리고 그림 5에서 보듯이 종종 골반익(골반 날개부위)의 발달이 불량하고, 또 부리골반이 외측방향이 아니라 전방방향으로 위치하고 있을 때 고관절 신전운동에 의해 손상될 리스크가 높다.

기립한 고관절이 받는 하중이 늘어나는 보행기는 지면반력계와 하중의 동기화에서 관찰하면 양발 지지기 후반부터 이상기에 이르는 보행기이다. 이 시기는 체중이 좌우로 이동하는 시기에 상당하고 하지 교대 등의 걷는 타이밍의 운동조절기능의 불량여부가 관계한다. ①구개형성부전증이 있고 하중면적이 작을 때, ②운동부족으로 운동조절기능이 저하했을 때, ③비만과 근력저하 등 다양한 성인병이 있어 하중조건이 나빠졌을 때, ④또는 뜻밖의 외상으로 하중장애가 발생하여 관절연골과 관절순 등을 손상했을 때 등에 부리골반의 발달과 골반구취의 위치의 불량이 겹치면 고관절증이 발생한다.

한번 고관절증이 발생하면 관절의 활동성능이 저하하여 마찰력이 발생하고 손상부위에 응력집중이 생겨 새로운 장애로 진행되어 낫지 않게 된다. 연골 등 관절주변조직의 손상이 진행되어 '손상'에서 '통증'으로, 그리고 이상한 동통성 지속성의 근긴장의 장애가 속발하여 근긴장성 관절구축이 발증하고, 거기에 관절연골장애, 관절순장애가 진행하여 결국 골증을 수반하는 변형성 고관절증에 이른다.

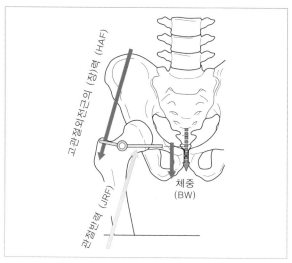

그림 1　Powels의 역학모델(Powels F, 1980을 수정)

이러한 상태로 일상생활에서 통상적인 보행속도로 걸어 다니면 근피로와 관절장애가 전신에 미쳐 보상운동의 기능도 저하한다. 보상성 운동기능의 저하로 인해 손상된 고관절에 하중운동이 반복되어 고관절증이 진행된다.

고관절 구개부의 작은 하중부, 특히 고관절 구개취부에서 행하는 체중의 좌우이동의 기능은 엄지발가락 관절과 협동하여 기능을 완수하는데, 발레리나의 토 댄스(Toe dance)와 같이 불안정 하기는 하지만 기립두발보행운동의 운동조절기능의 진수이다. 따라서 엄지발가락의 관절장애와 고관절 구개취의 장애가 발생하면 보행기능은 현저하게 저하하고 피로가 축적된다.

구개형성부전과 부리골반의 발달장애가 존재할 때, 유아기부터 소아기의 성장기에 이런 불안 정한 운동기능을 숙달시키는 운동학습을 반복하여 성인이 되었을 때 통상보다도 뛰어나게 고관 절구개와 구개취의 운동기능을 사용할 수 있는 사람도 많이 보인다. 경도의 구개형성부전이 있 는 사람 중에 운동을 좋아하고 운동능력이 높은 경우가 많은 것이 그 증거로, 신기한 자연의 역 설이라 하겠다.

그러나 연령이 높아지면서 운동신경의 조절기능이 저하하고 운동부족과 과체중 등의 성인병 이 발생하면 구개형성부전증의 결함이 드러나 고관절증으로 이행되는 경우가 많다. 폐경기 골다 공증 등의 각 증상이 합병되면 종종 변형성 고관절증이 급속하게 악화된다. 변형성 고관절증을 예방하기 위해서는 고관절기능의 역할과 노화현상, 생활환경을 바르게 이해하는 것이 중요하다.

이렇게 구개형성부전증을 이해하면 요통증과 어깨관절증, 무릎관절증과 외반무지증 등에서 관절장애로 앓을 때에는 고관절기능장애를 조사해야 한다. 구개와 대퇴골두의 Mal-Congruency 가 있을 때에도 홈(gutter)이 생겨 장애가 전신으로 퍼진다고 이해해야 한다.

b 좌우이동장애와 좌우의 하지기능

좌우이동기능은 그 대부분이 상지와 체간의 기능이 보상한다고 생각된다. 족부의 관절증 때문 에 생긴 좌우체중이동장애도 실제로는 고관절의 구개의 좌우기능장애가 그 원인인 경우가 많다.

체중을 지탱하는 역학에서 보면 우측의 체중이 크다고 한다. 따라서 체중을 좌우균등하게 지 지하여 걷는 하중기능에 좌우차가 있다고 해도 이상하지 않다.

구개형성부전증에서 발생하는 고관절증도 애당초 좌우차가 있는 경우가 많지만 대부분은 최 종적으로 양측성의 고관절증이 되어 좌우에서 보행기능을 보상하는 것이 어려워져 보행을 할 수 없게 된다.

고관절구개의 좌우차를 관찰하면 모든 사람의 고관절에 좌우차가 있다. 대부분은 좌우차가 작 아서 거대한 좌우의 체중이동운동을 조절하는 체간기능에 의해 감춰지는 경우가 많다. 그러나 때로는 이 작은 고관절의 좌우차로부터 체간과 발의 좌우의 큰 카오스적 장애에 이르는 경우도 종종 보이는 현상이다. 향후에 장애에 대한 상세한 연구가 요구된다.

c 고관절증의 장애예방과 대책

고관절은 체간을 기립시킨 관절이다. 골반의 기립은 고관절의 신전운동에서 생겼다. 따라서 기립두발보행은 고관절의 신전운동을 기원으로 하고 있다. 노화로 인해 하중기능장애가 발생하 면 기립한 골반을 수평위로 되돌려 원구개에서 체중을 지탱하는 보상기능이 종종 출현한다. 이 는 굴곡한 하지의 대상기능으로 걷는 현상과 동일하다. 이렇게 전신에서 고관절기능장애가 보상되기 때문에 고관절기능장애가 숨겨져 있어도 다른 상해로 오진되는 경우가 많다. 요통증과 어깨 결림, 무릎통증 등은 특히 주의가 필요하다. 종종 X선 소견을 소홀히 하는 연부 지지조직의 장애이다. 이럴 때에는 기립운동과 보행운동기능에서 고관절에 주목하여 전신을 검사할 필요가 있다.

초기의 고관절증의 통증은 자각되기 어렵고 척수반사운동의 신경시스템이 신호를 받아 이상한 근긴장으로 대응하고 있음에도 불구하고 통증이 치유되는 시간을 확보하지 않으면 종종 증상이 진행된다. 이러한 초기증상은 걸음수 등의 운동량의 저하를 알 수 있는 자기관리일기를 작성하여 조기발견과 조기치료를 행해야 한다.

무위로 증상을 진행시키지 않기 위해서는 치료에 필요한 시간을 생물시간으로 하고, 생활상 필요한 시간을 사회생활시간으로 하여 양쪽 시간의 조정과 합리적인 생활스타일을 만드는 것으로 대부분의 고관절증은 예방가능하다. 기립두발보행과 신체기능의 관계를 이해하고 스스로의 능력을 평가하여 자각함으로써 언제까지나 서서 걷는 능력을 유지하는 자기관리의 지혜가 현대인에게 요구된다.

● ● ●

고령화시대를 맞이하여 기립두발보행 장애자가 점점 더 증가할 것으로 예측된다. 그 예방과 대책에는 전문가 이외의 많은 사람들도 드러나지 않은 고관절의 기능과 장애의 모습을 이해하고, 서서 걷는 운동기능의 회복과 유지에 관여해야 한다.

고관절증은 원래 여러 가지 만성장애에 의한 보행장애가 있을 때 양쪽에 폴을 쥐고 걷는 노르딕 워킹, 특히 YANO-type Smart Pole을 사용한 노르딕 워킹(210쪽)은 전신의 근긴장을 개선하기 때문에 위중한 이차 장애의 발생을 예방할 수 있는 적절한 운동요법이다.

[矢野　英雄]

문 헌

1) Powels F : Biomechanics of Locomotor Apparatus. Springer-Verlauf, 1980

D-5 보행운동 중의 근활동의 모습－근활동전위로부터의 고찰

인간의 골격근이 수축할 때에 근전위가 발생하고 그것을 기록한 파형을 근전도(EMG)라 부른다. 보행운동 중의 근활동을 관찰하기 위해서는 그림 1처럼 신전과 굴곡을 할 때 작동하는 골격근의 근복 위에 전극을 배치하여 근전도를 도출한다. 표면전극을 사용하여 근전위를 기록한 것이 표면근전도로, 침습성이 없고 보행운동 등 일반적인 근활동의 기록에 사용된다.

보행운동 중에 활동하는 부위는 다리와 체간과 팔을 흔드는 어깨관절 주변의 근이다. 따라서 피험근으로서 전경골근, 가자미근, 비복근, 외측광근, 대퇴직근, 대퇴이두근, 대전근, 장내전근, 반막양근, 반건양근, 복직근, 척추기립근, 삼각근, 승모근 등이 자주 관찰된다.

보행운동과 같이 발가락끝을 올리거나 발끝부터 지면에서 떨어지는 동작 등을 세세하게 의식하지 않더라도 근이 활동한 경우는 근전도의 파형으로서 관찰할 수 있다.

보행은 주기적으로 행해지는 동작으로서 그림 2에서와 같이 하지의 운동동작을 기준으로 정의된다.

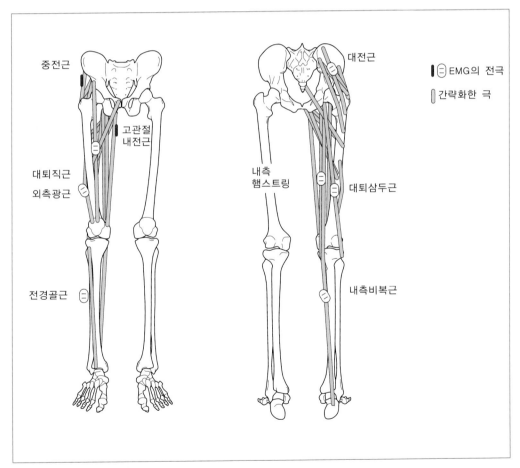

그림 1 **보행운동 중의 근전도 측정 부위**
　전경골근(족관절의 배굴), 비복근내측(복관절의 저굴) 외측광근(무릎관절의 신전), 대퇴직근(무릎관절의 신전),
　슬외근, 대퇴이두근(무릎관절의 굴곡), 대전근(고관절의 신전), 반막양근(무릎관절의 굴곡), 반건양근(무릎관절의 굴곡)
　(Cara M. Wall-Scheffler, 2010을 기초로 수정)

53

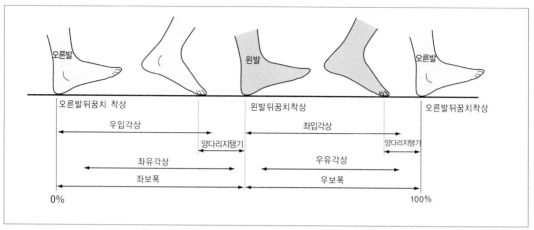

그림 2 **보행주기의 개요**

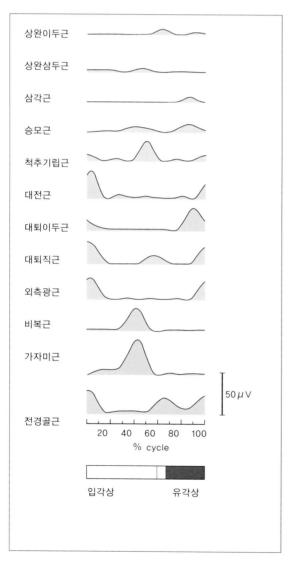

그림 3 **보행주기와 근전도 예(시속 약 6km의 자유보행)**
하지의 골격근뿐만 아니라 상지와 체간의 근활동도 보행
패턴에 따라 활동이 관찰된다
(Ivanenko YP, 2005를 일부 수정)

　오른 뒤꿈치가 착상하고, 다음의 왼 뒤꿈치가 착상할 때까지의 동작을 1보(스텝)라 한다. 그리고 다음의 오른 뒤꿈치가 착상할 때까지의 동작을 중복보라 부르고, 이 일련의 동작을 보행주기(gait cycle)라 한다. 한쪽발의 뒤꿈치가 지면에 닿고 나서 그 뒤꿈치가 다시 지면에 닿을 때까지의 길이를 중복보 길이라 부르고, 통상 개인의 체격차 등을 고려하여 %cycle의 정규화를 행한다. 이 보행주기는 지면에 닿아있는 다리를 입각상(stance phase, 입각기, 디딤기)으로, 발끝이 지면에서 떨어져 흔들리기 시작하는 쪽의 다리를 유각상(swing phase, 유각기, 흔듦기)으로 나눌 수 있다.

　입각상에서는 신체를 안정적으로 지지하면서 앞으로 나가기 위한 추진력을 발휘하기 위한 근활동이 발생한다. 신체를 지지하는 기능을 갖는 근군은 항중력근이라고도 불리는데, 주로 가자미근과 척추기립근에 근활동이 관찰된다. 추진력 발휘에서는 주로 비복근에 근활동이 관찰된다.

　한편, 유각상에서는 다리를 앞으로 내미는 것과 족부가 지면에 접촉하지 않는 것(클리어런스)이 요구된다. 다리를 앞으로 내미는 데에는 고관절 및 대퇴부 복측의 근군, 클리어런스 확보에는 하퇴부 복측(경)의 근에 활동이 관찰된다. 이런 활동의 모식도가 그림 3인데, 보행 1주기 중에 신체의 각 근으로부터 관찰되는 근활동패턴의 예이다.

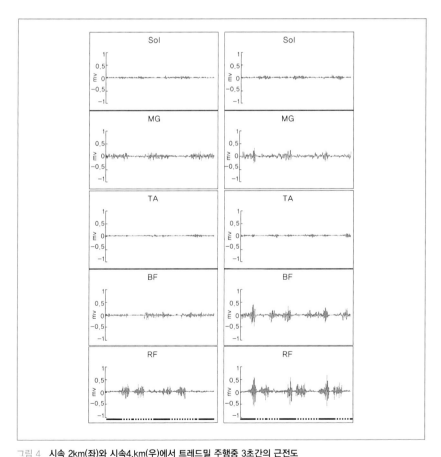

그림 4　**시속 2km(좌)와 시속4,km(우)에서 트레드밀 주행중 3초간의 근전도**
SOL(가자미근), MG(비복근), TA(전경골근), BF(대퇴이두근), RF(대퇴직근), 검은실선 − 입각기
(SATO T et al. 2010)

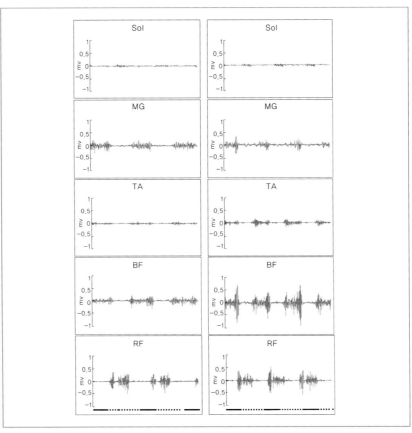

그림 5　**시속 2km(좌)와 시속4,km(우)에서 트레드밀 주행중 3초간의 근전도**
SOL(가자미근), MG(비복근), TA(전경골근), BF(대퇴이두근), RF(대퇴직근), 검은실선 – 입각기
(SATO T et al. 2010)

　　하지의 골격근뿐만 아니라 상지 및 체간의 근활동도 보행 위상에 걸맞는 활동이 관찰된다. 보행운동 중에 상지의 근에도 활동이 관찰되는 것은 '진화의 역사에 있어 네발 동물기의 흔적이'라는 설도 있지만 본서에서는 이에 대해서는 다루지 않겠다. 상세한 것은 다른 책을 참조하기 바란다.

　　그림 4와 5에 근전도의 예를 들었다. 근활동이 커지면 근전도의 파형도 커진다. 그림 4는 러닝머신을 시속 2km(좌)와 시속4km(우)로 걸은 경우를 나타낸 것이다. 시속 2km에 비해 4km에서 대퇴부의 대퇴이두근과 대퇴직근의 근활동이 증가하고 있는 것을 알 수 있다. 보행스피드를 올리는 동작을 하는 것으로 대퇴부의 큰 근활동이 증가한다.

　　그림 5는 러닝머신의 동일한 보행속도에서 보행로를 10도 내리막길로 한 조건에서의 근전도의 예를 나타낸 것이다. 내리막길의 보행운동은 지치지 않는다는 이미지가 있지만 근활동은 관찰된다.

　　보용＊에도 따르지만 같은 보행속도라도 보행 노면의 조건에서는 의식해서 보행자세를 유지하지 않아도 특정한 힘줄을 보다 많이 활동시켜 트레이닝효과를 높일 가능성이 있다.

＊ 보용 특징이란, 보폭이나 보행 주기에 따라 특징지어지는 인물 고유의 성질로 바이오 인증의 분야에서 이용되고 있는 지표이다. (역자 주)

보행속도가 증가하면 근전도의 전체적인 근활동 양식은 변하지 않지만 척추기립근도 합쳐 거의 모든 근군에서 근방전이 증가한다. 또 보행속도가 증가하여 보폭이 넓어지고 신체가 앞으로 기울면서 족관절의 배굴위가 자연스럽게 이루어지기 때문에 보다 큰 전경골근의 활동이 요구된다.

● ● ●

보행운동은 양 다리 지지기 전후에서 한쪽발의 입각상과 유각상을 반복하기 때문에 전신의 균형을 유지하는 고도의 신경기구가 요구된다. 따라서 체간부(복근군, 배근군)와 상지 및 어깨관절 주변의 근활동도 관찰되고 있다. 인간의 보행은 인간의 고도로 발달한 신경기구에 의해 발달한 특별한 운동동작이다.

[佐藤　健]

문 헌

1) Sato T et al : Evaluation of performance for selective lower leg muscle activity during walking on computer controlled treadmill system, Analysis, Design, and Evaluation of Human-Machine Systems, Volume 11 (1) , 2010

2) Cara M. Wall-Scheffler : EMG activity across gait and incline ; the impact of muscular activity on human morphology, Am J Phys Anthropol 143 : 601-611, 2010

3) Ivanenko YP et al : Coordination of locomotion with voluntary movements in humans, J Neurosci 25 : 7238-7253, 2005

잘 걷는 사람은 장수한다

1 〈양생훈(養生訓)〉과 세계의 장수국

일본 에도시대의 유학자인 가이바라 에키켄(貝原 益軒, 1630-1714)의 유명한 저서인 〈양생훈〉에는 다음과 같이 건강 유지에 있어 걷기의 중요성이 다음과 같이 기술되어 있다.

'신체를 날마다 조금씩 움직여 노동해야 한다. 오랫동안 편히 앉아 있으면 안 된다. 매일 식후에 반드시 정원이나 밭에서 몇 백 보씩 조용히 걸어야 한다. 비오는 날에는 실내에서 여러 번 천천히 걸어야 한다. 이렇게 아침저녁으로 운동을 하면 침이나 뜸이 필요 없고 기혈의 정체가 없어 병이 없다'(읽기 쉽도록 약간 고쳐 썼다).

이렇듯 식사 후 맑은 날에는 실외를, 비가 오는 날에는 실내를 천천히 걷도록 권하고 있다. 에도시대에는 걷는 것 이외에 이동수단이 별로 없었다. 그 때문에 많은 사람들은 매일 잘 걸어 다녔던 것으로 추정된다. 그러나 기모노에 조리를 신고서는 다소 빠른 속도로 오랜 시간을 걷지는 못했을 것이다. 그리고 경제적 여유가 있는 사람들은 가마를 타고 외출했을 것이다.

이런 상황에서 가이바라 에키켄은 84세까지 삶을 영위하는, 당시로서는 대단한 장수를 하였다. 〈양생훈〉에 쓴 것을 본인 스스로 실천하며 매일 잘 걸었던 게 아닐까?

40년쯤 전의 이야기이지만 〈Youth in Old Age(세계의 장수촌)〉의 저자로 유명한 미국의 연구자 Leaf는 병다운 병 없이 살고 있는 고령자의 건강요인을 조사하기 위해 세계 3개 지역을 방문하여 보고 들은 것을 보고했다[1].

에콰도르의 안데스산맥 골짜기에 있는 표고 1,400m의 빌카밤바 마을은 총 인구 819명 중 9명이 100세가 넘었고, 60세 이상의 고령자 비율은 16.4%였다. 이 마을사람들은 식량을 얻기 위해 부지런히 일하고, 산악지대를 끊임없이 오르락내리락해야만 하는 생활을 하고 있었다고 한다.

서파키스탄의 북부에 있는 소왕국 훈사는 6,500m이상의 산들로 둘러싸인 계곡에 있고, 외모는 노인이지만 급경사면을 가볍게 오르락내리락하는 건강한 사람들이 대단히 많았다고 한다.

구 소련의 코카사스지방의 그루지야 고원은 표고 1,000~1,500m에 있고, 100세 이상의 고령자가 10만 명에 대해 60명의 비율인 것으로 추정된다. 그리고 거기에 사는 사람들은 매일 활발한 신체활동을 장시간 계속하고 있다고 한다.

이상의 3개 지역을 방문한 Leaf는 주민이 장수하는 요인으로 유전, 좋은 식단, 정신적 스트레스가 적은 것과, 산지에 살고 있기 때문에 매일의 생활만으로도 강한 신체활동이 요구되는 것을 들었다. 직접적인 표현은 아니지만 장수의 요인으로 산길을 매일 오르락내리락하는 '걸을' 기회가 많은 점을 강조한 것이었다. 21세기가 되어 이 3개 지역의 생활환경이 어떻게 바뀌고 사람들의 건강이 어떻게 되었는지 징확하지 않지만 〈세계의 장수촌〉의 6장 '운동의 효용'의 첫 부분에 다음과 같은 말이 인용되어 있다.'운동할 시간이 없다고 하는 사람은 결국 병 때문에 시간을 잃게 된다[1]'. "운동"을 "워킹"으로 치환해서 읽어도 무리가 없을 것이다.

2 직종의 차이에 따른 사망률

일상생활에서의 걷는 습관이 건강에 끼치는 영향에 대한 초기의 역학적 연구는 우체국의 사무원, 통신원과 우편배달부, 역의 사무직원과 철도산업기사, 버스의 운전사와 버스 차장을 대상으로 이루어졌다. 심장병에 의한 사망률의 비교가 1959년대에 몇 번인가 이루어졌다.

35~64세의 남성으로 심근경색 발병 후 3일 이내의 사망률은 버스운전사에서에는 1,000명 당 0.9명, 버스 차장에서 1,000명 당 0.4명이었다. 마찬가지로 3개월 이내의 사망률은 우체국 사무직원과 통신원에서 1.2명, 우편배달원에서 0.6명이었다. 또 50~59세의 남성으로 1,000명 당의 사망률은 철도사무원에서 5.6명, 철도산업기사에서 2.9명이었다.

그림 1과 2에 정리한 것처럼, 버스차장, 우편집배원, 철도산업기사와 같이 업무 중 걷는 시간이 긴 직종 쪽이 같은 기업에 근무하는 사무직원에 비해 2배 가까이 심장병에 걸릴 확률이 낮다고 발표되었다.

그 후 연령 35~75세의 하버드대학 졸업생 16,936명을 대상으로 12~16년간의 대규모 추적조사를 실시하였다[2]. 그 일부로 걷는 습관의 유무와 사망률과의 관계가 비교 검토되었다. 그림 3에서 보듯이 보행거리가 일주일에 3마일(약 5km) 미만인 사람의 사망률을 1로 하면 9마일(약 15km) 이상 걷는 사람의 사망률은 0.79로, 감소하는 것이 보고되었다[3].

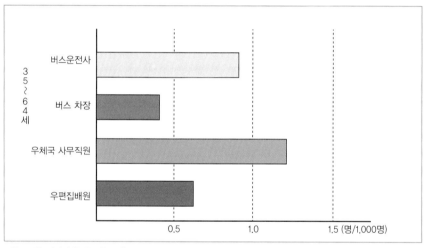

그림 1. **심근경색의 첫 발병 후 3개월 이내의 사망률(남성)**
(Kraus H, Raab W, 1961에서 작성)

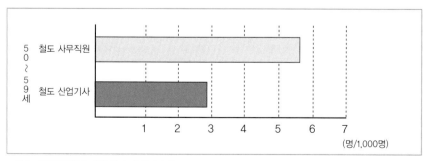

그림 2. **관동맥질환에 의한 연간 사망률(남성)**
(Kraus H, Raab W, 1961에서 작성)

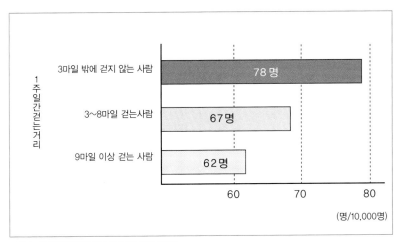

그림 1. 일상생활중에서 '걷는' 거리와 연간 사망률
(Paffenbeger RS et al, 1986에서 작성)

3 고령이 되어 걸을 수 있는 스피드가 느려지면 수명이 짧아진다.

핀란드의 연구자들은 75세의 고령자의 걷는 스피드에 대해 5년간 추적 조사한 결과를 보고했다. 그림 4에 따르면 80세까지의 5년간, 나이가 들면서 걷는 스피드는 남녀 모두 확실히 저하되었다[5].

그런데 이 5년간이라는 조사기간 중에 사망자들도 있었는데, 그 사람들의 75세 당시의 걷는 스피드를 조사해 보니 평균치보다 확실히 느렸고, 80세가 되어 측정한 스피드의 평균치와 같은 정도였다고 한다.

이렇게 '고령이 되어 걷는 스피드가 느린 사람의 여명은 짧다고 할 수 있다'는 것이다.

4 운동선수였던 사람은 장수하는가?

워킹과는 좀 동떨어진 이야기가 되지만 젊은 시절 격한 신체운동을 했던 사람들의 수명에 대해 이야기해 보려고 한다. 1993년과 1994년에 핀란드에서 젊은 시절 국제적으로 활약한 남자 운동선수의 수명과 일상에서의 생활습관에 관한 조사결과가 보고되었다[6]. 대상이 된 선수들은 1920년부터 1965년에 걸쳐 제 일선에서 활약한 2,613명이었다. 비교대상자로서는 군대생활을 경험한 일반인 중에서 연령과 거주지역을 고려하여 1,712명을 선발하였다[7].

우선 평균수명을 보면, 비교대상자가 69.9세인 것에 비해 육상경기의 장거리선수와 크로스컨트리 스키 선수는 75.6세로 5세 이상 길고, 다음이 탁구와 육상 단거리선수와 높이뛰기 선수는 73.9세, 그 다음은 파워 종목인 복싱, 레슬링, 역도, 육상경기의 투척경기 선수로 71.5세였다고 보고되었다[8].

이 중에서 1,274명의 전직 운동선수의 일상에서의 생활습관을 조사한 결과, 전직 운동선수는 일과 여가 모두 신체활동량이 많고, 채소와 과일을 자주 먹고, 버터와 고지방우유는 가능한 한 섭취하지 않고 흡연도 자제하는 것을 알 수 있었다[9].

바꿔 말하면, 젊을 때에 스포츠에 전문적으로 참가한 경험이 있는 사람은 그 후의 생활에서도 활동적이고 생활습관병을 유발할만한 것은 하지 않는 경향이 있다는 것이다.

61

최근에 들어 세계에서 가장 혹독한 경기라 불리는 '투르 드 프랑스' 자전거경기에 출전한 선수들의 수명이 조사, 보고되었다.

조사대상은 1930년부터 1964년에 개최된 투르 드 프랑스에 출전한 선수들이었다. 그 선수들은 특정국가로부터의 출전자가 많았는데 프랑스가 465명, 이탈리아가 196명, 벨기에가 173명, 총 843명으로 출전자 전체의 68%에 해당하는 수였다.

1903년부터 시작된 '투르 드 프랑스'는 3주간에 걸쳐 프랑스를 일주하는 로드 레이스로, 1930년부터 1964년에 열린 대회의 평균주행거리는 4,537.7km, 평균주행시간 138.0시간, 출전자의 평균연령은 27.3세였다. 비교대상이 된 사람들은 1892년부터 1942년에 태어난 프랑스, 이탈리아, 벨기에 사람들이었다.

그림 5는 2007년 12월 31일 현재의 연령별로 생존해 있는 사람의 수를 대상으로 한 선수전체에서 나누어 연령별 생존율을 산출한 그래프이다[7]. 파란색 선은 생존율에 가장 근사한 2차 곡선을 구한 것이다. 한편, 3개월간의 정부의 통계자료에서 출전선수들과 같은 연령이 되는 사람들의 연령별 생존율이 산출되었다.

파란색 선에서 50%가 생존해 있다고 추정되는 연령은 그래프의 가는 선에서 알 수 있듯이 '투르 드 프랑스'에 출장한 선수들은 81.5세로 일반인의 73.5세에 비해 11% 높았다. 이러한 결과는, 젊은 시절 자전거 경기를 위해 격한 트레이닝을 실시한 선수들이 은퇴 후에도 운동을 하려는 의식이 강해 계속해서 활동적인 생활을 한 덕분일 것으로 연구자들은 추정하고 있다. 또 선수시절에 경기수준을 유지하기 위해 주의 깊은 식사, 흡연과 음주 절제, 충분한 휴식 등의 바람직한 생활습관을 해 온 것이 은퇴 후에도 지속되었을 것으로 추측하고 있다.

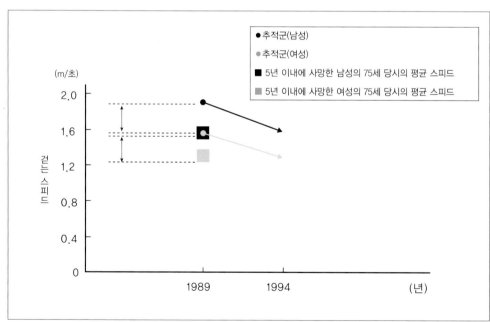

그림 4. **75세 고령자의 5년간의 보행스피드 저하**
(Heikkinen E, 1997을 일부 수정)

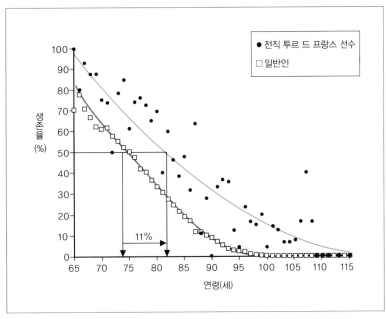

그림 5. '투르 드 프랑스' 출장선수의 연령별 생존율 : 비교대상은 출전선수의 출신국가 사람들
(Sanchis-Gomar, et al 2011을 일부 수정)

[宮下　充正]

문 헌

1) Leaf A : Youth in Old age. McGraw-Hill Book Company. 1976. 「世界の長寿村—百歳の医学—」香川靖雄, 鈴木伝次訳, 女子栄養大学出版, 1979

2) Kraus H, Raab W : Hypokinetic Diseases produced by lack of exercise. Charles C Thomas Publishers, 1961

3) Paffenbarger RS et al : Physical activity all-cause mortality, and longevity of college alumni. N Eng J Med 314 : 605-613, 1986

4) Heikkinen E : A pathway to autonomy in old age. Healthy Aging, Activity and Sports-Proceeding. Health Promotion Publications, Gamburg, p36-48, 1996

5) Sarna S et al : Increased life expectancy of world class male athletes. Med Sci Sports Exerc 25 : 237-244, 1993

6) Fogelholm M et al : Healthy lifestyles of Finnish world class athletes. Med Sci Sports Exerc 26 : 224-229, 1994

7) Sanchis-Gomar F et al : Increased average longevity among the "Tour de France" cyclists. Int J Sports Med 32 : 644-647, 2011

제Ⅲ장
성인에게서 볼 수 있는 워킹에 의한 건강개선

A   체력회복

1   걷는 스피드의 회복

　19세부터 57세까지의 성인여성 122명을 대상으로 10~12주 동안 주1회, 하루 1시간 20분간의 워킹을 지도한 연구결과가 있다. 지도의 주안점은 '서서히 보폭을 넓히면서 걷기'였다. 걷는 스피드와 보폭은 ①50m의 보행로를 평소처럼 걸을 때(보통으로), ②분실물을 가지러 가는 기분으로 걸을 때(조금 빠르게), ③지각할 것 같아서 걸을 때(가능한 한 빠르게)로 각각 측정했다. 그 결과, 보통으로, 조금 빠르게, 가능한 한 빠르게 걸을 때의 스피드는 그림 1과 같이 보폭의 연장과 함께 평균해서 62m/min에서 75m/min로, 90m/min에서 96m/min로, 113m/min에서 116m/min로 각각 유의하게 향상되었다고 한다.

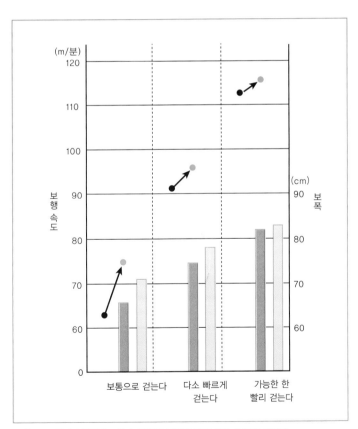

그림 1. 10주간의 워킹지도 결과, 보폭이 넓어져 빨리 걸을 수 있게 되었다
(성인여성 122명의 평균)(鈴木 康弘, 1988에서 그림)

65

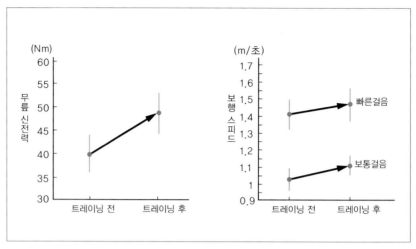

그림 2. **고령자 18명에 대한 12주간의 저항훈련 결과, 근력은 증가되고 빨리 걸을 수 있게 되었다(Judge JO et al, 1993에서 그림)**

평균연령 81.6세의 고령자 31명을 대상으로 주 3일, 하루 60~70분간 다리신전 등의 저항훈련 (resistance training)을 실시하는 집단(18명)과 실시하지 않는 집단(13명)으로 나눠 12주간 조사를 했다. 그 결과, 그림 2와 같이, 훈련실시집단의 무릎관절 신전력은 최대거상중량에서 32%, 등속성 근력에서 25% 증강되고, 보통으로 걸을 때의 스피드는 1.04m/sec에서 1.12m/sec로 8%, 빨리 걸을 때의 스피드는 1.43m/sec에서 1.49m/sec로 4% 향상했다[2]. 이와 같이 고령이 되어 걷는 스피드가 저하되어도 훈련을 통해 회복될 가능성이 있다는 것을 나타낸다.

2 끈기의 회복

미국 스포츠의학회(1990)는 건강한 성인이 '끈기'를 유지하고 향상시키기 위한 적정한 신체운동의 양과 질에 대해, 그때까지의 연구 성과에 기초하여 다음과 같은 지침을 발표했다[3].

● 신체운동의 빈도: 일주일에 3~5일
● 신체운동의 강도: 최대 산소섭취량의 50~85%, 혹은 최고심박수의 60~90%
● 신체운동의 지속시간: 20~60분, 단 운동의 강도에 따른다.
● 신체운동의 종류: 리드미컬하게 반복가능하며 대근군이 활동하는 운동(워킹, 러닝, 사이클링, 스위밍 등)

운동의 효과는 강도, 빈도, 지속시간에 의해 바뀐다. 또 실천하는 사람의 능력에 따라서도 바뀐다. 가장 중요한 것은 운동의 강도이다. 어슬렁대며 걷는 걸로는 효과가 나지 않는다. 스스로 '조금 힘들다'고 느끼는 스피드로 걷는 것이 가장 좋다.

이는 심박수(맥박수)로 보면 최고심박수의 75% 정도이다. 최고심박수는 다음의 공식으로 계산된다.

(220-연령)×0.75

60세인 사람은 220-60×0.75=160이 되므로, 160×0.75=120으로 120박/분의 심박수가 가장 좋다. 개인차가 있기 때문에 자신이 '조금 힘들다'고 느끼는 정도로 걷고, 심박수를 세어보면 좋을 것이다. 이 정도로는 기외수축 등 심장에 이상을 일으키는 경우는 없다고 한다.

60~69세의 남녀가 주5일의 빈도로 하루에 45분간 최고심박수의 75~85%의 심박수로 오르막 경사의 러닝머신 보행을 9~12주간 실시했더니, 최대산소섭취량은 남성에서 19%, 여성에서 22% 증가한 것이 보고되었다[20].

다음으로 연구결과를 하나 더 소개하겠다. 최근까지 운동다운 운동을 하지 않았던 평균연령 44.4세의 여성 34명을 대상으로 하여, 1회 10분간의 워킹을 1일 3회 실시하는 집단(12명)과 1일 30분간의 워킹을 1일 1회 실시하는 집단(12명), 통제집단(10명)으로 나누어 그 결과를 비교 검토하였다[21]. 걷는 스피드는 1.6~1.8m/초이고 심박수는 최고심박수의 70~80% 정도였다. 워킹집단은 주5일의 빈도로 10주간 실시했는데 그 기간 동안에 식사내용을 바꾸지 않도록 지시했다.

그 결과, 변화가 보이지 않았던 통제집단에 비해 하루 3회로 나누어 10분씩 워킹을 한 집단에서는 +2.3mL/kg/분으로, 최대산소섭취량이 확실히 개선되었다. 또, 피하지방의 두께도 워킹집단에서는 확실히 감소했다. 이렇게 그때까지 운동습관이 없었던 사람에게서는 하루 30분간의 워킹을 10분씩 나눠 실시하든 연속해서 실시하든 상관없이 그 효과에 있어 유산소성능력의 개선과 체지방량의 감소는 같았다고 한다.

3 힘의 회복

외국의 어느 조사에 따르면 65세 이상의 고령자의 28~35%가 한 해에 적어도 1회 이상 넘어지고, 다른 조사에서는 75세 이상이 되면 그 비율이 32~42% 상승한다고 한다. 고령자가 넘어지는 원인은 ①거리감이 둔해지거나 ②반응이 느려지거나 ③신체떨림이 커지는 것 등을 들고 있다. 특히 신체떨림은, 65세 이상에서 넘어진 경험이 있는 사람은 그렇지 않은 사람에 비해 확실히 크다고 보고하고 있다.

자동차 왕래가 심한 도로에는 육교가 설치되어 있는데, 길을 건너려는 사람들이 안전하게 건널 수 있도록 한다는 배려로 만든 것일 것이다. 확실히 주의가 산만한 초등학생 등에게는 매우 좋을 것이다.

그렇지만 최근처럼 고령자가 늘어나면 육교를 오르락내리락하는 것이 힘든 사람들이 생긴다. 그런 사람들은 횡단보도까지 둘러가지 않으면 맞은편으로 건너갈 수 없다. 전철을 탈 때에도 역의 계단을 오르락내리락해야만 한다. 최근에는 에스컬레이터나 엘리베이터의 설치가 의무화되어 많이 늘어났지만 아직 태부족이다. 계단이용이 곤란한 사람은 마음대로 전철도 탈 수 없는 것이다.

누구라도 고령이 되어도 힘찬 발걸음으로 계단을 오르내리는 능력은 유지하고 싶은 법이다. 그러기 위해서는 자신의 체중을 한쪽발로 지탱하고 20cm 정도 들어 올릴 수 있는 다리 힘이 필요하다. 나이가 들면서 근육의 힘이 약해지는 것은 자연스러운 일이다. 게다가 의식해서 힘을 발휘하려고 하지 않으면 근육의 힘은 점점 떨어진다.

이는 비단 나이든 사람들에게만 해당되는 것은 아니다. 젊은 사람도 골절로 인해 관절이 고정되고 근육이 활동할 수 없는 상태가 되면, 즉각 근육은 가늘어지고 발휘할 수 있는 힘은 약해진다. 다시 말하면 고령이니까 무리해서 힘을 쓰지 않는 것이 좋다고 해도, 힘쓰는 것을 너무 조심하면 점점 더 약해진다.

고령자에게 다리와 허리의 근력을 키우라고 하는 이유는, 계단이용뿐만 아니라 낙상예방에도

67

도움이 되기 때문이다. 미국의 연구자가 65~75세의 고령남녀를 대상으로 주3일의 빈도로 팔과 다리의 근육을 강화하는 훈련을 하게 했다. 그 결과, 다리 근력은 남성에서는 18.2%, 여성에서는 27.4%나 증가했다고 한다. 이처럼 나이가 들어도 단련하면 약해진 근육을 회복시킬 수 있다는 것이다.

중년부터라도 워킹을 할 때 계단 오르기를 적극적으로 해야 한다. 그러나 계단은 올라갔으면 내려와야 하는데, 내려올 때 발을 헛딛는 경우가 많다. 특히 고령자는 계단을 내려올 때 서두르지 말고 손잡이가 있는 곳으로 내려와야 한다. 만일의 경우, 바로 손잡이를 잡아서 넘어지거나 하는 일을 막을 수 있기 때문이다.

독일의 연구자 Granacher 등은 하지근군(下肢筋群)의 저항훈련의 효과에 대해 분석했다[5].

평균연령 67세의 남성 40명(60~80세)을 대상으로 훈련집단(20명)과 통제집단(20명)으로 나누어 저항훈련 기간 전후의 ①근력발휘능력 ②운동능력 ③자세유지능력 테스트를 실시하고 그 결과를 비교했다.

● 저항훈련 내용

1RM의 80%로 leg extention, 발목신전, 발목배굴을 10회 반복한다. 사이에 2분간 휴식하며 3세트 실시한다(부하는 적의증가). 주3일의 빈도로 13주간 계속한다.

● 테스트 항목

① 근력발휘능력

leg press 대 위에서 다리신전의 등척성 최대근력을 발휘했을 때의 시간-힘 곡선에서 발휘근력의 최대치, 발휘한 힘의 시간 당 증가율

② 운동능력

기능 도달 테스트 : 선 자세(입위)에서 양 다리를 앞쪽으로 뻗은 위치로부터 양 손을 더 앞으로 뻗은 곳까지의 거리

탠덤 워크 테스트 : 전방을 보면서 양 손을 허리에 대고, 2cm 폭의 직선 위를 자신이 선택한 스피드로 똑바로 10초 동안 걷도록 지시했을 때 선을 밟은 성공회수 (앞으로 걷기, 뒤로 걷기)

③ 자세유지능력

4개의 스프링 위에 놓인 불안정한 대 위에 서서 좌우방향으로 2.5cm 움직였을 때의 좌우로의 흔들림의 크기

● 훈련 효과

13주간의 저항훈련 전후의 테스트 결과를 비교해 보면 다음과 같다.

① 근력발휘능력

등척성 최대근력 : 1,325에서 1,685N(뉴튼)으로 확실히 증강

발휘근력의 시간당 최대증가율 : 7.1에서 11.1N/m초로 확실히 증대

② 운동능력

기능 도달 : 41.5에서 46.0cm로 유의하게 연장

전진 보행의 성공 걸음수 : 5.9에서 7.8보로 유의하게 증가

후방 보행의 성공 걸음수 : 3.5에서 5.6보로 유의하게 증가

③ 자세유지능력

유의한 효과 없음.

따라서 가능한 한 재빨리 전력으로 힘을 발휘하도록 지시한 고령자의 저항훈련은 등척성 최대 근력을 증강시키고 근력발휘의 스피드를 증대시킨다. 또 똑바로 걷거나 입위에서 양손을 앞쪽으로 뻗는 운동능력을 향상시킨다. 그러나 입위자세 유지능력에는 변화가 없었다고 한다[4]. 다리근육군의 저항훈련이 입위자세 유지능력에 플러스효과가 없었다는 결과는 이제까지의 몇몇 보고와 일치하지 않지만 그 이유는 확실하지 않다고 기술하고 있다.

이 연구에서 채용된 탠덤워크 테스트는 고령자에 대해 일반적으로 적용할 수 있는 방법이다. 고령자도 흥미를 가지고 할 것 같으므로, 고령자를 대상으로 운동지도를 하는 강사에게 이 테스트를 사용할 것을 권하고 싶다. 쇠퇴하기 시작한 보행능력을 유지하기 위한 좋은 동기부여가 될 것이다.

[宮下　充正]

문 헌

1) 鈴木康弘：日本人女性の歩行スピードと歩幅の標準値―50mウォークより―. ウォーキング科学2：53-56, 1998

2) Judge JO et al：Exercise to improve gait velocity in older persons. Arch Phys Med Rehabil 74：400-406, 1993

3) Spina RJ et al：Difference in cardiovascular adaptations to endurance exercise training between older men and women. J Appl Physiol 75：849-855, 1993

4) Murphy MH, Hardman AE：Training effects of short and long bouts of brisk walking in sedentary women. Med Sci Sports Exerc 30：152-157, 1998

5) Granacher U et al：Resistance training and neuromuscular performance in seniors. Int J Sports Med 30：652-657, 2009

B 성인에게서 보이는 마음의 건강과 치매

B-1 워킹과 마음의 건강, 치매

1 워킹과 마음의 건강

20세기 후반, 인간근육 대체물의 발달과 보급에 의해 사람들은 운동부족에 빠졌다. 그 때문에 오는 병을 '생활습관병(=성인병)'이라 부른다. 주로 심혈관계와 대사계의 병이 많이 발병하게 되었는데, 그래서 많은 연구 성과물에 기초하여 운동부족해소를 위한 운동처방을 하게 되었다.

21세기에 인간은 IT혁명에 의해 초래된 고도정보화사회에서 생활하게 되었다. 정보처리, 통신시스템은 인간의 뇌와 신경계의 대체물이다. 기계화와 생력화가 근활동을 감소시켜 운동부족을 초래하고 생활습관병을 많이 발생시키게 된 것과 마찬가지로, 정보처리와 전달시스템의 발달과 보급은 뇌와 신경계의 작동에 적지 않은 영향을 미치는 것으로 생각된다.

그 점에서 워킹을 포함하여 신체운동은 뇌의 작용에 의해 발동되고 그 결과는 각종 감각기로부터 뇌로 피드백 된다. 즉, 목적을 가지고 걷는 것은 뇌를 쌍방향에서 작동시켜 정신과 심리상태를 정상적인 상태로 유지할 것으로 기대된다.

스즈키[1] 등은 19~20세의 여성 44명에게 한바퀴 700미터 정도의 다소 기복이 있는 산책길을 다섯 바퀴 도는 워킹을 하게 하여, 그 전후의 마음의 상태(쾌감, 릴랙스, 만족감)를 감정척도로 물어 비교하였다. 걷는 스피드는 조금 빠르게, 심박수가 115~123박/분이 될 정도로 30~35분간 계속해서 걸었다. 이러한 워킹을 일시적으로 실시할 때의 '개운하다, 머리가 맑아졌다, 생기 있다, 상쾌해졌다, 발랄하다, 느긋하다, 기력이 충만하다, 가볍게 유쾌한, 명랑해지다'라는 쾌감의 9항목의 득점과 만족감은 분명히 증가했다고 기술하고 있다. 그러나 워킹 후에 릴랙스 감정에는 변화가 보이지 않았다. 그것은 쾌감이 얻어진 다음에 얻어질 수 있는 게 아닐까 추측하고 있다.

Cramer 등[2]은 35명의 다소 뚱뚱한 중년여성을 두 집단으로 나누어, 18명의 집단은 지금까지와 마찬가지로 생활하게 하고, 17명의 다른 집단은 하루에 워킹을 45분간 주5일의 빈도로 실천하게 했다. 워킹 중의 심박수는 평균 138박/분이었다.

그림 1과 같이, 대상자에게 네 종류의 심리테스트를 실시했는데 18항목에 대해 6단계로 점수를 매기는 웰빙(행복감)의 6주 후의 득점은 유의하게 상승했고, 15주 후에도 높은 수준에 있었다고 보고되었다. 그러나 이 보고에서는 횡단적으로 관찰된 불안감과 우울증상의 개선이라는 이제까지의 연구결과와는 일치하지 않았다고 한다.

2 워킹과 인지능력의 유지

고령자 인구가 증가함에 따라 고령자의 심신의 건강유지라는 측면도 중요한 과제가 되었다. 그래서 Fabre 등[3]은 60~76세의 고령자 32명을 에어로빅훈련집단, 멘탈훈련집단, 에어로빅+멘탈훈련집단, 통제집단의 4개로 나누어 비교 및 검토했다. 에어로빅훈련집단은 2개월간 주2일의 빈도로 빠른 걸음의 워킹을 하루에 40분간 실시했다. 멘탈훈련집단은 2개월간 주1일의 빈도로 뇌의 작용을 활성화시키는 훈련을 하루에 90분간 실시했다.

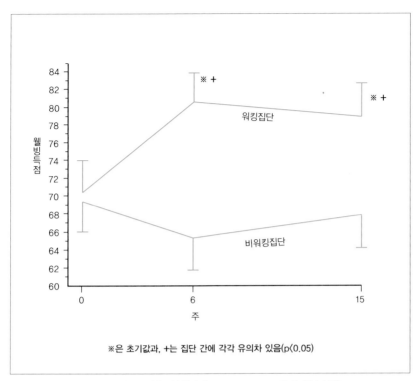

※은 초기값과, +는 집단 간에 각각 유의차 있음(p<0.05)

그림 1. **워킹실천에 의해 행복감의 득점은 상승했다. (Cramer SR et al, 1991을 일부 수정)**

그 결과 최대산소섭취량은 에어로빅훈련집단에서 12%, 에어로빅+멘탈훈련집단에서 11% 증가했다. 또 논리기억, 대연합학습, 기억지수는 통제집단에는 보이지 않았지만, 다른 3개의 훈련집단에서 유의하게 향상되었다. 재미있게도 멘탈훈련집단보다도 에어로빅+멘탈훈련집단 쪽이 향상된 정도가 컸다고 한다. 이렇게 에어로빅 훈련은 인지기능 향상을 유발한다고 결론지었다[3].

65세 이상의 백인여성이 일주일동안 걷는 거리와 Mini-Mental 검사(MMSE)라 불리는 인지테스트의 성적의 저하율과의 관계가 조사되었다[4]. 대상이 된 사람은 9,704명이었는데 최초면접에서 MMSE의 성적이 나빴던 사람과 신체적 장애가 있는 사람을 제외하고 5,925명이 조사대상으로 선발되었다.

MMSE는 주의력, 언어능력, 기억능력 등 인지능력을 종합적으로 판정하는 것으로 0부터 30점의 범위에서 채점된다. 26점보다 3점 이상 적은 득점을 한 사람은 처음부터 제외했다. 그리고 6~8년 후의 검사에서 3점 이상 저하한 경우를 '인지능력이 저하했다'고 보고 있다.

이 사람들의 걷는 습관을 물어, 일주일동안의 걷는 거리에 기초하여 각각이 1,500명 정도가 되도록 4개 군으로 나누었다. 걷는 거리는 일일 ①0~150m, 1,450명 ②526~1,120m, 1,438명 ③1,143~2,560m, 1,581명 ④2,583~15,360m, 1,456명이었다.

그 결과 그림 2와 같이 걷는 거리가 가장 짧은 ①의 24.0%에 인지능력의 저하가 보였다. 그에 비해 걷는 거리가 긴 ③과 ④중에서 인지능력의 저하가 보인 것은 각각 17.6%와 16.6%였다. 이와 같이 고령이 되면서 인지능력이 떨어지지만, 인지능력이 떨어지는 사람의 비율을 봤을 때 오래 걷는 습관이 있는 사람 쪽이 그 수가 적은 경향에 있다는 것을 알 수 있었다.

71

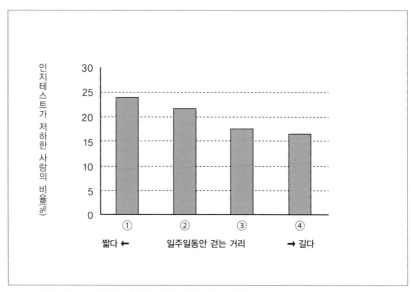

그림 2. 일주일간 걷는 거리와 8년 후에 인지능력이 저하한 사람의 비율(Yaffe K et al, 2001을 일부 수정)

3 "걷기"는 치매를 예방할 가능성이 높다.

일본인의 평균수명이 늘어 고령자인구가 늘어나면 치매를 앓는 사람이 많아진다.

치매는 뇌내 출혈에 의해 일어나는 것을 제외하면 갑자기 발병하는 것이 아니고 나이가 듦에 따라 뇌의 세포에 변화가 생겨 심각한 상태가 되는 질환이다.

치매가 늘어 중대한 사회문제가 되어 여러 가지로 치매의 치료방법이 연구되고 있지만 아직 특효약은 발견되지 않았다. 손쉽게 할 수 있는 워킹이 치매예방에 효과가 있다는 사실을 믿고 일상생활 중에서 적극적으로 실천해야 할 것이다. 워킹은 뇌가 근육을 움직이게 하여 시작된다. 그리고 걷기 시작하면 여러 가지 감각기가 뇌를 향해 정보를 보낸다. 이렇게 워킹은 뇌를 쌍방향으로 활동시켜 치매 예방에 효과가 있는 것으로 기대된다.

예를 들면 평소 자주 걸으면 걷는 것에 자신이 붙는다. 걷는 것에 자신이 생기면 한 달에 한 번이나 일주일에 한 번은 집에서 멀리 떨어진 교외의 자연에 가고 싶은 기분이 들 것이다. 일본의 자연은 사계절의 변화가 있어 계절마다 다른 기분으로 즐길 수 있다. 그래서 도시락과 음료를 준비해서 근처의 산을 걷거나 온천에 가서 피로를 푸는 '마음을 치유하는 여행'을 권하고 싶다.

여행에 나설 계획을 세우는 것은 어디에 갈지, 언제 갈지, 누구와 갈지 등 여러 가지 생각을 해야 해서, 그것만으로도 뇌를 활성화한다. 그리고 산간을 걷고 자연에 직접 부딪히면서 뇌는 새로운 자극을 받게 된다. 이렇게 일상생활에서 비일상적인 생활로 전환함으로써 인지능력이 쇠락하는 것을 막고, 치매 예방에 도움이 되리라 기대한다. 단지 종종 보도되는 것처럼 높은 산은 위험하므로 '동네뒷산 걷기'(224쪽)를 권한다.

4 "우울증"에 걸릴 확률은 일주일의 운동량과 상관이 있다.

마이니치신문의 2012년 2월 14일 석간에 '마음이 병든 공립학교의 교사가 전국적으로 늘고 있는 문제로 문부과학성(역자 주:한국의 교육부)이 본격적인 대책마련에 나섰다.'는 기사가 게재

되었다. 마음의 병에 걸리는 교사의 비율이 무시할 수 없을 정도로 증가하여 '대학에서 배우고, 직장에서 경험을 쌓은 교원이 휴직을 해 버리는 손실이 큰' 것으로 판단된다. 이러한 문제는 무엇보다도 학교 교사뿐만 아니라 일반기업의 종업원 사이에서도 보인다.

여러 선진국에서 마음의 병이 증가하고 있고 또 경제적 손실이 크기 때문에, 북미와 유럽에서는 그 원인과 예방에 대한 다양한 조사와 연구가 이루어지고 있다. 이런 가운데 마음의 건강을 유지하는 데에 운동을 하는 것이 유효하다는 보고가 많다. 예를 들면 Sieverdes 등(2012)은 다음과 같은 보고를 인용하고 있다. 'Farmer 등(1998)은, 횡단적인 조사에 따르면 신체활동을 거의 하지 않는 사람은 우울병증과 관계있다고 보고하고 있고, 또 Hassmen 등(2000)은 25~64세의 핀란드인 3,403명을 조사한 결과에서 주 2~3회의 운동은 우울증에 걸릴 위험성을 낮춘다고 보고하고 있다. 그 외에도 Camacho 등(1991)은 추적조사를 한 결과 신체활동레벨이 낮은 사람들은 우울증에 걸리기 쉽다고 보고하고, Paffenbarger 등(1994)은 23~27세의 하버드대학 졸업생 10,201명을 대상으로 조사한 결과 일주일에 3시간 이상 운동하는 사람은 1시간 미만인 사람에 비해 우울증으로 진단 받을 비율이 27% 적다는 보고 등을 하였다.'

그러나 실제로 어느 정도의 운동이 효과가 있는지는 명확하지 않다. 그래서 미국스포츠의학지에 보고된 연구결과를 하나 소개하겠다. 미국의 교육수준이 다소 높은 중산계급의 20~87세의 남성 9,580명을 대상으로, '우울증상'을 호소한 사람과 일상의 운동량과의 관계를 횡단적으로 조사한 것이다.

대상자를 습관적으로 일주일에 ①거의 운동하지 않는 집단(0MET×분), ②운동이 적은 집단(1~499MET×분) ③운동하는 집단(500~900MET×분), ④자주 운동하는 집단(1,000MET×분 이상)의 4개 집단으로 나누었다.

보고에 따르면 ③집단과 ④집단의 운동량에 맞먹는 일주일에 500(MET×분)이상의 운동량이면 우울증상이 될 확률이 현격히 낮아진다는 결과였다[5]. 500(MET×분)이라는 값은, 워킹과 같은 중정도의 운동을 일주일에 150분간 실천하는 것에 맞먹는다. 바꿔 말하면 하루에 30분간, 주 5일의 워킹을 실천하면 마음이 아플 확률이 한층 낮아진다는 것이다.

이 조사보고는 자기신고이기 때문에 정확성이 결여된다는 결점이 있지만 대상자가 '에어로빅센터 추적연구 프로젝트'에 조직되어 있는 점, 교육수준이 높은 점, 인원수가 많은 점 등에서 신뢰 가능한 보고로 생각된다.

보고자들은 연구결과를 다음과 같이 요약한다. '신체활동은 혈중의 세로토닌과 노르에피네프린 농도를 상승시킴과 동시에 신경계의 구조와 기능에 많은 변화를 불러일으킬 것으로 기대된다. 그렇기 때문에 항우울제의 복용, 혹은 신체활동의 실시는 우울증의 징후를 경감시킬 수 있다. 게다가 이 정도의 신체활동실천은 순환계기능과 대사계 기능을 활성화시킨다는 메리트가 있다.'

워킹과 같은 신체활동은 특별한 비용이 들지 않고 누구라도 손쉽게 실천가능하다. 겨우 하루 30분의 워킹으로 '우울증'을 예방할 수 있다는 사실을 믿고 권장해야 할 것이다. 후생노동성(역자 주: 한국의 보건복지부)은 '우울증과 자살의 사회적 손실은 연간 2조7천억 엔에 이른다.'고 발표했는데 한창 일할 나이의 사람들에게 워킹을 권장하여 손실금액의 20%나 30%를 절감할 수 있다면 권장할 만하다 할 것이다.

[宮下 充正]

문 헌

1) 鈴木康弘ほか：ウォーキング前後の感情の変化の検討. 東洋英和女学院大学人文・社会学論集 14：21-29, 1999

2) Cramer SR et al：The effects of moderate exercise training on psychological well-being and mood states in women. J Psychosom Res 35：437-499, 1991

3) Fabre C et al：Improvement of cognitive function by mental and/or individual aerobic training in healthy elderly subjects. Int Sports Med 23：415-421, 2002

4) Yaffe K et al：A prospective study of physical activity and cognitive decline in elderly women. Arch Intern Med 161：1703-1708, 2001

5) Sieverdes JC et al：Association between leisure time physical activity and depressive symptoms in men. Med Sci Sports Exerc 44：260-265, 2012

B-2　치매란 진단을 받은 사람에 대한 워킹 지도의 임상 예

　　미국에서는 적어도 65세 이상의 10%, 85세 이상의 50%가 인지장애가 있거나 가벼운 치매가 인정된다고 한다.

　　일본에서도 치매의 발병 비율은 80세 이상에서 급격히 증가한다. 도쿄도의 통계를 보면, 65세부터 74세까지는 2~3%에 불과하지만 85세 이상에서는 20%, 90세 이상에서는 40%가 치매를 앓고 있다고 한다. 물론 개인차가 크고, 50세 정도에서 발병하는 사람도 있고 100세를 넘겨도 멀쩡한 사람도 있다. 다음으로 치매라 진단을 받은 사람에 대한 워킹 지도의 실제를 소개하겠다.

[宮下　充正]

1　치매와 워킹

　　'건망증'으로 대표되는, 치매란 후천적인 뇌의 기질적 장애에 의해 일단 정상적으로 발달한 지능이 저하한 상태를 말한다. 치매의 원인은 여러 갈래로 나뉜다. 알츠하이머병과 같이 대뇌의 기질적 질환에 의한 치매는 진행성이라 개선되지 않지만, 약물의 과잉섭취와 전해질 이상이나 발열과 쇠약 등 신체의 상태에 의한 것은 '인지장애'라고도 불리며 몸의 상태가 좋아지면 개선되는 경우가 있다.

　　심혈관계 질환의 수술과 치료 후에 몸 상태의 회복이 충분하지 않은 폐용상태라는 상태가 되어 워킹과 일상생활에 지장을 초래하는 경우가 있다. 이러한 상태에서 회복기에 재활병원에 입원하여 심혈관 재활을 한 환자 50명을 조사했다. 50명 중 46명이 70세 이상으로 평균연령은 78세였다. 입원 시에는 30명(60%)이 간병인이 있어도 30m밖에 걷지 못했고 150m 걸을 수 있었던 사람은 3명뿐이었다. 게다가 27명(54%)까지가 검사에서 인지장애 양성 진단을 받았다.

　　이런 환자들에게 워킹에다 옷 갈아입기, 세안, 화장실 등의 일상생활동작연습을 추가한 평균 3개월의 재활훈련을 한 결과, 35명(70%)이 200m 이상 걸을 수 있게 되었다. 200m 이상 걸을 수 있었던 사람에게는 고정식 자전거운동(cycle ergometer)으로 하는 유산소운동훈련도 추가했다. 그 결과, 환자 50명의 보행거리는 입원 시의 평균 45m에서 퇴원 시에는 평균 443m로 연장되었고, 30m 이하로 밖에 걷지 못한 환자는 3명뿐이었다. 그러자 인지장애라 진단받았던 환자도 입원 시의 50명 중 27명에서 퇴원 시에는 18명으로 2/3로 감소하고, 인지기능검사점수 (MMSE)의 평균치도 입원 시의 21점(30점 만점에서 23점 이하이면 인지장애로 진단한다)에서 퇴원 시에 24점으로 개선되었다.

이렇게 인지장애의 평가점수는 워킹 등의 재활훈련을 제대로 하고, 체력을 회복시키면 개선되는 것으로 기대할 수 있다. 일상생활에 있어서도 마찬가지이다.

2 워킹 지도의 임상 예

a 증상 예

T씨(84세)는 흉부대동맥혹 제거 수술을 받고 약 2개월 후 급성기병원(일반대형병원)에서 회복기 재활병원(요양병원)으로 이송되었다. 수술 때문에 체력이 저하하고 일상생활에 필요한 행동과 작업이 가능하지 않은 폐용상태라 불리는 상태로 5m밖에 걷지 못했다.

'오늘이 무슨 요일인지 모르겠다', '내가 있는 곳이 어딘지 모르겠다', '단시간의 기억을 유지할 수 없다', '간단한 계산도 못하겠다'라는 상태였다. MMSE의 결과는 30점 만점에 17점으로 인지장애로 진단받았다.

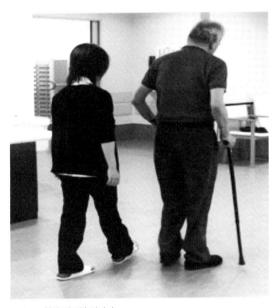

그림 1. 워킹 지도의 이미지

b 지도 내용

우선 보행훈련과 하반신의 근력강화를 지도했다. 인지장애가 있는 환자는 상당히 변덕스럽고, 재활훈련이 예정된 시간이 되어도 '마음이 내키지 않는다' 등의 이유로 거부를 하는 경우도 빈번하다. 걸음걸이와 재활훈련 방법을 설명해도 제대로 이해하지 못하거나 그 자리에서 바로 잊어버리는 경우도 있다. 설명하는 도중에 잊어버리는 경우도 있다. 그러한 경우에도 화내지 않고, 포기하지 않고, 끈기 있게 설명을 반복하여 재활훈련을 해야만 한다. 그림 1에서와 같이 T씨의 물리치료사도 포기하지 않고 재활훈련 지도를 계속했다.

그러자 3개월간의 입원 재활훈련이 종료될 때 T씨는 500m를 걸을 수 있을 정도로 회복했다. 입원했을 때의 인지장애도 자신이 입원하고 있는 병원의 위치를 알 수 있을 정도로 개선되었고, 암산이나 단시간의 기억유지도 가능하게 되었다. MMSE도 30점 만점에 26점까지 개선되어 인지장애 진단도 취소되었다.

T씨는 무사히 자택으로 퇴원하여 간병서비스를 이용하면서 혼자만의 생활을 재개할 수 있었다. 현재는 T씨는 수술을 받은 병원에 건강하게 도보로 통원하고 있다.

[川内 基裕]

문 헌

1) 川内基裕ほか：回復期リハビリテーション病院における心臓リハビリテーション. 循環器専門医19：278-282, 2011

B-3 우울증 : 워킹은 기분을 가볍게 한다.

1 우울증과 워킹

a 운동에 있어서 심리학적 효과

일반적인 운동에 의한 심리적 효과에 대해 개관하면 일과성의 운동에 의한 효과의 검증과 장기적 운동습관에 의한 효과의 검증으로 나누어 연구가 되어왔다[1]. 일과성의 운동은 기분전환과 마찬가지로 주관적인 불안과 우울함을 일시적으로 감소시키는 것이 기대되고 있다[2]. 한편 장기적 운동습관은 심리적 스트레스에 대한 생리심리학적 반응의 개선효과와[3] 우울증환자의 증상완화 및 특성불안의 저감[4]에 효과가 있을 것으로 기대되고 있다.

b 워킹에 있어서 우울의 효과

우울증상의 치료에 대해 구미에서는 심리치료와 항우울제치료와 병행하여 운동요법도 행하여, 치료효과의 보고가 있다. 우울증환자에게 상담과 조깅을 병용한 치료를 하여, 상담만을 한 환자와 비교하여 우울함의 득점을 유의하게 개선시킨 것으로 보고하고 있다[5]. 우울증상의 완화를 위해 운동의 형식, 빈도, 강도, 지속시간 등의 운동처방의 지침에서 명확한 것은 없지만 부작용이 극히 적은 우울증 치료의 하나로 주목을 받고 있다.

또 North 등[2]의 메타해석에서는 일과성 운동과 정기적으로 장시간 행해지는 운동 모두 우울을 유의하게 감소시키고, 그 저감 효과는 추적조사에서도 유지되고 있어 운동에 의해 감소하는 것은 상태적 우울*과 특성적 우울*의 양쪽이라고 보고하고 있다. 또 운동의 우울 저감효과는 릴랙세이션(relaxation)법의 효과보다도 크고, 심리요법과 동등한 효과라고도 보고하고 있다.

그 외에도 우울의 저감에는 중등도의 강도의 운동과 고강도의 운동 모두 효과적이며, 20주 이상의 장기간에 걸친 빈도 높은 운동프로그램이 우울의 감소에 효과적이라고 보고하고 있다[2].

---

* 상태적 우울함. 상태성 우울함으로 우울함을 측정한 그 현재 상태에서의 우울 경향을 의미한다.
* 특성적 우울함. 상태성이 아니라 성격 특성으로서 항상적으로 가지고 있는 경향을 의미한다.

또 유산소운동뿐만 아니라 저항운동[2, 6]과 유연성훈련에 대해서도 우울 저감효과가 있다는 것이 보고되었다.

게다가 최근의 연구에서는 워킹에 특화한 메타해석이 이루어지고 있다. 2012년 1월까지의 11개의 데이터베이스에서 워킹을 이용한 우울증의 치료개입에 대해 무작위화 비교시험(RCT)의 연구가 계통적으로 검색되고 있다. 14,672편의 논문 중에서 기준에 적합한 8편의 연구를 선출하여 메타 해석한 결과 pool된 표준화 평균차(효과의 크기)는 $-0.86[-1.12, -0.61]$이고 워킹에서의 우울증의 개선효과는 86%로 상당히 큰 영향을 미치는 것으로 보고되었다[8].

2 워킹 지도의 임상 예

a 증상 예

65세 남성. 비대형심근증, 협심증, 고혈압, 지질이상증(고지혈증)으로 의료기관에서 진료를 받고 있고 주치의의 지시에 따라 프로그램에 참가했다. 프로그램 개시 시의 신장은 159cm, 체중 79.4kg, BMI 31.4였다. 수축기/확장기의 혈압은 각각 173/108mmHg, 총 콜레스테롤 293mmg/dL, HDL 콜레스테롤 42mg/dL, 중성지방 189mg/dL이었다.

생활습관조사에서는 운동부족, 당분 과다, 음주량 과다를 인정했다. 심리검사에서는 타입A 행동*과 분노억제득점이 높고, YG검사4*에서는 B형(정서불안정, 사회적응형의 준형)이었다. SDS(Self rating depression scale)*는 42점으로 우울 경향이었다.

b 지도 내용

프로그램을 개시할 때에 의학적 검사와 생활습관 조사를 실시하고, 그 결과에 기초하여 지도 내용을 설정했다. 프로그램은 주1회 2시간 실시되었다. 프로그램의 초기단계에서는 목적의 이해와 도입이 용이한 체중 감량을 주목적으로 한 프로그램을 도입했다.

지도내용은 시설 내에서 스트레치 20분, 2kg 아령운동 15분, 고정식 자전거운동으로 하는 운동 15분(운동부하 30W부터 100W), 감량 사우나(섭씨 50도)를 실시하게 했다. 대상자가 프로그램 시행 전에 운동습관이 전혀 없었기 때문에, 실외에서는 만보기를 휴대하고 하루 평균 1,000보의 보행부터 서서히 시작하도록 지도했다. 게다가 운동습관의 처방준수(adherence)를 향상 및 유지시키기 위해 월 1회의 페이스로 야외 워킹프로그램을 실시했다.

시설 내에서는 매회 체중, BMI, 혈압을 측정하고 시설 밖에서는 운동, 영양, 심리의 각 측면에 관계했다. 행동목표의 실시상황의 파악과 행동피드백을 목적으로 한 행동기록표에 기록을 하도록 했다. 행동목표에 대해서는 매일 3단계로 자기평가를 하여 주1회 제출하도록 했다. 매회 행동기록표를 확인하고 코멘트를 달면서 달성도에 응해 '매우 잘했음'부터 '전혀 되지 않았음'까지 5단계의 스탬프를 찍고, 목표행동의 달성에 대한 강화를 했다. 목표는 담당자와 상담하면서 본인의 구체적인 생활내용 및 그 달성도 등을 수시로 변경하였다.

---

* 타입A. 허혈성 심질환의 발병에 관련하는 심리학적 위험인자로 과도한 달성의욕, 시간적 절박감, 적의 및 공격성 등의 요소로 구성되는 행동패턴이다.
* YG검사 : 야타베−길포드 성격검사. 12가지 인자로 종합적으로 성격(역자 주:원문에는 정확이라 되어 있으나 오자로 판단되어 문맥에 맞게 성격으로 번역함)을 판단하는 검사로 120개 항목으로 이루어진 질문지이다. (역자 주) B형의 결과에 전형−준형−혼합형이 있음.
* SDS : 우울을 측정하는 비교적 대중적인 질문지로 20개 항목으로 구성되어 있다.

프로그램 도입개시 1개월 후에 우울과 심리적 스트레스에 관한 설문을 실시하여 그 결과를 보고함과 동시에 우울과 심리적 스트레스에 관한 지식을 교수하고 행동목표에 심리적 측면에 관한 항목을 수시로 추가했다. 개시 시에 행한 각각의 의학검사는 정기적으로 실시되었고 행동목표의 달성율의 결과와 맞춰 적절히 본인에게 경과보고를 했다.

c 경과

식사와 운동에 대해서는 이해가 빠르고, 프로그램의 진행에 따른 식사내용의 개선과 음주량의 저하 등도 서서히 인지하게 되어, 예를 들면 천천히 식사하기, 식후 30분간 휴식 취하기 등과 같은 일상의 행동목표도 달성할 수 있게 되었다.

그 결과 4년간의 프로그램 실시에 의해 체중(79.4kg→75.6kg), 지방율(31.4%→27.5%), 혈압(수축기:173mmHg→144mmHg, 확장기:108mmHg→91mmHg)의 저하, 총 콜레스테롤(293mg/dL→233mg/dL)의 감소 및 HDL 콜레스테롤(42mg/dL→74mg/dL)의 상승 등이 확인되었다.

그러나 대상자는 초기 단계에서 심리적 과제에 대해서는 표면적인 이해에 그쳐 적극적으로 특히, 자율훈련법의 도입에 관해서는 회의심이 강해 저항감을 드러내었다. 이와 같이 프로그램에 대한 불신이 발생했다고 생각될 때에는 즉각적으로 그 유효성을 설명하고 이해를 심화하도록 개입하였다. 그 결과 그림 1과 같이 우울에 대해서는 1년간 42점(경도 우울)에서 35점(우울 없음)으로 저하가 확인되었다. 타입A행동에 대해서는 1~2년 정도의 기간에서는 극적인 변화는 확인되지 않았지만 3년째부터 현저하게 타입A경향이 감소했다.

게다가 프로그램 시행 전에는 운동습관이 전혀 없었지만 지도 결과 만보기를 휴대하고 1년차에는 하루 평균 약 6,000보, 3년차에는 하루 평균 15,000보의 워킹을 하는 등 그림 2에서 볼 수 있듯이 운동습관의 향상이 확인되었다. 또 그림 3과 같이 워킹에서 일일 걸음수와 HDL의 사이에 상당히 높은 양의 상관관계가 확인되었다. 주된 증상인 흉통발작이 없어져 아초산제의 사용도 완전히 없어지고 강압제 등의 약물의 감량도 가능해졌다.

[石原 俊一]

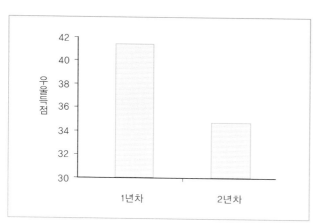

그림 1. 본 사례에서 우울 득점의 변화

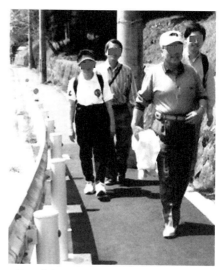

그림 2. 야외 워킹프로그램 풍경

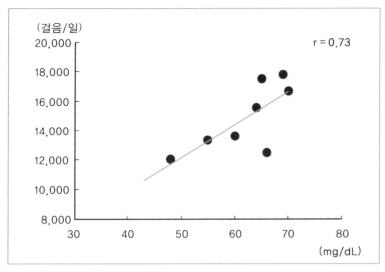

그림 3. **1일 총 걸음수와 HDL의 상관관계**

문 헌

1) 竹中晃二：健康と運動. "健康心理学", 島井哲志(編), 培風館, 東京, p111-123, 1997

2) North CT et al：Effect of exercise on depression. Exerc Sport Sci Rev 18：379-415, 1990

3) Crew DJ et al：A meta-analytic review of aerobic fitness and reactivity to psychological stressor. Med Sci Sports Exerc 19：S114-120, 1987

4) Martinsen EW：Exercise and medication in the psychiatric patient. Exercise and Mental Health, Morgan WP et al (eds), Hemisphere Publishing Corporation, Washington DC. p 85-95, 1987

5) Harris DV：Comparative effectiveness of running therapy and psychotherapy. Exercise and Mental Health, Morgan WP et al (eds), Hemisphere Publishing Corporation, Washington DC. p 123-130, 1987

6) Dunn A L et al：Physical activity dose-response effects on outcomes of depression and anxiety. Med Sci Sports Excer 33：S587-597, 2001

7) Paluska SA et al：Physical activity and mental health；current concepts. Sports Med 29：167-180, 2000

8) Robertson R et al：Walking for depression symptoms；a systematic review and meta-analysis. Ment Health Phys Act 5：66-75, 2012

C 성인에 보이는 대사계의 건강

C-1 비만

1 "걷기"로 대사증후군을 퇴치한다.

특정건강검진과 특정보건지도가 제도화되어 2008년부터 시작되었다. 그래서 대사증후군이라는 말이 자주 사용되게 되었는데 이는 일반인들에게도 잘 알려진 말이다.

특정보건지도의 대상이 되는 사람은 우선 배꼽둘레가 남성은 85cm이상, 여성은 90cm이상으로 비만지수(BMI, 체중÷신장÷신장)가 25이상인 사람이 대상이 된다. 예를 들면 신장 160cm, 체중 60kg인 사람은 60÷1.6÷1.6=23.4인데, 체중이 65kg이 되면 25.4로 25를 초과한다. 성인에서는 신장은 변하지 않기 때문에 체중을 조절할 수밖에 없다.

체중증가가 에너지섭취와 소비의 불균형, 즉 섭취량이 소비량을 웃도는 결과라는 것은 누구라도 알고 있다. 그러나 "나잇살"이라 불리는 것처럼 중년이 되어 조심하지 않으면 체중은 조금씩 늘어간다. 그리고 대사증후군이라 불리게 되는 것이다.

그래서 비만인구가 많은 미국의 연구자들은 어느 정도의 운동을 하여 에너지를 소비하면 동일한 체중을 유지할 수 있는지를 조사했다[1]. 대상자는 40~65세의 BMI가 25이상인 남성과 여성 총 260명으로, 다음의 4개 집단으로 나누었다.

- C:특별히 운동을 하지 않는 통제집단
- LM:운동의 양은 적고, 강도가 중정도인 집단[주 12마일(19.2km)의 워킹/조깅, 최대산소섭취량의 40~50%의 강도]
- LH:운동의 양은 적고, 강도가 높은 집단[주 12마일(19.2km)의 워킹/조깅, 최대산소섭취량의 65~80%의 강도]
- HH:운동의 양이 많고, 강도가 높은 집단[주 20마일(32km)의 워킹/조깅, 최대산소섭취량의 65~80%의 강도]

이 네 집단의 사람들은 8개월간 훈련실험에 참가했다. 그동안 당연히 식사내용은 바꾸지 않도록 주의를 주었다. 그 결과 C집단에서는 체중이 증가하고, 운동을 한 LM, LH, HH집단에서는 운동의 양과 세기가 많은 순으로 체중이 감소했다. 그리고 그림 1과 같이 동일한 체중을 유지할 수 있는 것은 일주일에 8마일(12.8km)의 워킹이나 조깅을 더 한다는 결과였다[1].

하루로 잡아 2km정도 여유 있게 걸으면 체중이 증가할 일은 없다. 그리고 그 이상 실시하면 그만큼 감량할 수 있게 되는 것이다.

그러나 같은 운동을 해도 그 결과에는 개인차가 있기 마련이다. 그렇기 때문에 실천하고 있는 운동이 감량에 효과가 있는지는 스스로 체중을 확인할 필요가 있다.

아침에 일어난 후나 화장실에 다녀온 후라는 식으로 정해진 시간에 같은 체중계로 체중을 측정하는 것이 좋을 것이다.

2 워킹습관과 비만

Thompson 등[2]은 평균연령 50.3세의 여성 80명을 대상으로 하여, 7일간 만보기를 장착하고 1

일평균걸음수를 산출하여 다음의 3개 집단으로 나누었다. ①6,000보 미만 ②6,000~9,999보 ③10,000보 이상. 또 설문하여 얻은 신장과 체중에서 BMI를 구하고, 공기 프레티스모그래피(plethysmography)로 체지방률을 구했다.

그 결과 체지방률은 ①집단에서 44.2%, ②집단에서 35.1%, ③집단에서 26.4%로 측정되었는데, 확실히 1일 걸음수가 적은 집단 쪽이 체지방률이 높았다. 또 그림 2처럼 BMI도 걸음수가 적은 집단 쪽이 높고 ①집단에서는 30에 가까운 평균치였다[2].

William[3]은 워킹잡지 구독자 33,578명에게 우편조사를 실시했는데, 27,596명이 신장, 체중, 워킹습관 등에 대해 회답했다.

그림 3처럼 일주일간 걷는 거리별로 BMI를 표로 만들면 연령과 관계없이 BMI는 1일 걸음수와 함께 곡선으로 감소한다고 보고하고 있다[3].

3 워킹으로 인해 식욕이 항진되어 과식하지 않을까?

심혈관계 질환이나 제2형 당뇨병 등의 만성질환의 위험인자를 경감시키는 데에 워킹이 좋다는 것은 누구나 알고 있다. 그러나 워킹 실시가 에너지 수지의 균형과 체중조절에 미치는 영향은 잘 모른다. 반대로 워킹 실시 후에 식욕이 증가하여 과식을 하지는 않을까라는 의문에서 출발한 King 등[4]의 실험결과를 소개하겠다.

대상자는 18~26세의 건강한 성인남성 14명으로 BMI는 30미만이었다. 대상자는 실험 전날 밤 23시부터 물만 마시고 다음날 아침 9시부터 60분간 빠른 걷기를 실시했을 때와 하지 않았을 때(통제)로 나누어 실험 후의 7시간, 식욕의 변동, 2회의 식사량, 그리고 식욕을 항진시키는 아실화그렐린[*]의 혈당농도 등을 측정하여 검토했다.

60분간의 빠른 걷기는 러닝머신 위에서 미리 정해 둔 스피드로 실시했다. 14명의 평균스피드는 시속 7km이고 최대산소섭취량의 33.8~55.5%, 평균심박수는 137박/분이었다. 일주일 이상의 간격을 두고 실시된 통제실험에서는 워킹 대신 60분간 안정좌위로 있었다.

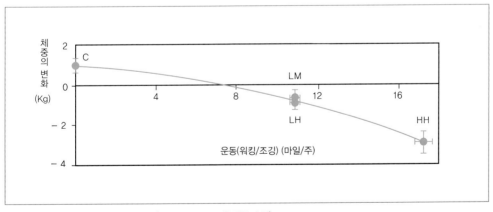

그림 1. 운동의 양과 강도와 체중의 변화(Slentz CA, 2007을 일부 수정)
C, LM, LH, HH는 본문 참조

[*] 그렐린(ghrelin)이란 성장호르몬분비촉진인자로서 위에서 분비되는 아미노산 28개의 펩티드호르몬이다. 식욕항진작용이 있다.

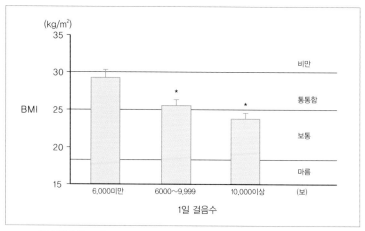

그림 2. 1일 걸음수와 BMI(Thompson DL et al, 2004를 일부 수정)

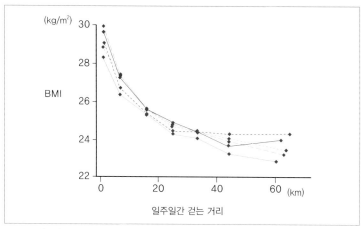

그림 3. 일주일간 걷는 거리와 BMI의 곡선관계(Williams PT et al, 2005를 일부 수정)

식사는 2회 제공되었는데, 아침 9시부터 시작한 60분간의 워킹 후 또는 안정좌위 60분 후와 그 4시간 후였다. 식사의 내용은 단백질, 지방, 탄수화물을 포함하는 22개 식품으로 그 중에서 각자 자유롭게 선택하여 먹고 싶은 만큼 먹게 했다.

식사한 내용에서 섭취에너지를 비교하면 워킹 여부와 상관없이 2회의 식사 각각에서 1,000kcal를 초과했고, 2회의 합계는 워킹을 한 경우에는 평균 2,202kcal, 하지 않은 경우에는 2,243kcal로 차이가 없었다. 이 결과 워킹에서 소비한 에너지양은 식사에서 섭취한 양을 웃돌아 평균 439kcal 마이너스였다[1].

공복감이나 만복감 등의 주관적인 식욕의 정도는 100점 만점으로 답하는 방식(상세한 것은 알 수 없음)인데 30분 간격으로 조사했다. 전날부터 아무것도 먹지 않았기 때문에 걷기 시작했을 때부터 공복감이 심하고 만복감은 낮았지만 첫 번째 식사 후 공복감은 거의 없어지고, 만복감은 상승했다. 그 후 다음 식사까지 공복감이 서서히 심해지고 만복감은 낮아졌지만 두 번째 식사에서 다시 공복감은 저하하고 만복감은 상상한다는 같은 경향을 볼 수 있었다. 그림 4에서처럼 이러한 경향은 워킹하지 않는 경우에도 확인되었다[1].

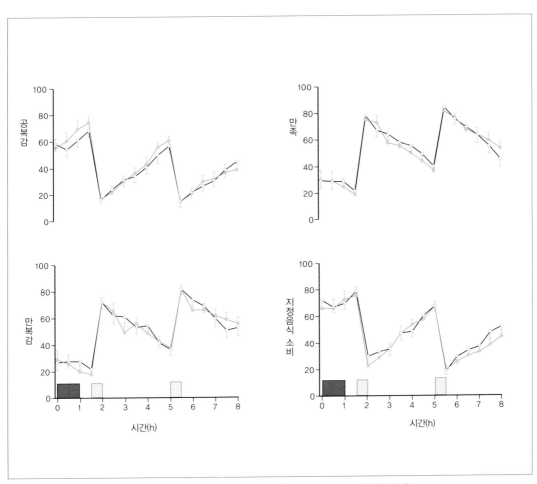

그림 4. **워킹했을 때와 안정하고 있을 때의 주관적 식욕의 시간 경과 비교(King JA et al, 2010을 일부 수정)**

아실화그렐린, 혈당, 인슐린 등 혈중물질농도는 거의 30분 간격으로 측정되었다. 첫 번째 식사 후 혈당치와 인슐린농도가 상승하고, 3시간 후에는 원래대로 돌아왔다. 두 번째 식사에서도 동일한 반응이 보였다. 이런 경향은 워킹여부 간의 차이는 보이지 않았다. 그림 5에서 알 수 있듯이 식욕항진호르몬인 아실화그렐린 농도는 첫 번째 식사 전에는 높고 식사 후에는 급격히 저하했다. 두 번째 식사 전에도 높아지고 식사 후에는 저하했다. 이번 경우도 워킹여부 간에는 차이가 확인되지 않았다[1].

이상의 결과를 정리하면 60분간의 빠른 걷기 여부는 그 후의 식욕항진호르몬농도의 상승에 아무런 차이를 일으키지 않고, 식사량에도 영향을 끼치지 않지만, 워킹을 하면 에너지수지는 마이너스가 된다는 것이었다. 바꿔 말하면 60분간의 빠른 걷기를 했다고 해서 그만큼 배가 고파 과식하는 일은 없고, 감량 성공에는 워킹을 하는 것이 유효하다는 것이 된다.

단, King 등이 대상으로 한 것은 젊은 건강한 남자들이었기 때문에 중장년이나 이미 당뇨병, 비만증을 앓고 있는 사람들에게 적용될지는 보다 심도 깊은 연구가 요구된다고 한다[1].

[宮下 充正]

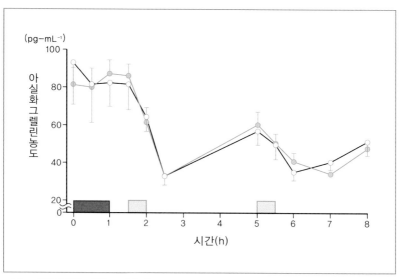

그림 5. **혈중 아실화그렐린농도의 추이**(King JA et al, 2010을 일부 수정)

문 헌

1) Slentz CA et al : Modest exercise prevents the progressive disease associated with physical inactivity. Exerc Sports Sci Rev 35 : 18–23, 2007

2) Thompson DL et al : Relationship between accumulated walking and body composition in middle-aged women. Med Sci Sports Exerc 36 : 911–914, 2004

3) Williams PT : Nonlinear relationships between weekly walking distance and adiposity in 27, 596 women. Med Sci Sports Excer 37 : 1893–1901, 2005

4) King JA et al : Influence of brisk walking on appetite, energy intake, and plasma acyland ghlerin. Med Sci Sports Exerc 42 : 485–492, 2010

C-2 당뇨병 : 워킹은 인슐린 감수성을 개선시킨다.

1 당뇨병과 워킹

당뇨병은 고혈당이 지속되는 질환으로 그에 따른 합병증이 많이 출현한다. 동맥경화에 의한 심근경색, 뇌경색, 소혈관장애에 의한 망막증, 신증, 신경장애, 그 이외에도 치주병, 알츠하이머, 치매, 암, 골다공증, 우울증 등의 발병빈도를 높인다는 것을 알 수 있다. 경계형이라도 마찬가지로 리스크가 높아지기 때문에 당뇨병과 마찬가지로 생각해야 한다. 자리보전하게 되는 3대 원인은 ①뇌졸중 ②치매 ③낙상에 의한 골절이지만 당뇨병은 이 모든 것에 관여한다. 혈당치를 제어하는 것은 건강하게 오래 살기 위해 대단히 중요하다. "두 다리는 두 사람의 의사"라는 말이 있는데 워킹은 당뇨병의 발병을 억제하기 위해서도 중요하다.

제2형 당뇨병*은 인슐린작용의 저하가 원인으로 발병하지만, 여기에는 인슐린분비 저하, 인슐린 감수성 저하가 모두 관련되어 있다. 최근 50년간 당뇨병 환자의 수는 30배로 늘었다. 일본인은 인슐린분비능이 낮은 민족이라고 하는데 유전자가 이 기간에 바뀐 것은 아니기 때문에 인슐린의 작용의 저하 원인이 크다고 생각된다.

인슐린의 작용을 나쁘게 하는 원인으로서는 ①운동부족, ②내장지방(축적)형비만, ③동물성지방의 과잉섭취, ④스트레스, ⑤흡연, ⑥과도한 음주, ⑦수면장애, ⑧치주병, ⑨암, ⑩스테로이드 호르몬 등의 약물 사용 등을 들 수 있다. 그 중에서도 자동차의 보급, 교통수단의 발달 등에 의한 상대적 운동부족이 큰 요인으로 생각된다. 당뇨병 치료에서 중요한 것은 식사요법과 운동요법으로, 이것 없이는 어떠한 약물을 사용해도 치료효과를 높일 수 없다.

당뇨병의 경우, 워킹 등의 유산소운동을 시행하는 것으로 심폐기능 향상, 혈압강하, 스트레스발산, 수면의 질을 높이는 등의 효과 이외에 ①에너지소비의 증대, ②인슐린의 작용을 높이는 효과, ③인슐린에 의하지 않은 급성혈당강하작용의 세 개의 큰 효과에 의해 혈당치의 개선을 기대할 수 있다. ②는 운동에 의해, 수축한 운동근의 인슐린 수용체의 감수성이 높아지는 것에 의한 것, ③은 운동근에 혈액 중의 포도당이 급속하게 흡수되는 것에 의하지만, 인슐린을 필요로 하지 않는 것에서 "운동의 인슐린 작용"이라 불린다.

근육의 수축과 인슐린 자극에 의해 근육의 세포의 표면에 당수송체(GLUT4)*가 이동하는 것에 의해, 근육내로 당의 흡수가 높아진다. 인슐린 감수성 항진에 의한 당의 흡수의 촉진효과는 30~60분 보행에 의해 며칠 동안 지속된다. 소비된 글리코겐의 양이 많을수록 지속시간이 길어진다. 또 계속적으로 워킹을 하면, GLUT4 자체가 증가하고 혈당강하작용이 높아지는 것을 알고 있다. 이는 "운동의 축적효과"라 불린다.

중성지방의 대사에 중요한 역할을 하고 있는 리포단백리파아제(LPL)도 인슐린의 작용을 필요로 한다. 운동에 의해 인슐린 감수성이 좋아지면 중성지방이 줄고, HDL콜레스테롤*이 증가한다.

---

* 제2형 당뇨병. 당뇨병에는 제1형과 제2형이 있다. 제1형은 바이러스감염 등에 의해 주로 사춘기에 발병하고, 이것은 생활습관병과는 관계없다. 최근에 증가한 것은 생활습관과 관계가 있는 제2형 당뇨병이다.

* GLUT당수송체, glucose transporter의 약어로 GLUT1~7이 있다. GLUT4는 주로 골격근, 지방세포로의 당의 흡수에 관여한다.

* HDL콜레스테롤 선인콜레스테롤이라 불리는 지질로 높을수록 LDL콜레스테롤이 혈관벽에 쌓이기 어려워진다.

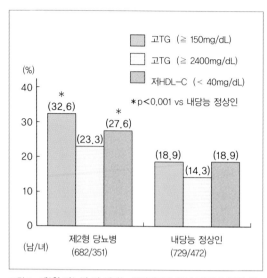

그림 1. 제2형 당뇨병 및 내당능 정상인에게 있어 지질이상증의 빈도
(村勢 敏郎 : 일임60(증간호8) : 145-53, 2002에서 수정)

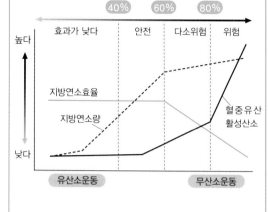

그림 2. 유산소운동과 무산소운동(菅原 正弘 : 40세부터의 당뇨병과의
능숙한 교제법, 중경출판, 도쿄, 2011에서)

그림 1처럼 당뇨병환자에서는 지질이상을 수반하는 경우가 많은데, LDL콜레스테롤[※] 자체보다도 입자가 작은 LDL(small dense LDL)이 늘어나는 것이 특징으로, 심근경색의 큰 리스크 요인이 되고 있다. 운동에 의해 혈당강하뿐만 아니라 이 지질이상을 개선할 수 있는 의의는 크다.

이상에서 당뇨병에서 워킹효과를 높이기 위해서는 1회 30~60분 정도, 최저에서도 2~3회를 계속하는 것이 중요하다. 당뇨병환자는 정상인에 비해 골다공증이 되기 쉽다. 이는 골기질의 당화가 관여하고 있고, 골량이 정상이라도 골절되기 쉽다. 골다공증의 예방에도 워킹은 중요하지만 매일 걷는 경우는 2시간 이내로 하는 것이 좋다. 그 이상이라면 역으로 골다공증이 증가한다. 그림 2처럼 격한 운동은 활성산소나 유산치를 높이기 때문에 40~60%정도의 운동이 적정하다.

워킹 시간은 약물을 복용하지 않는 환자에서는 언제라도 괜찮지만, 인슐린농도가 낮은 공복 시에 걷는 편이 감량효과가 크다. 인슐린분비가 높아질 때는 에너지저장작용을 위해 지방이 분해되기 어려워지기 때문이다. 식후 혈당치가 높은 경우는 식후에 걷는 편이 혈당치의 상승억제 효과가 크다. 건강한 사람은 식사 개시 후 30~60분, 당뇨병환자에서는 45~75분정도에 피크가 있기 때문에 식후 잠시 쉬고 나서 하면 좋다.

혈당치를 낮추는 약물을 복용하고 있는 경우는 저혈당이 되지 않도록 공복 시는 피하고, 혈당치가 높아지는 식후에 시행한다. 알파 글루코시다제 억제제[※]와 DPP-4억제제[※]와 같이 저혈당이 잘 일어나지 않는 약물의 경우는 식후가 아니라도 괜찮다.

고령이 되면 살이 찌는 원인은 기초대사가 줄기 때문으로 20대와 비교하여 250Kcal정도 준다. 기초대사의 40%는 근육이 관여하고 있고 근육이 1kg 늘면 30~60kcal 정도 기초대사가 는다고 한다. 워킹만으로도 에너지소비, 근력증강도 기대할 수 있지만 근육운동은 4일에 1회라도 효과가 있기 때문에 스쿼트 등의 운동도 넣으면 한층 더 효과적이다.

[※] LDL콜레스테롤. 동맥경화에 강하게 관여하는 지질이기 때문에 악인콜레스테롤이라 불린다.

[※] 알파 글루코시다제 억제제. 당질분해를 늦춤으로써 혈당치 상승을 부드럽게 하는 약제.

[※] DPP-4d억제제. 인슐린분비를 촉진하는 인크레틴이라는 소화관 호르몬 분비를 억제하는 약제.

당뇨병 치료에서 아래의 경우는 운동요법을 금지한다.

① 당뇨병 제어상태가 극히 나쁘다(공복 시 혈당치 250mg/dL 이상 또는 뇨중 케톤체 중등도 이상 양성)

② 증식성 망막증, 증식 전 망막증에 의한 신선한 안저출혈이 있다.

③ 신부전 상태(혈청크레아티닌 수치 : 남성 2.5mg/dL 이상, 여성 2.5mg/dL 이상)

④ 급성감염증

⑤ 당뇨병성 괴저

⑥ 고도의 당뇨병 자율신경장애

⑦ 제1형 당뇨병에서 케토시스가 있는 경우

⑧ 고도의 심폐기능장애

또 이하의 경우에는 운동을 제한하는 편이 좋다.

- 고혈압의 제어가 안 되는 경우
- 골관절 질환이 있다.
- 고령자, 비만자에서는 고강도의 운동은 피한다.

덧붙이면 ①의 경우는 운동에 의해 교감신경이 활성화되어, 혈당치가 상승하기 쉬워진다. ②는 당뇨병 망막증에서는 혈압변동과 저혈당이 악화인자가 되기 때문에 병기에 응한 제한이 더해진다. 무거운 물건을 드는 등 혈압을 올리는 운동은 피한다. ③에서는 신증을 합병하는 경우 과도한 운동제한에 의해 QOL이 저하하기 때문에 병기에 응한 강도의 운동을 실시한다. 요단백이 늘지 않을 정도의 운동이다. 미세알부민뇨기는 통상의 운동요법 가능, 분명한 요단백이 출현하면 과격한 운동은 삼간다. 요단백이 현저해지면 체력을 유지할 정도의 운동으로 그친다. 신부전이 되면 산책, 라디오체조 등 피로를 느끼지 않을 정도의 운동에 그친다. 투석을 하게 되면 가벼운 운동은 가능해진다.

⑥은 자율신경장애에 의해 기립성 저혈압, 운동에 의한 혈압상승, 맥박의 이상, 발한이상 등이 일어나기 쉬워지기 때문이다.

2 워킹 지도의 임상 예

걷기 운동을 중심으로 한 생활습관개선에 의해 혈당치 등이 정상화된 사례를 제시하겠다.

a 증상 예

61세 남성. 건강검진에서 HbA1c 수치가 높아(NGSP 수치로 8.6%) 진료를 받았다. 가족력은 모친이 당뇨병으로 심근경색을 일으켰다. 기왕력은 45세부터 고혈압, 지질이상증이 있고, 강압제, 지질이상 개선제를 복용하고 있다. 44세 때 금연했고, 알코올은 1일 3홉(약 540ml)으로 섭취량도 많았다.

초진 때 신장 177.4cm, 체중 84.6kg, 체지방율 39.1%, 복부둘레 94cm으로 내장비만형 비만이고, 혈액검사에서는 공복 시 혈당치 142mg/dL, HbA1c 8.4%(NGSP수치[※]), GOT(AST) 5%, IU/L, GPT(ALT) 91IU/L, γ-GTP 101 IU/L로 지방간[※]의 상태였다.

[※] HbA1c수치의 표기가 2013년 4월부터 의료기관에서 2013년 4월부터 건강검진결과도 일본 독자적인 JDS수치에서 국제표준치인 (NGSP수치)로 변경되었다. 일반적으로 JSD수치+0.4=NGSP수치

[※] 간에 특이도가 높은 GPS가 지방간의 지표가 된다. GOT(AST), GPT 모두 기준치는 31미만인데, GPT가 25를 초과하면 지방간을 의심하고, 31을 초과하면 지방간이라 진단하고, 51을 초과하면 의료기관 진찰이 필요하다.

b 지도 내용과 경과

그림 3과 같이 평균 11,000보/일의 워킹을 실천한지 반 년만에 체중이 84.6kg에서 76.4kg 으로 감량되었고, 그 후에도 유지하고 있다. HbA1c수치는 5.7% (NGSP수치), 공복시 혈당치 107mg/L, GPT 17 IU/L, γ−GTP 24 IU/L로 지방간도 개선되었다. 생활습관기록기(라이프코더)를 이용한 걸음수, 소비에너지, 보행시간, 보행거리를 그림 4에 나타냈다. 11,000보라면 약 1 시간 반, 거리로 하면 약 10km가 된다. 운동량은 1일 약 500kcal였다.

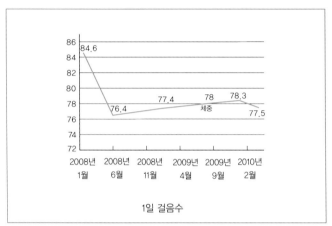

그림 3. **본 사례에 나타난 체중의 추이**

	운동량	걸음수	총소비량	활동시간	거리
유효한 13일간의 평균	467kcal	11,216걸음	2,663kcal	97.8분	9.3km
운동량 최대일	645kcal	15,109걸음	2,776kcal	131.8분	12.2m

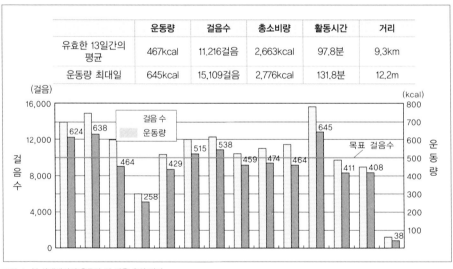

그림 4. 본 사례에서의 운동량 및 걸음 수의 경과

　　당뇨병이란 진단이 내려진 시점에서 인슐린을 만드는 세포의 수는 반 정도가 된 것으로 생각된다. 그러나 초기단계에서는 약을 사용하지 않고도 워킹에 의한 감량, 인슐린감수성 개선효과에 의해 정상인에 가까운 상태까지 혈당치가 개선되는 케이스도 적지 않다.

메모 **경계형 당뇨병에 대한 생활 습관 개선 효과**

그림 5는 경계형 당뇨병이라도 생활습관의 개선에 의해 당뇨병으로의 이행을 억제할 수 있다는 것을 보여준다. 생활습관 개입집단은 저칼로리, 저지방의 식사와 속보 등의 주 150분 이상의 중등도 강도의 운동으로 최저 7% 감량하고 그 체중을 유지하는 것을 목표로 했다.

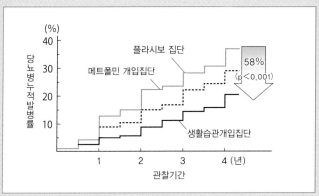

그림 5. **생활습관 개입의 효과** [Diabetes Prevention Program Reserch Group : N Engl J Med 346: 393-403, 2002]

대상 : 제2형 당뇨병발병 리스크가 높지만 아직 당뇨병이 발병하지 않은 사람 3,234명
　　　 (평균 연령 51세)
대상 : 생활 습관 개입 집단(1,079명), 메토포민 개입 집단(1,073명), 플라시보 집단(1,082명)으로
　　　 나누어 당뇨병의 발병률을 검토함.

[菅原　正弘]

D 심혈관계의 질환

D-1 혈압

1 혈중지질농도 개선

빨리 걷거나 언덕을 오르는 등 운동강도가 높아지면 심장이 두근거려 본 경험은 누구라도 있을 것이다. 이처럼 운동강도가 높아지면 근섬유라 부르는 근육을 구성하는 세포가 많이 활동하게 되어, 활동하는 근섬유에 산소를 그만큼 많이 보내야 한다.

산소는 혈액 중 헤모글로빈과 결합하여 몸속에 운반된다. 그렇기 때문에 산소 이용이 늘어나면 혈액의 흐름이 왕성해지고 심장이 두근거리게 되는 것이다.

이처럼 혈관 안을 도는 혈액은 신체를 구성하는 모든 세포에 살아가기 위해 필요한 영양소와 산소를 공급한다. 신생아의 혈관 내벽은 깨끗하여 혈액이 지나가기 쉽지만, 나이가 들수록 동맥이 경화된다. 동맥경화증은 혈관 안쪽에 콜레스테롤이 침착하거나 하여 융기 등이 생겨 발생하는 병이다. 그렇게 되면 거기에서부터 혈액의 흐름이 나빠지거나 여러 장기에 각각의 증상이 나타난다.

자주 듣는 LDL(나쁜)콜레스테롤은 동맥경화를 촉진하고 HDL(좋은)콜레스테롤은 반대로 억제한다. 건강검진에서 채혈, 분석된 결과에서 이 두 콜레스테롤의 농도가 비교되어 동맥경화가 주요 원인인 뇌혈관계와 심장혈관계 질환의 발병 위험성이 지적된다.

가족 중에 심장병으로 사망한 사람이 있거나, 건강검진에서 혈압이 높거나 한 사람은 안전을 위해 '운동부하시험'이라는 테스트를 받을 것을 권하고 싶다. 운동부하시험이란 스피드를 점점 올려가며 걸을 때의 심전도를 기록하고, 혈압의 변화를 측정하여 어느 정도의 스피드로 걸으면 이상이 보이게 되는지를 조사하는 것이다. 혈관이 오래된 중장년층은 어느 정도의 운동이 안전할지에 대해 의사의 판단을 듣는 편이 좋을 것이다.

심장이 조금 두근거리는 것 같은 운동, 예를 들면 조금 빠르게 걷는 운동을 계속하면 LDL콜레스테롤 농도는 감소하고 대조적으로 HDL콜레스테롤 농도는 증가하는 것을 알 수 있다. 그럼 얼마나 두근거리면 괜찮을까? 일반적으로는 1분에 80박 정도로 어슬렁어슬렁 걷는 것은 다소 효과가 약하다고 한다. 조금 더 빠르게 걷고 스스로도 '조금 힘들다'고 느끼는 1분에 100박에서 120박이 적당하다고 한다. 갑자기 그렇게 하는 것은 무리가 되므로 서서히 빨리 걷는 시간을 늘여가자.

실제로 도쿄도 강동구가 실시한 "12주간의 워킹교실"에 참가한 연령 30~82세, 총 1,126명의 사람들의 워킹결과는 확실하다[1]. 성인남녀가 워킹교실에 참가하게 되어 걷는 습관이 몸에 붙은 12주 후 총콜레스테롤은 남성은 210mg/dL→208mg/dL로, 여성은 226mg/dL→220mg/dL로 감소했다. HDL콜레스테롤은 남성은 52mg/dL→55mg/dL으로, 여성은 59.3mg/dL→63.8mg/dL로 각각 유의하게 증가했다. 로그변환한 중성지방 수치는 남성은 2.06→2.01로, 여성은 1.94→1.86으로 각각 유의하게 감소했다[1].

2 워킹은 고혈압을 개선시킨다.

성인에게 보이는 이환율이 높은 질병의 하나로 고혈압증을 들 수 있다. 이 증상을 개선시키는 처방으로서는 강압효과가 있는 약물 복용과 워킹, 달리기, 사이클링, 수영 등의 정기적인 운동

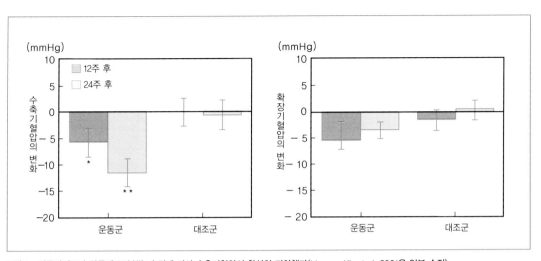

그림 1. **지금까지보다 하루에 30분씩 더 걷게 되어 수축기혈압이 확실히 저하했다**(Moreau KL et al, 2001을 일부 수정)

실천이 널리 행해지고 있다.

혈압이 수축기혈압:130~159mmHg, 확장기혈압:85~99mmHg인 경계영역에 있는 폐경 후의 여성 24명을 대상으로 워킹실천이 혈압에 미치는 영향을 검토했다[2].

워킹실천을 시작하기 전에 만보기를 이용하여 하루 걸음수를 측정하게 했다. 워킹실천집단 15명의 평균은 5,400보/일이었기 때문에 1일평균 4,300보, 거리로는 2.9km보다 더 걷도록 했다. 그결과 1일평균 9,700보 걷기를 24주간 하게 되었다. 통제집단 9명은 1일평균 7,200보였는데 24주간 그 걸음수를 유지하도록 했다.

그림 1과 같이 24주간 후의 결과는 확장기혈압에 유의미한 변화는 보이지 않았지만, 수축기혈압은 142mmHg→131mmHg로 유의하게 저하한 것이 보고되었다.

3 **심장이 조금 나빠져도 다리힘은 회복하여 걷는 능력은 좋아진다.**

필자는 '걷지 않으면 걸을 수 없게 된다. 걸을 수 없게 되면 자리보존하게 된다.'고 고령자에게 걷는 것의 중요성을 강조해 왔다.

그런데 2009년에 노르웨이 연구자 Karlsen 등[3]은 심질환이 있는 사람들의 보행능력개선에 관한 연구 성과를 발표했다.

'나이와 운동부족에 의해 골격근의 근력은 떨어진다. 근력 저하는 죽음에 이르는 위험인자와 관련이 깊다. 그리고 걷고 계단을 올라가는 일상생활을 영위하는 데에 최소한으로 필요한 근력을 잃으면 여러 가지 능력도 떨어져 간다'고 Karlsen 등은 논문[3]의 첫머리에 쓰고 있다.

이 연구논문의 대상자는 근력훈련을 실천할 수 있으면 의학적으로 판단된 심질환이 있는 평균연령 66.5세, 체중 83.6kg, BMI 26.5의 남성환자 10명과 통제집단으로 일상적으로 특별히 스포츠를 하지 않는, 평균연령 61.6세, 체중 85kg, BMI 27.1의 건강한 남자 8명이었다.

일상생활에서는 통제집단 쪽이 활동적이고, 다리근력의 1RM은 138.2kg과 246.7kg으로 처음부터 두 집단에 뚜렷한 차이가 있었다. 다리근력은 가벼운 부하부터 순차적으로 단계를 올려가면서 앉은 자세에서 다리신전을 6~8회 반복하고, 1회에 들어 올릴 수 있는 중량으로 최대부하(1RM) 수치를 구한다.

걷는 효율은 대상자의 체중에 맞는 경사를 설정한 러닝머신 위를 걸을 때에 구했다. 걷는 스피드는 유산성역치(LT)를 넘지 않는 정도로 설정하고, 산소섭취량은 보행개시부터 3분에 정상 상태가 되기 때문에 5분 후부터 걷는 효율을 측정했다[※].

다리근력훈련은 주3일의 빈도로 8주간 실시했다. 1회의 훈련으로는 우선 워밍업으로 5분간 고정식 자전거운동을 실시했다. 그 후 근력훈련을 실시했다. 근력훈련은 1RM의 85~90%의 중량을 부하하여 앉은 자세에서 무릎관절을 90도 위치에서 최대노력으로 신전하는 운동을 4회 반복하고 2분간 휴식을 넣어 4세트를 하도록 지시했다. 이 4회 반복 4세트 수행이 가능해지면 중량을 2.5kg씩 증가시킨다. 8주 후에는 대조가 되었던 건강한 남성집단은 훈련을 실시하지 않았기 때문에 당연히 변화가 보이지 않았다. 훈련을 실시한 심질환자의 다리신전력(1RM)은 138kg→198kg으로 44% 증가했다. 그리고 걷는 효율은 18.4%→25.6%로 상승했다. 이러한 배경에는 같은 스피드로 걸을 때의 심박수가 104박/분→86박/분으로 산소섭취량은 1.43L/min→1.22L/min으로 각각 저하한 것을 들 수 있다[3].

Karlsen 들[3]은 결론으로서 다음과 같이 기술하고 있다. '주 3일의 빈도로 1회 20분씩 8주일이라는 짧은 시간이지만 이렇게 근력훈련에 의해 다리의 신전력이 높아지면 걷는 것이 부드러워지고 일상생활에서의 활동량이 증가하는 것이 기대된다'

심장이 나빠져 생각처럼 운동을 할 수 없게 된 사람이라도 다리근육을 강화하여 몇 살이 되어서도 혼자 걸을 수 있는 능력을 유지하게 하고 싶다.

[宮下　充正]

 메모　잘 걷는 사람 중에는 약을 먹는 사람이 적다

워킹 잡지 판매자에 대해. 워킹의 습관과 약물 치료를 하고 있는지 아닌지에 대해 우편으로 조사가 실시 되었다. 회답이 돌아온 대상은 32,683명의 여성과 8,112명의 남성이었다. 그 중 당뇨병 치료자는 여성 2.8%, 남성 7.4%, 고혈압 치료자는 여성 14.3%, 남성 29.0%, LDL 콜레스테롤 치료자는 여성 7.3%, 남성 21.5% 였다. 워킹 습관에 있어서는: "1마일 걷는데 몇 분이나 걸리나", "1주일 중 가장 길게 걷는 거리는 몇 마일인가", "1주일 중 10분 이상 걷는 횟수", 신장, 체중, BMI, 등을 물었다.

그 결과 1주일 중 보다 많이 걸으며, 보다 빨리 걷고, 보다 길게 걷는 사람들은 약물 치료자의 비율이 적었다고 보고하고 있다.

Williams PT: Reduced diabetic, hypertensive, and cholesterol medication use with walking. Med Sci Sports Excerc 40: 433-443, 2008

문 헌

1) 浅野亮三ほか：江東区健康センター「ウォーキング12週間」の足跡について. ウォーキング科学 1：55-60, 1997

2) Moreau KL et al：Increasing daily walking lowers blood pressure in postmenopausal women. Med Sports Exerc 22：1825-1831, 2001

3) Karlsen T et al：Maximal strength training restores walking mechanical efficiency in heart patients. Int J Sports Med 30：337-342, 2009

[※] 산소섭취량의 상승은 운동개시 때 지연이 있기 때문에 생리학적 실험에서는 3분에 평균에 달할 때까지 기다린 후에 측정하는 것이 상식적인 방법이다.

D-2 폐색성 동맥경화증 : 워킹은 하지 혈류장애를 개선시킨다.

1 질환 및 장애와 워킹

a 폐색성 동맥경화증과 간헐성 파행

하지 폐색성 동맥경화증(ASO)은 동맥경화에 의해 하지 혈관이 폐색하는 질환으로 노화, 당뇨병, 흡연, 지질이상증, 고혈압 등을 발병 리스크인자로 하며, 고령화 사회를 맞이한 일본에서는 앞으로 점점 더 증가할 질환이다. ASO는 본래 하지동맥의 만성폐색성질환이지만 허혈성 심질환과 허혈성 뇌혈관장애를 합병하는 빈도가 높고, 생명예후도 저하하기 때문에 전신혈관병으로 대응할 필요도 있다. 조기에 적확한 진단을 받고 ①하지증상을 개선하고 QOL을 향상시키는 것과 ②심근경색과 뇌경색의 발병을 억제하여 생명예후를 개선하는 것이 ASO의 치료목표이다.

만성 동맥경화가 되면 보상기구로서 측부혈행로가 발달하지만 측부혈행로의 기능이 충분하지 않은 경우에는 간헐성 파행이 일어나고, 더 중증이 되면 안정 시 동통, 궤양 및 괴사라는 하지허혈증상이 출현한다.

간헐성 파행에서는 다음과 같은 증상이 보인다. 안정 시와 보행개시 시에는 증상이 없지만, 일정 거리를 보행하면 하지 근육의 기운이 빠지거나 통증이 오기도 하고, 장딴지에 쥐가 나기도 하여 보행을 지속하는 것이 곤란해진다. 증상은 국한되어 있는 경우가 가장 많지만 대퇴부와 둔부에 미치는 경우도 있다. 짧은 휴식으로 통증이 완전히 소실되어 다시 보행할 수 있게 되지만 또 비슷한 거리를 보행하면 다시 동일한 하지의 통증 때문에 멈춰 서지 않을 수 없다.

간헐성 파행은 환자의 활동범위를 제한하고 고령자의 QOL을 현저하게 저하시키는 원인이 된다. 이번 장에서는 ASO 증상으로 가장 많이 보이는 간헐성 파행의 병의 용태와 그에 대한 운동요법으로서의 워킹을 설명하겠다.

b 간헐성 파행 연구의 역사[1]

간헐성 파행 연구는 1831년 프랑스의 수의사 Bouley의 보고로 시작한다. 그는 말이 종종걸음을 치면 오른쪽 뒷다리를 질질 끄는데, 쉬면 개선되는 현상을 관찰했다. 해부를 하여 방추형으로 부어오르고 폐색한 대퇴동맥을 확인하고 그에 의한 하지의 혈류장애가 원인이라고 추측했다. 인간에 있어서의 최초의 보고는 1835년의 Barth에 의한 51세의 여성의 고위대동맥폐색 예이지만, 'intermittent claudication'이라 명명한 것은 1858년 Charcot이다. 그는 총검에 의한 우장골동맥혹에 속발한 동맥폐색증이 원인으로 간헐성 파행을 나타내는 병사를 보고했다.

간헐성 파행으로 하지동통이 발생했을 때에 환부는 창백해지고 맥박도 잡히지 않기 때문에 당초에 허혈상태에서의 보행에 의한 대사산물이 근육의 소동맥의 연축을 발생시키는 것이 그 병의용태라고 추측되었다. 그러나 그 후 1962년에 Thulesius가 동물의 동맥결찰실험에서 허혈지의혈관은 반대로 운동 후에는 최대로 확장되어 있는 것을 증명하여 혈관연축설은 부정되었다. 이어서 제시된 가설은 'blood steal 현상'이었다. 운동에 의해 생산된 대사산물에 의해 정상근의 소동맥이 확장하고 단락(shunt)에 의한 steal 현상이 발생하여 허혈근으로 혈류가 감소한다는 설인데 1960년대에는 이 설을 지지하는 많은 연구가 보고되었다.

그러나 β차단제로 비허혈부의 혈관을 수축시켜 말초 허혈부의 혈류를 증가시키는 것이 가능했음에도 불구하고 임상증상은 개선되지 않는 것이 밝혀져 이 설도 부정되었다.

c 간헐성파행의 메커니즘[2]

현재는 간헐성파행의 용태를 혈류저하만으로는 설명할 수 없다는 것이 밝혀졌다. 보행거리와 ABI[*]의 상관관계는 낮고 간헐성파행의 용태로서 혈액 유동학 및 혈류조절의 변화에 더해 근세포 장애. 에너지대사 변화, 만성염증의 요인 등이 주목받고 있다.

(1) 혈액유동학 및 혈류조절의 변화

혈액유동학 중에서 중요한 것은 혈액의 점성이다. 혈액점성을 규정하는 것은 적혈구용적(헤마토크릿), 혈장 섬유소원, 적혈구의 변형능이다. 직경 7~8µm의 적혈구 변형능이 저하하는 것이 밝혀졌다. 그 결과, 적혈구는 응집하고 혈액의 점성은 증가하여 혈류는 저하한다. 말초동맥질환(PAD)의 환자에서는 백혈구 강성도 증가하고 허혈에 의해 활성화되어 내피세포에 접착하여 모세혈관 폐색을 일으킨다.

간헐성 파행지에서는 안정 시에는 증상이 없음에도 불구하고 내피세포, 교감신경, 평활근세포 유래의 활동이 활발해지고 저하한 혈류에 대한 보상기구가 작동하는 것이 추정된다. 또 그 한편에서 정상과 비교하여 내피세포, 교감신경, 혈관 평활근에 유래하는 혈류반응이 느려지고, 허혈 중증도에 상관하여 부하에 대한 혈류조절반응이 떨어진다.

(2) 근세포의 변화 및 신경섬유의 변화

사람의 골격근은 주로 제1형 근섬유(적근섬유, 지근섬유, 긴장근)과 제2형 근섬유(백근섬유, 속근섬유, 상성근)으로 분류한다. 제2형 근섬유는 다시 2a와 2b로 분류하는데 제2a근섬유는 제1형과 제2b형의 중간적인 성질을 갖는다.

제1형 근섬유는 세포내의 미토콘드리아가 많아 모세혈관도 발달해 있어 산소를 받아들이는 기능에 뛰어난 것으로 추정되고 유산소상태의 지구력 운동에 적합하다. 이에 대해 제2형 근섬유는 미토콘드리아가 적어 모세혈관 밀도가 낮다. 수축 속도가 빠르고 해당계 활성이 높아 무산소 상태에서의 순발력 운동에 적합한 것으로 추정된다. 지구력계 훈련에 의해 제1형 근섬유의 비율은 변화하지 않지만 제2형 근섬유 내에서의 비율변화를 일으켜 제2b형 섬유로부터 제2a형 섬유로의 변화를 일으킨다. 제1형 근섬유의 연령증가에 따른 위축은 제2형 근섬유에 비해 완만하다. 근의 사용빈도가 저하하면 지근보다 속근 쪽이 불필요해지기 때문에 합목적인 생체반응이라 할 수 있다. 입위 자세를 지탱하는 하퇴의 가자미근은 지근섬유의 비율이 높기 때문에 연령증가의 영향이 적고 지구력은 유지된다.

간헐성 파행환자에서는 허혈 중증도에 비례하여 탈신경지배 혹은 재신경지배된 근섬유가 확인되고, 중증 허혈지에서는 근섬유의 괴사와 재생, 염증 등의 소견이 보인다. 근섬유의 위축 정도는 제2형 근섬유 쪽이 현저하고 PAD에서는 근섬유의 탈신경과 제2형 우위의 근섬유 위축이 발생하게 된다.

---

[*] ABI(ankle brachial pressure index, 족관절 상완 혈압비). 족관절 혈압을 상완혈압으로 나눈 값으로 0.9부터 1.4를 표준값으로 한다. 동맥폐색에 수반하여 족관절 혈압이 저하하기 때문에 ABI는 저하한다. 최근에는 전신 동맥경화의 지표로서도 주목받고 있다.

(3) 에너지대사의 변화

근육세포로 가는 에너지는 아데노신3인산(ATP)의 형태로 공급된다. 산소가 충분히 공급되는 호기적 조건에서는 해당계와 아미노산으로부터 생산된 초성포도산(피루브산)이 미토콘드리아 안으로 들어가 구연산 회로(TCA회로)와 호흡쇄를 거쳐 글루코스 1분자에서 최대 38분자의 ATP가 생산된다. 한편 염기적 조건에서는 필빈산은 TCA회로에는 들어가지 않고 유산과 에탄올 생성이 그 최종산물이 되기 때문에 해당계에서 1분자의 글루코스로부터 2분자의 ATP가 생산될 뿐이다. 그러나 해당에 의한 ATP합성은 호흡쇄를 이용한 경우의 약 100배의 속도를 갖기 때문에 단기간의 과격한 근육운동 등으로 TCA회로의 능력을 초과한 ATP가 필요해진 경우에는 해당계가 주로 이용된다.

초성포도산에서 생산되는 아세틸CoA가 미토콘드리아 내에 과잉으로 축적되면 미토콘드리아의 기능부전에 이른다. 분자량이 커 미토콘드리아의 박을 통과할 수 없는 아세틸CoA를 감소시키는 데에 중요한 역할을 하는 것이 카르니틴이다. 아세틸CoA는 카르니틴 아세틸트랜스페라제의 작용에 의해 CoA와 아세틸 카르니틴이 된다. 아세틸 카르니틴은 미토콘드리아막을 통과할 수 있기 때문에 미토콘드리아 내의 아세틸CoA는 저하하고 근내세포의 미토콘드리아 밖으로 나갈 수 있고, 다시 혈중 내로도 이동가능하다. 그렇기 때문에 정상인으로 과격한 운동을 하면 근육과 혈중 아세틸카르니틴이 증가하는 것이 알려져 있다.

PAD환자에서는 안정 시부터 아세틸 카르니틴 농도가 높고, 운동에 의한 증가가 부족한 것이 밝혀져 있다. 이러한 PAD환자에 카르니틴을 투여하면 혈중 아세틸 카르니틴 농도가 상승하는 것이 알려져 있고 PAD환자는 내인성 카르니틴 부족상황이라는 설도 있다.

간헐성 파행환자에게 카르니틴 투여를 함으로써 혈중 유산이 저하하고 근대사를 개선할 수 있다는 연구결과가 있다. 또 간헐성 파행환자에게 카르니틴 유사체인 프로피오닐 카르니틴을 투여함으로써 보행능력이 향상되었다.

4) 염증반응

만성염증이 동맥경화의 진전에 영향을 끼치는 것이 밝혀졌다. 전신 염증 표지자인 CRP[*], sICAM-1[*]의 상승과 PAD발병이나 심혈관 이벤트의 발병이 관련되어 있다. 또 CRP, IL-6[*], sVCAM-1[*]의 상승은 보행능력의 저하와 상관있다는 연구결과도 있다. 염증반응에 의해 동맥경화는 진전하고 골격근의 손상도 발생한다. 게다가 내피세포도 활성화하여 운동 시의 혈관확장이 상해를 입는다.

d 폐색성 동맥경화증에 의한 간헐성 파행의 치료에 있어서 워킹[3]

간헐성 파행 환자는 일상생활에 있어 불편함과 장래에 중증허혈지로 악화하여 하지절단에 이르지 않을까 하는 불안을 함께 갖고 있다.

---

[*] CRP(C반응성 단백). 체내에서 면역반응과 염증이 일어났을 때에 혈액 중에 나타나는 단백질. CRP의 양이 염증의 세기에 상관한다.

[*] 면역계의 세포간 상호작용을 관장하는 접촉분자. 혈관내피세포, 흉선상피세포 그 외의 상피세포, 섬유아세포 등의 다양한 세포에 확인되며, 염증성 사이토카인에 의해 그 발현이 증강한다.

[*] IL-6(인터로이킨6) T세포와 매크로퍼지 등의 세포에 의해 생산되는 사이토카인. 여러 종류의 생리현상이나 염증 및 면역질환의 발병 메커니즘에 관여한다.

[*] 혈관내피세포상에 발현하는 접촉분자로, 림프구, 단핵구, 호산구의 접착에 관여한다. ICM-1과 달리 미자극의 혈관내피세포상에 거의 존재하지 않고, 내염증 사이토카인의 자극에 의해 비로소 유도된다.

그러나 간헐성 파행의 예후는 비교적 양호하고 진단부터 5년 안에 증상이 개선되거나 불변하는 경우는 70~80%, 악화되는 경우는 10~20%, 중증하지허혈이 되는 것이 5~10%, 대절단이 되는 것은 1~2%로 적다.

이 때문에 한자에게는 반드시 하지절단예방을 목적으로 하여 침습이 큰 혈행 재건술을 받을 필요가 없다는 것을 설명하고 장래의 하지절단의 불안을 해소할 필요가 있다. 한편 간헐성 파행환자의 25%는 임상증상이 악화된다. 진단 후 1년 이내가 7~9%로 가장 많고, 그 후는 연간 2~3%이기 때문에 이에 대해서도 환자에게 설명하고 정기적으로 통원하도록 한다.

해당 환자에 있어 금기가 아닌 한 간헐성 파행 치료의 제1선택은 워킹에 의한 운동요법이다. 운동요법과 함께 약물치료도 행하는 경우가 많다.

간헐성 파행 환자는 걸으면 다리가 아프기 때문에 걸으면 안 되는 게 아닐까 오해하여 집안에 틀어박히기 쉽다. 그 때문에 거꾸로 걷는 것이 치료가 되는 점, 그래서 효과가 불충분한 경우에만 혈관 내 치료나 우회술(바이패스수술)을 고려할 것을 충분히 설명할 필요가 있다. 치료선택 기준은 절대적인 것은 아니다. 환자 자신이 현재의 일상생활에 어느 정도로 불편을 느끼고 있는가에 따라 치료방법을 결정하는 것이 ASO의 간헐성 파행 치료의 원칙이다.

운동요법, 특히 관리 하의 운동요법은 눈에 띄게 보행능력을 향상시키는 수단이다. 무통 보행거리가 180% 향상했다는 보고가 있다. 개선 효과는 운동의 정도에 따라 달라지는 것 같다. 운동요법에 의해 얻어진 기능개선효과는 약물치료효과를 웃돈다고 하지만 직접 비교한 결과는 없다. 최근의 연구에서는 간헐성 파행증상이 없는 무증후성의 ASO에 대해서도 운동요법은 유효하다는 것으로 나타났고, 워킹과 리스크인자의 저하를 조합함으로써 ①하지증상 경감, ②운동능력 고조 및 육체능력 저하 방지, ③심혈관 이벤트 감소라는 효능이 기대된다.

운동요법의 효과를 혈행재건치료와 비교한 연구도 있지만 다양한 결과가 나와 있고 시험대상자가 되는 PAD의 허혈정도에 의해 환자에게 있어서의 최적치료가 달라진다고 생각된다.

ⓔ 워킹의 치료효과메커니즘

워킹에 의해 간헐성 파행증상이 가벼워지는 것은 증거가 되는 사례들이 많지만, 간헐성 파행이 복잡한 병상이기도 해서 그 치료효과메커니즘이 충분히 해명되어 있는 것은 아니다. 보행효율, 내피기능 및 골격견에서의 대사순응성의 개선이 보행개선으로 이어진다고 추측된다.

운동요법에 의한 간헐성 파행의 개선은 반드시 하지혈류량의 증가와 비례하지 않는다. 동물실험에서는 운동에 의해 측부혈행로의 혈관 지름이 커지고, 측부혈행혈류가 증가했다는 보고가 있는 한편, 임상 예에서는 운동요법 후에도 하지혈류의 증가가 나타나지 않았다는 보고가 많다. 안정 시 ABI는 보행거리의 지표는 되지 않고, 운동요법에서 보행거리가 늘어도 안정 시 ABI는 변화하지 않는다.

감시 하의 러닝머신에 의한 운동요법에서 내피기능이 개선되었다는 보고가 있다. 내피기능이 개선되면 운동에 수반하여 증가하는 혈관 벽의 전단응력(shearing stress)에 의해 내피세포의 NO 생산이 증가하고 혈관확장에 의한 근육 내의 미소순환의 개선이 기대된다. 내피기능의 개선은 보행기능의 개선뿐만 아니라 심혈관이벤트 감소에도 이어지기 때문에 ASO 치료목적의 하나인, 생명예후 개선에 유효한 가능성을 숨기고 있다.

운동요법은 카르니틴 대사 등의 근대사를 개선하는 가능성도 지적되는데 미토콘드리아의 에너지 생산능을 회복한다는 직접적인 결과는 아직 없다. 그 외에 급격한 운동이 아니면 워킹과 같은 운동에 의해 전신의 염증반응 표지자가 저하했다는 보고가 있고, 워킹에 의해 심혈관 이벤트 감소가 기대되지만 아직은 나중의 과제이다.

2 워킹 지도의 임상 사례

(1) ASO의 워킹 재활치료 프로그램

간혈성 파행 환자의 보행능력 향상에는 환자에게 자주적으로 걷게 하는 훈련과 비교하여 재활치료시설에서 행하는, 관리 하 운동요법 프로그램이 유효하다는 증거가 다수 보고되고 있다. 운동요법에서 최선의 성과를 얻기 위해서는, 의사가 체계화되지 않은 운동을 권하여 환자에게 자주적으로 실행하게 하는 것만으로는 무의미하다는 의견조차 있지만, 그림 1과 같이 자택 워킹을 추천할 수밖에 없는 경우가 많고 그런 경우에도 개선이 확인된다.

운동은 파행이 나올 때까지 걷는 러닝머신 보행이 가장 장려되지만, 상지의 고정식 자전거운동과 다른 운동훈련법에서도 효과가 보였다는 보고도 있다. 장려되는 운동프로그램은 아래와 같다.

① 러닝머신 보행은 스피드와 경사를 변화시키면서 보행에 의한 통증이 일어나는 3~5분 이내를 목표로 행한다. 파행이 나타날 때 보행을 중단하면 최적의 훈련효과는 나타나지 않는다. 그러나 보행에 의한 통증이 중등도가 되었을 시점에서 보행을 중지하고, 항상 통상적인 피로와 하지의 통증은 피하도록 한다.

② 중단 후 환자는 통증이 나을 때까지 안정하고 그 후 또 중등도의 통증이 발생할 때까지 보행한다.

③ 워킹은 최초 30분부터 시작하여, 그 후에는 1회당 1시간까지 연장한다.

④ 운동 횟수는 주 3회를 기본으로 한다.

⑤ 그 후 환자가 낮은 부하에서 10분 이상 걸을 수 있게 되면, 러닝머신의 속도와 경사를 증가시킨다. 우선 환자가 이미 3.2km/h로 보행 가능하면 다음에 경사를 증가시킨다. PAD환자의 평균보행속도는 약 2.4~3.2km/h이고, 목표 보행속도는 정상인의 4.8km/h로 한다.

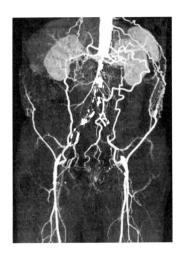

그림 1. **증상 사례**
83세 남성. 6년 전 100m의 간혈성 파행을 진료받음. ABI는 양쪽 모두 0.35이고, CT 혈관조영법(안지오그래피)으로 신동맥 바로 아래부터 양쪽 외장골동맥까지의 폐색을 확인했다. 자택에서 하는 산책을 장려하고 약물치료를 병행한 결과, 1년 후에는 일상행활에 전혀 불편을 느끼지 않는 상태로까지 개선되었다. 그 후 현재에 이르기까지 간혈성 파행 증상은 확인되지 않고 있다.

(2) 워킹 치료의 한계

많은 환자들에게는 중증관동맥질환, 근골격계의 제한, 신경학적 장애라는 운동의 금기가 있다. 특히 합병 빈도가 높은 심질환에 대해서는 운동요법시행 전의 부하 실험에 의한 평가를 빼놓을 수 없고, 운동 중에는 심전도 모니터를 실시한다. 말초성 신경장애가 있는 당뇨병환자에서는 보행운동프로그램에 의해 신발 쓸림이 발생하여 당뇨성 족병변을 유발하는 경우가 있어 적절한 신발의 선택이 매우 중요하다.

측부혈행로의 기능이 충분하지 않은 고도허혈의 경우에는 운동요법을 아무리 실행해도 만족할 만한 증상의 개선을 얻을 수 없는 경우가 많다. 운동요법에서 일상생활의 QOL이 개선되지 않는 경우와 거꾸로 악화하는 경우는 혈행재건술을 선택할 수 있는 환경 하에서 치료를 행할 필요가 있다.

[官田 哲郞]

문 헌

1) Condorelli M et al : Intermittent claudication; an historical perspective. Eur Heart J Supplements 4(Suppl B) : B2-B7, 2002

2) 宮田哲郞 : PADの病態生理-間歇性跛行を中心に. 閉塞性動脈硬化症(PAD)診療の実践. 飯田　修(編), 南江堂, 東京, p1-7, 2009

3) 日本脈管管学会(訳) : 下肢閉塞性動脈硬化症の診断・治療指針Ⅱ, メディカルトリビューン, 東京, 2007

D-3 대동맥박리

1 대동맥박리가 있는 사람의 워킹

대동맥의 굵기는 심장을 나온 곳에서 22~26mm, 머리와 팔로 가는 혈관을 낸 후, 흉강 안을 내려가 양측 하지로 나뉘기 직전에는 16~22mm정도가 된다. 대동맥이 지금 4~5cm 이상인 환자는 워킹 전에 우선 혈관외과 전문의의 진찰을 받을 필요가 있다. 외과치료가 제대로 끝나고 잔존병변이 없는 대동맥혹 환자는 운동 시, 운동 직후의 혈압이 180mmHg 이하라면 일반적으로는 문제없지만 만일을 위해서 수술을 담당한 의사의 허가를 얻은 후에 워킹을 시작한다.

대동맥의 병에는 그림 1과 같이 대동맥 벽이 내부에서 찢어지는 '대동맥박리'라는 병도 있다. 심장에서 시작하여 머리로 가는 혈관을 분기시키는 부위에 박리가 있으면 통상 긴급수술을 한다. 머리와 팔로 가는 동맥을 낸 후의 가슴을 내려가는 흉부대동맥과 복부대동맥의 박리병변에서는 그다지 수술치료는 하지 않는다. 강압제로 안정 시의 혈압을 130mmHg 이하까지 강압시킨다.

혈관외과의 관리를 받으면서 증상이 안정된 경우에는 운동 시의 혈압이 150mmHg을 넘지 않도록 조심하면서 워킹을 진행한다. 운동 전의 혈압이 120mmHg 이하인 환자에서는 운동중의 혈압상승을 300 이내로 억제한다. 박리강이 남아 있으면 재박리를 일으키거나 부풀어서 혹을 형성하기 쉽기 때문에 혈압 상한은 가능한 한 지키도록 지도한다.

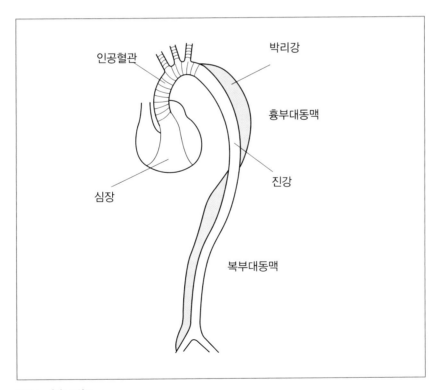

그림 1. **수술 모식도**
　　심장에서 나온 직후의 상행대동맥으로부터 왼쪽 팔로 가는 동맥이 분기한 부분(궁부대동맥)까지, 인공혈관으로 대체되어 있다. 등에 가까운 부분을 하행하는 흉부하행대동맥, 복부대동맥에서 오른다리로 가는 우총대퇴동맥까지 박리되어 있다.

2 워킹 지도의 임상 사례

a 증상 사례

58세 남성, S씨

저녁식사를 하고 있을 때 흉배부의 강한 통증을 느끼고 구토를 하여 구급차로 가까운 대학병원 응급실에 이송되었다. 진단은 A형 대동맥박리, 대동맥이 심장에서 나온 부분부터 복부대동맥에 이르기까지 벽이 벗겨지듯이 균열이 생겨 찢어져 버리는 병이다.

심장에 가까운 부분이 파열되어 죽어버릴 위험이 있기 때문에 심장에 가까운 부분의 대동맥을 인공혈관으로 대체하는 수술을 받았다(그림 1). 흉부에서 복부에 걸친 대동맥에는 박리가 잔존한 상태이다.

b 지도 내용

S씨는 수술 1개월 후에는 재활치료병원으로 옮겼다. 옮길 때에는 100m 정도밖에 걷지 못했는데 하반신의 근육강화체조를 하면서 100m를 하루에 2~3회 걷게 했다.

안정 시의 혈압은 110mmHg였기 때문에 140mmHg을 넘지 않도록 재활치료를 진행했다. 보행을 중단하는 이유가 요통이었기 때문에 2주 후부터는 고정식 자전거로 하반신 운동도 보행에 추가하여 개시했다. 6주 후에 퇴원할 무렵에는 6분에 400m를 걸을 수 있게 되어 체중도 78kg에서 72kg까지 감량했다.

c 경과

S씨는 퇴원 후에도 스스로 매일 워킹을 계속했다. 외래에서는 주 1회 고정식 자전거운동을 하면서 경과를 관찰하기로 했다. 2개월 후부터는 주 1회 노르딕 워킹 외래에서 다른 환자와 30분 정도의 노르딕 워킹도 즐겼다.

직장에도 복귀했다. 자택 주변에서 시속 4km 정도로 1회 30~60분의 워킹을 주 2~3회 즐기고 있다. 수술 2년 후, S씨의 체중은 66kg까지 감량되고 심장운동 부하시험에서는 동년배 남성의 최고수준의 유산소운동능력이 있는 것도 확인되었다.

S씨는 오늘도 건강하게 걷고 있다.

[川内 基裕]

D-4　협심증

1　협심증이 있는 사람의 워킹

협심증(angina pectoris)은 심장의 관상동맥(관동맥)의 협착에 의해 심장근육으로 가는 혈류가 충분하지 않아 흉통을 일으키는 병이고, 심근경색(myocardial infarction : MI)은 혈류가 끊기는 바람에 심근이 괴사하는 병이다. 두 개를 합쳐 '허혈성 심질환' 혹은 '관동맥질환'이라 부른다.

워킹에 그치지 않고, 원칙에 따른 운동요법은 심근관류를 개선하여 심근허혈 역치를 높이는 것이 운동부하 심전도와 심근 신티그래피에 의해 증명되어 있다[2~4]. 또 운동요법에 식사요법을 병행한 포괄적 심장 재활치료에서 소소하긴 하지만 관동맥 협착병변의 유의미한 개선과 관동맥질환에 의한 장애발생률의 저하가 보고되고 있다[3~6](표1~3).

게다가 일상생활에서 습관적인 보행운동 등의 경도~중등도의 운동은 관동맥내피세포의 기능을 향상시키는 결과, NO(일산화탄소)를 매개하는 관동맥혈관확장 등으로부터 관상동맥 예비능을 개선하고[7,8], 내피아데노신 생산을 증가시켜 혈관확장과 신생혈관증생을 시키고[9] 관동맥질환의 예후를 개선시킨다.

또 관동맥질환을 주체로 하는 만성심부전환자에 대해 1년간 운동요법을 행한 결과, 심부전 악화로 재입원하거나 관동맥질환으로 재입원하는 등의 문제와 심장질환이 원인이 되는 사망을 4년 반에 걸쳐 유의하게 감소한 것도 보고되어 있다[10].

미국의료정책연구국(agency for health care policy and reserch : AHCPR)의 심장 재활치료에 관한 가이드라인(1995년)[11]에서는 과학적 증거능력은 중등도이기는 하지만 '운동요법은 CAD환자의 협심증상을 개선한다. 증상 개선을 위한 중요한 요소로서 운동요법이 권장된다' 하고, 운동요법에 의해 심전도와 심장핵 의학검사에 의한 심근허혈의 임상적 지표가 개선하는 것은 증상 개선을 뒷받침하는 것이라고 결론짓고 있다. 게다가 운동요법은 표4에서와 같이 심근경색 후에 한하지 않고, 불안정형 협심증과 안정형 협심증 등의 도관 치료 후 및 관동맥 우회술(coronary artery bypass grafting : CABG) 후와 심부전 등 모든 심질환 상황에서 유용하거나 효과적이라고 한다[12].

표1. **심혈관 질환에 있어 운동요법의 원칙(증거 레벨 A)**

1	운동요법을 실시함에 있어 기본적 진료정보와 안정 시의 제 검사 및 운동부하시험을 이용한 운동처방 적용을 검토해야 한다.
2	관동맥 위험인자인 생활습관병의 치료수단으로서 운동요법의 적용을 검토해야 한다.
3	협심증 및 심근경색증 등의 허혈성 심질환 환자의 치료수단으로서 운동요법의 적용을 검토해야 한다.
4	고령의 관동맥질환 환자 및 고령의 심부전환자에게 유산소운동 처방이 권장된다.

표2. **운동요법의 관동맥질환에 대한 효과(증거 레벨 A)**

1	관동맥질환의 전체 사망률 저하를 기대할 수 있다.
2	관동맥질환의 심정지 사망률 저하를 기대할 수 있다.
3	치사성 심근경색 재발률 저하를 기대할 수 있다.

표3. 운동요법의 신체적 효과

항목	내용	증거
운동내용능	최소 산소섭취량 증가	A
	염기성 대사역치 증가	A
증상	심근허혈역치 상승에 따른 협심증 발작의 경감	A
호흡	동일한 부하강도에서의 최대하 운동 수행시 환기량 감소	A
심장	최대하(submaximal) 동일 부하강도에서의 심박수 감소	A
	최대하동일 부하강도에서의 심장활동량(심장 이중적:수축기 혈압×심박수) 감소	A
	좌실 리모델링 억제	A
	좌실 수축기능을 억제하지 않음	A
	좌실 확장기능 개선	B
	심근대사 개선	B
관동맥	관 협착 병변의 진전 억제	A
	심근관류 개선	B
	관동맥 혈관내피 의존성, 비의존성 확장 반응의 개선	B
중심순환	최대 동정맥 산소 교차의 증대	B
말초순환	안정 시, 운동 시의 총 말초혈관 저항 감소	B
	말초동맥 현관내피기능의 개선	B
염증성 지표	C반응성 단백, 염증성 사이토카인의 감소	B
골격근	미토콘드리아 증가	B
	골격근 산소활성 증가	B
	골격근 모세혈관 밀도 증가	B
	근섬유형의 변환(Ⅱ형→Ⅰ형)	B
관동맥 위험인자	수축기 혈압의 저하	A
	HDL 콜레스테롤 증가, 중성지방 감소	A
	흡연율 감소	A
자율신경	교감신경 긴장 저하	A
	부교감신경 긴장 항진	B
	압수용체 반사감수성 개선	B
혈액	혈소판 응집능 저하	B
	혈액 응고능 저하	B
예후	관동맥질환사고 발생율의 감소	A
	관동맥질환 환자의 심부전 악화에 따른 입원 감소	A
	관동맥질환 환자의 생명예후의 개선(전체 사망, 심장에 의한 사망의 감소)	A

A: 증거가 충분한 것, B : 보고의 질은 높지만 보고 수가 충분하지 않은 것

표4. 협심증 및 관동맥 인터벤션 후의 운동강도

설정방법	
1	최고 산소섭취량의 40~70% 또는 혐기성 대사임계치(AT레벨)
2	Karvoren의 공식 [예비 최대 심박수(220−연령) 또는 최고 심박수] − 안정시 심박수 x (0.4~0.6) + 안정시 심박수
3	주관적 운동강도(Borg 지수) 11~13
아래의 허혈증상이 출현하는 80%정도를 상한으로 한다.	
1	허혈성 ST변화[수평형, 우하강형, 좌상승형(J점보다 80msec로 0.2mV저하, 또는 ST상승
2	허혈에 기반하는 부정맥
3	허혈에 의한 혈압상승 불량 및 저하

2 워킹 지도의 임상 예

a 증상 사례

68세 여성 T씨는 6년 전에 협심증으로 인해 심장우회술을 받았다. 수술에 의해 협심증 증상은 개선되었지만 3년 전에는 급하게 걸으면 흉통이 재발하게 되어 외래진료를 받았다. 협심증 재발의 이유는 심장우회술을 받은 두 개의 혈관 중에 하나가 폐색해 버렸기 때문이었다. 다행히 남은 하나는 개존해 있었다. 6년 전의 수술의 주원인이었던 관동맥 협착도 다소 개선되어 중정도가 되어 있었다.

협심증 발생빈도도 월 1회 정도로 적고, 증상도 가벼웠기 때문에 협심증 약을 늘리고 상태를 지켜보면서 워킹에 의한 운동요법을 병행하게 했다.

b 지도의 내용

T씨에게는 속도도 거리도 흉통이 나타날 시점의 70%정도까지로 해서 걷도록 설명하고 조금씩 워킹을 시작했다.

c 경과

3년 후, T씨는 직장의 출퇴근에 더해서 일주일에 2~3회 정도, 30~40분의 워킹을 하고 있다. 협심증은 완전히 자취를 감추었다. 현재로서는 지하철 역 하나 정도는 걸을 수 있게 되었다.

얼마 전 다시 검사를 했더니 관동맥 협착은 더 물러나, 수술 등으로 협착 부위의 처치를 할 필요도 없어졌다.

T씨는 노르딕 워킹 외래에도 통원하여 월 1회 30~40분 노르딕 워킹도 즐기고 있다. 노르딕 워킹 전후의 심박수를 그림 1에 나타내었다. 심폐운동 부하시험에서 얻은 적성운동부하심박수가 100박/분이었기 때문에 마침 좋은 강도의 노르딕 워킹을 하고 있다는 것을 알 수 있었다. T씨는 오늘도 건강하게 워킹을 하고 있다.

103

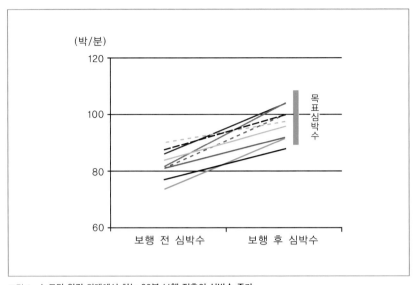

그림 1. **노르딕 워킹 외래에서 하는 30분 보행 전후의 심박수 증가**
운동 종료 시의 심박수는 심폐운동부하시험에서 산출된 목표심박수와 거의 일치한다.

[川内 基裕]

문 헌

1) 循環器病の診断と治療に関するガイドライン：心血管疾患におけるリハビリテーションに関するガイドライン(2012年改訂版)

2) Schuler G et al : Myocardial perfusion and regression of coronary artery disease in patients on a regimen of intensive physical exercise and low fat diet. J Am Coll Cardial 19 : 34-42, 1992

3) Ornish D et al : Intensive lifestyle changes reverse coronary heart disease. JAMA 280 : 2001-2007, 1998

4) Niebauer J et al : Attenuated progression of coronary artery disease after 6 years of multifactorial risk intervention. Circulation 96 : 2534-2541, 1997

5) Linxue L et al : Effect of long-term exercise training on regional myocardial perfusion changes in patients with coronary artery disease. Circu J 63 : 73-78, 1999

6) Gokce N et al : Predictive value of noninvasively determined endothelial dysfunction for long-term cardiovascular events in patients with peripheral vascular disease. J Am Coll Cardiol 41 : 1769-1775, 2003

7) Belardinelli R et al : Exercise training intervention after coronary angioplasty ; The ETICA Trial. J Am Coll Cardiol 37 : 1891-1900, 2001

8) Belardinelli R et al : Randomized controlled trial of long term moderate training in chronic heart failure. Circulation 99 : 1173-1182, 1996

9) 日本心臓リハビリテーション学会監修：心臓リハビリテーション；Cardiac Rehabilitation(AHCRP). トーアエイヨー株式会社, 東京, 1996

10) Wenger NK : Current status of cardiac rehabilitation. J Am Coll Cardiol 51 : 1619-1631, 2008

E 성인에 보이는 그 외의 신체 건강

E-1 워킹 실천과 면역력

우리 주위에는 바이러스나 세균 같은 전염성 미생물이 많이 존재한다. 이러한 미생물이 체내에 침입하여 증식하면 병에 걸리고 때로는 생명을 위협받게 된다. 체내에 들어온 미생물을 배제하려고 하는 것이 면역반응이다.

면역반응은 그 사람이 몇 살인지, 영양 상태가 좋은지 나쁜지, 어떤 기왕증이 있는지, 예방접종은 받았는지, 다른 병을 앓고 있는지 등에 따라 다르다. 따라서 잘 먹고 자주 운동하는 건강한 사람은 전염병에 잘 안 걸린다는 게 일반적인 생각이다.

지금까지의 연구를 Nieman[1]은 다음과 같이 소개한다.

● 자주 운동하는 사람은 '목'의 감염증에 잘 걸리지 않는다.

● 주5일, 하루에 35~45분간 워킹 정도의 습관적으로 운동을 하는 사람의 수는 감염증을 앓은 기간 동안 운동하지 않는 사람의 반 정도이다.

또 면역반응에 관련된 세포의 활성레벨에 대해서 엘리트 스포츠선수와 일반인을 비교하였다. 대상자는 남자 마라톤 선수 22명, 여자 보트 선수 20명, 일반인 남성 18명, 여성 19명이다. 그림 1에서 내추럴킬러(NK)세포의 활성레벨은 엘리트선수 쪽이 일반인에 비해 확실히 높다는 보고를 소개하고 있다.

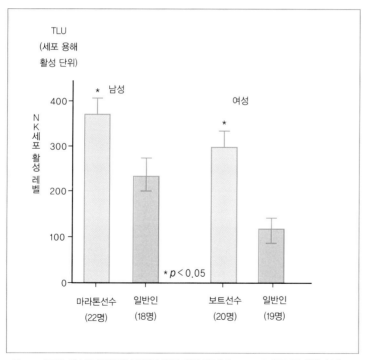

그림 1. 스포츠 선수와 일반인의 NK세포 활성 레벨 비교(Nieman DC, 2000을 일부 수정)

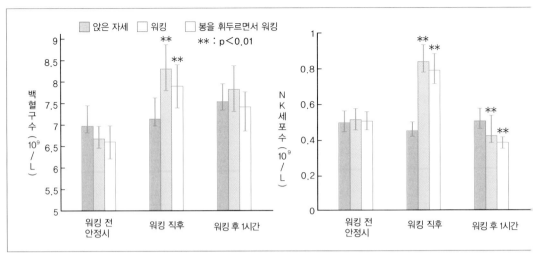

그림 2. **중년여성의 30분간 워킹 전, 종료직후, 종료 1시간 후의 백혈구수(a)와 NK세포수(b)**
(Nieman DC et al, 2005를 일부 수정)

한편, 과격한 훈련을 계속하는 스포츠선수 혹은 마라톤 경주를 막 끝낸 선수는 '목'의 감염증을 앓기 쉽다고 하는 역학조사도 보고되어 있다. 이런 이유로 운동한다고 해도 과도한 피로가 발생하는 경우에는 면역력이 저하할 가능성이 있다고 하겠다.

면역반응에 관련하는 시스템은 복잡하여 여기에서는 상세한 설명은 생략하겠지만, 30분간 워킹을 하면 면역반응에 관계하는 인자(호중구, 림파구, NK세포 등)가 어떻게 변화하는지 연구한 결과가 보고되어 있으니 소개하겠다.

평소부터 자주 워킹을 하고 있던 평균연령 37.5세의 건강하고 뚱뚱하지 않은 여성 15명을 대상으로 다음의 3가지 테스트 전, 직후, 1시간 후로 타액과 혈액 중의 면역계를 구성하는 몇몇 인자를 채취하여 비교했다.

첫 번째 테스트는 30분 동안 안정, 두 번째와 세 번째 테스트는 30분 동안 워킹을 하는 것으로 산소섭취량이 최대산소섭취량의 60%가 되는 스피드(6.3km/h 이하)로 걷는 테스트와 양손에 막대(상표명 body bat)를 쥐고 좌우로 흔들면서 동일한 스피드로 걷는 것이다.

그 결과 30분간의 워킹 직후에는 면역세포가 증가하고 특히 백혈구와 NK세포 수가 현저히 늘어났다고 한다. 그러나 1시간 후에는 워킹 전의 수치로 돌아갔다. 또 그림 2와 같이 운동강도가 조금 센 body bat를 들고 걷는 테스트는 거의 영향이 없었다는 결과였다[2].

'확실한 결론을 내리기에는 좀 더 연구가 필요하지만 30분간의 다소 빠른 걷기는 급성의 단기적인 면역계의 반응을 불러일으킨다. 그리고 매일 워킹이 유발하는 이러한 변화가 가중되어 감염증에 대한 방위능력이 개선될 것이다'라고 연구보고자 Nieman 등[2]은 추론하고 있다.

[宮下 充正]

문 헌

1) Nieman DC: Exercise effects on systemic immunity. Immunol Cell Biol 78: 496–501, 2000

2) Nieman DC et al: Immune response to a 30-minute walk. Med Sci Sports Exerc 37: 57–61, 2005

E-2 워킹에 의한 면역능력의 개선

1 면역능력과 워킹

관동맥경화의 발병메커니즘의 하나로서 면역학적 반응의 관여가 주목되고 있다. 매크로퍼지는 파정한 프라크에 있어 내피병소의 구성요소로 불안정한 프라크의 장애에 영향을 끼친다. 또 활성화된 순환단구도 프라크의 형성에 관여한다. 매크로퍼지와 단구는 인터로이킨2(IL-2)과 인터페론(IFN)-γ에 의해 활성화되지만, 이러한 사이토카인을 생산하는 것이 T세포(CD4양성)이다. 그 중에서도 매크로퍼지와 단구를 가장 강력하게 활성화시키는 것은 IFN-γ이고 불안정형 협심증환자에서는 T세포(CD4양성)의 과잉출현이 확인되며, 세포내의 IFN-γ레벨이 높아지는 것에서 면역계의 반응이 관동맥경화의 진전에 관여하고 있는 것을 시사한다.

필자 등은 세포성 면역 중에서도 특히 운동에 의한 영향을 받기 쉽다고 여겨지는 Natural Killer(NK)세포에 주목하고 있다. NK세포는 림프구의 10~20%를 차지하고, 면역수식과정을 거치지 않고, 직접 일부의 종양세포와 바이러스 감염세포에 특이적으로 상해작용을 갖는 세포로서 알려져 있다. NK세포는 위에서 기술한 동맥경화 성립과정에도 관계하고 있다고 생각되지만 지금까지 NK세포와 운동에 관한 연구대상은 정상인이 중심으로 허혈성 심질환 환자를 대상으로 한 운동요법이 NK세포활성에 어떠한 영향을 끼치는가 하는 연구는 그다지 보이지 않는다.

일상의 워킹을 중심으로 한 정기적인 운동요법을 계속하고 있는 허혈성 심질환 환자의 NK세포의 세포상해활성을 중심으로 검토한 결과를 보고하겠다.

● 만성기 허혈성 심질환 환자의 면역기능에 대한 운동의 급성효과와 만성효과[1]

관동맥 우회술(CABG) 후 평균 6개월의 만성기 허혈성 심질환 환자 남성 13명(평균 연령 62.0±12.1세)에게 면역기능측정과 운동부하시험을 행했다. 운동부하시험은 외래에서의 심장재활치료 도입전과 도입 1년 후에 실시했다. 면역기능측정은 운동부하시험전후에 정맥채혈하여 NK세포와 lymphokineactivated killer(LAK)세포 활성에 대해서는 시간분해형광측정법(CEU-DPTA release assay)에 의해 측정하고 T세포(CD3양성), 헬퍼T세포(CD4양성), 킬러 T세포(CD8양성) 등의 PBMC(peripheral blood mononuclear cell)단핵구분화는 자동세포해석분리장치(FACSCalubur : 제작 Becton Dichinson사 제작)에 의해 프로사이트메트리 법으로 측정했다.

심폐운동부하시험은 고정식 자전거 운동(232CXL:Combi사 제작)으로 3분간의 안정에 이어 4분간의 0W의 위밍업을 한 후, 매분 15W의 ramp부하를 증후한계성에서 행하고 V슬로프법으로 (anaerobic theshold. 염기성 역치)를 결정했다. 호기 가스분석(Oxycon Alfa; Jaeger사 제작)은 breath-by-breath 모드로 측정하고 데이터는 10호흡의 이동평동으로 해석했다. 부하 중은 심전도(ML5000:후쿠다전자사 제작)를 모니터하고 1분마다 자동혈압측기(STBP780:일본코린사 제작)로 혈압을 측정했다.

1년간의 심장재활치료의 내용은 심폐운동부하시험에 의해 AT(염기성 대사역치)를 측정한 데에 AT레벨의 보행 및 자전거 계측기에 의한 운동을 주 2~3회, 30분 정도 실행하는 프로그램을 실시했다.

결과는 T세포(CD3 양성), 헬퍼 T세포(CD4 양성)는 급성운동에 의해 억제되고 그 효과는 그림 1

107

의 오른쪽과 같이 1년간의 운동지속으로 보다 현저하게 확인되었다. 게다가 그림 1의 왼쪽에서 볼 수 있듯이 NK, LAK, 킬러 T세포(CD8 양성)에서는 운동부하 후에 활성 및 세포수가 유의하게 상승하고 1년간의 운동요법에 의해 더욱 상승하는 것이 확인되었다. 이에 급성운동효과에 의해 T세포가 억제됨과 동시에 AT레벨의 비교적 장기적인 운동습관이 면역계반응을 매개한 관동맥 경화증의 진전과 허혈성 심질환의 발병을 억제할 가능성을 시사한다. 또 적절한 레벨의 운동지속은 감염증 등에 대한 저항력 증가의 가능성도 시사한다.

2 워킹 지도의 임상 예

a 증상 예

71세 남성. 진단은 무통성 심근허혈, 만성심부전

심근경색 후 CABG를 받고 퇴원했지만 퇴원 후 협심증이 출현하여 그 후 심부전을 **하여 입원하게 되었다. 퇴원 후의 신체활동에 불안이 있기 때문에 운동요법과 운동지도를 희망했다.

- 신장 162cm, 체중 58kg, BMI 22.1, 혈압 138/89 mmHg
- 심장 초음파검사 : 심돌부에서 하벽에 걸쳐 벽운동이 저하되어 있고 좌실구출율 34%
- 식사 : 1,600kcal, 염분 6g/일로 영양지도를 했다.
- 심폐운동부하시험 : 심박수 121박/분, 수축기혈압 168mmHg, 56W의 시점에서 허혈성 ST 저하 때문에 중지했다. 협심통은 없고 무통성 심근허혈로 생각되었다.

b 지도 내용

(1) 운동처방

AT가 검출 불가능이었던 것에서 ST저하가 나타나기 전의 심박수 110을 상한 훈련강도로 하고 25W×10분간의 자전거 계측기부터 시작하여 최종적으로 30분간을 1일 2회 실시했다. 훈련 중에는 심전도 모니터에 의한 의사의 감시 하에서 실시했다.

(2) 퇴원시의 지도

운동부하테스트 결과 허혈성 심질환에 대한 운동효과, 운동습관을 계속하기 위한 궁리, 일상생활의 여러 주의사항 등을 설명하고 재택 운동요법으로서 워킹을 중심으로 AT레벨[THR 110 박/분, Borg 지수 12 : "편하다"부터 "다소 힘들다"의 범위]에서 30~60분, 5회/주의 실시를 권했다.

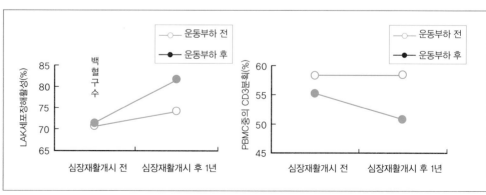

그림 1. **심장 재활에 의한 운동부하실험 전후의 면역동태의 변화 : LAK세포활성(%)과 CD3(T세포)**

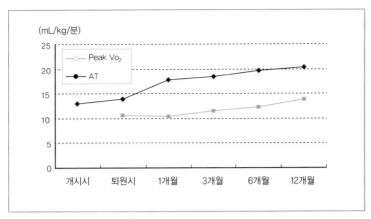

그림 2. **심폐운동 부하시험의 추이**

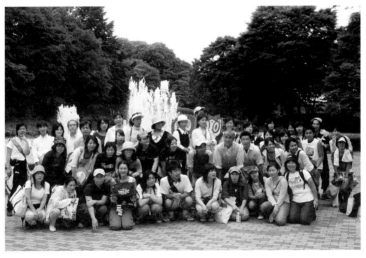

그림 3. **워킹을 즐기는 모임**

c 경과

- 퇴원 1개월 후 : 목표운동량을 250kcal/일로 설정하고 기록표에 매일 기록하도록 했다.
- 퇴원 4개월 후 : CPX에 있어 아직 심박수 110으로 ST 저하가 확인되고 워킹 중의 심박수 110박/분을 넘지 않도록 재차 지도했다.
- 퇴원 1년 후 : 그림 2에서처럼 운동요법이 정착되고 운동내용능이 증가한 것이 확인되었다. 직장에 복귀하고, 당과 주최의 워킹을 즐기는 모임에도 참가하여 찍은 사진이 그림 3이다.

[牧田 茂]

문 헌

1) 石原俊一, 牧田茂, 佐藤真治ほか : 心臓リハビリ患者における免疫機能に対する運動の急性効果と慢性効果. 心臓リハビリテーシ ョン 9 : 84-88, 2004

제Ⅳ장
고령자의 워킹

A 75세 이상의 고령자에게도 워킹은 좋은 운동이다.

1 고령자와 워킹

a 75세 이상의 인구 증가시대와 워킹

일본은 지금 '초고령사회'이다. '초고령사회'란 총 인구에서 65세 이상의 인구가 차지하는 비율인 고령화율이 21%를 넘은 상황을 가리키는데, 일본은 이미 2007년에 그 기준에 도달했고 지금도 계속 증가하고 있어 2055년에는 고령화율 40.5%까지 달할 것으로 추계된다. 또, 2010년에는 75세 이상의 인구가 11.2%였지만, 2055년에는 26.5%, 즉 4명 중 1명 이상이 75세 이상이 될 것으로 추계된다. (국립사회보장 인구문제연구소 : 일본의 장래 추계 인구 (2006년 12월 추산) 중위 추계로부터)

이런 시대를 맞이하여 건강상의 문제로 일상생활에 제약을 받지 않고 생활할 수 있는 기간인 건강수명을 연장하여, 75세가 넘은 사람들이 사회생활을 영위하기 위해 필요한 걷기 능력을 유지하는 것은 본인에게도, 가족과 주변사람들 및 사회전체에 있어서도 매우 중요하다 할 수 있다.

걷기 능력과 자신감을 유지함으로써 한 사람 한 사람이 적극적으로 사회에 참가하여, 결과적으로는 걸을 기회가 늘어난다. 또 걸을 기회가 많은 것은 걷기 능력과 자신감을 유지하는 것으로도 이어진다. 이러한 선순환으로 건강하게 오래 살 수 있는 고령자가 보다 많아지는 것이 이상적이지만, 75세가 넘으면 연령증가와 함께 신체 및 정신 양면에서 기능의 변조를 일으키기 쉽고, 질병발병과 부정호소[*], 낙상, 그 외의 다양한 일들을 계기로 '걸을 수 없게 되는' 상황이 발생하고, 그 결과 '걸을 수 없는' 상태가 된다. 나아가 '걷지 않게 되는' 상황을 조장하는 악순환에 빠지기 쉽다. 이러한 악순환에 의해 QOL(생활의 질)이 떨어지지 않도록, 고령자 개개인의 상태에 부응하여 무리 없이 적당히 걸을 것을 권장하며 선순환으로 인도하는 것이 바람직하다.

그런데 일반적으로 일본어에서 '워킹'이라 표현하면 적극적으로 건강한 몸을 만들기 위한 유산소 운동으로, 특별한 형태와 방법의 운동으로 생각된다. 그러나 75세 이상의 고령자를 대상으로 하는 경우에는 '워킹'이라 표현하는 특별한 운동뿐만 아니라, 고령자의 보행습관과 연령증가에 수반되는 걸음걸이의 변화도 배려하면서 일상생활에서 이동을 위해 하는 보행부터 본격적인 워킹까지를 모두 포함하는 광의의 walking으로 파악하여 지도 및 지원해 가야 할 것이다.

---

[*] 역자 주 : 머리무거움증, 권태, 이(易)피로감, 불면등 그 하나 또는 둘 이상으로도 그에 의해서 일정의 장기장애나 질환을 추정할 수 없는 호소를 부정호소라고 한다. (출전: 간호학 대사전)

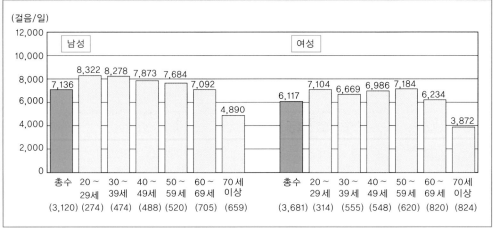

그림 1 걸음수의 평균치(2010년 국민건강영양조사)

2010년 국민건강영양조사에 따르면, 그림 1과 같이 70세 이상의 하루 걸음 수의 평균치는 남성이 4,890보, 여성이 3,872보로, 남녀 모두 60대와 비교하여 하루 2,000보 이상이나, 많지 않고 고령이 되면 '걷지 않게 되는' 경향이 두드러졌다.

같은 조사에서 1회 30분 이상의 운동을 주 2일 이상 실시하는 것을 1년 이상 계속하고 있는, 운동습관이 있는 사람의 비율은 70세 이상의 남성에서 45.0%, 여성에서 35.7%로 다른 연령층과 비교하여 높다는 결과에도 불구하고, 걸음수의 평균치가 높지 않다는 것은 70세 이상의 운동습관의 대부분이 이동을 수반하지 않는 체조 등일 가능성이 있고, 본격적인 '워킹'을 실시하는 사람은 결코 많지 않은 것으로 생각된다.

특히 의식하지 않으면 '걷지 않게 된다'는 70세 이상의 경향에 대해서, 우선은 평소 생활 속에서 부지런히 걷도록 할 것, 그리고 동기부여가 가능하면 예를 들어 5분이나 10분 정도의 단시간이라도 '산책'이나 '워킹'처럼 걷기 자체를 목적으로 하는 시간을 갖도록 하는 것이 '걷지 않게 되는' 고령자를 줄이는 것으로 이어질 것이다.

더욱이 평균연령 80세의 고령자를 대상으로 한 연구에서 주 4일, 1회 15분 이상의 야외에서의 워킹 실시가 수명의 연장과 관련되어 있다는 보고도 있어[1], 75세 이상의 고령자에게도 '워킹'의 기회를 갖는 것이 중요하다는 것을 나타내고 있다.

c 연령증가에 따라 걷는 힘이 떨어지지만 고령이 될수록 개인차가 크다.

연령증가에 따라 수반되는 보행의 변화에서 가장 알아차리기 쉬운 것은 보행속도의 저하이다. 필자 등이 나가노 현 도우미(東御) 시에서 60세 이상의 남성 2,905명, 여성 6,234명 총 9,139명을 대상으로 하여, 장기간에 걸쳐 실시한 10m 전력보행에 따른 최대보행속도의 결과에서 성별에 5년 간격으로 각 연령대별 평균치를 산출했다.

그 결과, 그림 2와 같이 남성은 65~69세 2.15 ± 0.42m/초 (768명), 75~79세 1.87 ± 0.40m/초 (594명), 85세 이상 1.42 ± 0.43m/초 (118명), 여성에서는 65-69세 1.95 ± 0.34m/초 (1,198명), 75~79세 1.55 ± 0.38m/초 (1,549명), 85세 이상 1.14 ± 0.36m/초 (409명)였다.

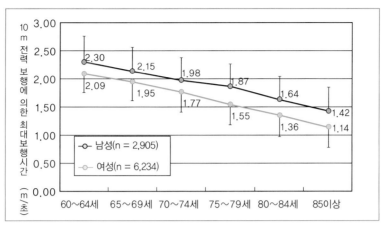

그림 2 　성별 및 연령대별의 10m 전력 보행 시간(m/초)

　단, 평균치의 저하경향은 명백하지만, 개개인으로 보면 85세가 넘은 사람 중에 가장 빠른 사람은 남성 2.38m/초, 여성 2.22m/초로 60대 전반의 평균치를 웃도는 보행속도의 고령자도 있고, 활동적인 생활을 하는 사람부터 개호[2]를 필요로 하는 사람까지 개인차가 매우 크다.

　그런데 보행속도는 보폭과 보조[3]에 의해 결정되지만 고령자의 속도저하에 크게 영향을 끼치는 것은 보폭의 감소로 생각된다. 그 이외의 고령자의 걸음걸이의 특징으로서 양다리 지지기의 증대, 유각기에서의 발 들어올리기의 저하, 걸음간격의 증대, 팔 흔들림의 감소, 불안정한 방향변환 등을 들 수 있다. 고관절·무릎관절·족관절, 어깨관절, 주관절 등 각 부위의 가동성도 저하하고 이를 종합하면 노인성의 발을 끄는 걸음, 종종걸음의 특징이 보인다[4].

　이는 균형을 유지하기 위한 전략으로도 해석되지만, 걸음걸이의 변화에 의해 근육의 활동이 충분하지 않게 되어 기능저하를 조장하는 경우도 있기 때문에 개개인에게 부담이 되지 않는 범위 내에서 포인트를 의식한 걸음걸이를 하도록 촉구하는 것이 노인성 보행으로의 이행을 지연시키는 데에 유효할 것이다. 고령자가 바람직한 걸음걸이의 포인트를 자연스럽게 의식할 수 있도록, '시선을 정면으로', '평소보다도 조금 빠른 걸음으로 성큼성큼'처럼 간결하게 전달함으로써 각각이 갖는 잠재적인 운동기능을 적당하게 작동시켜 결과적으로는 보행능력의 유지 및 향상으로 이어질 것으로 기대된다[5, 6].

d 개개인의 상태에 맞추어 고령자에게 걷기를 촉구한다.

　75세 이상의 고령자에 대해서는 '워킹'의 실시를 촉구하기보다도 우선은 걷기 그 자체의 중요함을 재인식시키고 앞에서 언급한 '걸음걸이 포인트를 의식'(질의 향상)한 후에 '평소의 생활 속에서 부지런히 걷는 것'(양의 증대)을 권장하도록 한다.

　집안일을 하면서 부지런히 움직이고, 볼일을 만들어 근처까지 걷고, 장을 볼 때는 슈퍼 안을 많이 걷는 등, 평소의 마음가짐에 의해 걸음수가 증가할 것으로 기대된다. 그리고 걷기에 수반되는 사회적인 활동범위의 확대됨으로써 운동기능뿐만 아니라 인지기능의 저하를 억제하는 기회도 늘어나게 된다.

---

2) 역자 주 : 표준국어대사전에 '개호(介護)-곁에서 돌보아 줌'으로 등재되어 있어 그대로 사용함. 한국어의 간병, 간호와 의미가 완전히 일치하지는 않음.

3) 표준국어대사전 - 걸음걸이의 속도나 모양 따위의 상태

단, 고령이 될수록 개개인의 상태가 다양해지기 때문에 개별적인 배려가 필요하다. 예를 들면, 바람직한 걸음걸이의 '시선을 정면으로'라는 포인트가 흔히 척주 후만증으로 등이 굽은 사람에게는 적절한 조언이 되지 않는 경우도 있다. 고령이 되어도 바람직한 걸음걸이를 유지하기 위해서는 걷기뿐만 아니라 근력증강운동과 유연운동도 병행하는 것이 권장된다.

'산책'과 '워킹' 등의 걸을 기회의 제안은 체력의 개인차와 질병 및 장애 그 외의 배경을 고려해야만 한다. 육상보행에서 통증이 신경 쓰이는 경우에는 수중 워킹, 통상적인 보행이 힘든 경우에는 지팡이나 보행기를 사용한 보행, 또 보조기구를 활용하기는 하지만 더욱 적극적으로 보행능력을 끌어내는 노르딕 워킹이나 폴 워킹, 체력향상을 위해 적당한 부하를 거는 인터벌 속보, 어느 정도의 체력수준이 되는 경우에는 성취감을 수반하여 삶의 보람도 느낄 수 있는 하이킹, 산길 걷기, 등산 등 다양한 걷기가 있다. 이 중에서 자신의 몸의 상태나 취향에 맞는 것을 직접 선택하고, 75세부터의 인생을 '움직이는 기쁨, 움직일 수 있는 행복(운동기관의 10년)'을 느끼면서 보내는 것이 바람직하다.

'건강을 위해서'라며 너무 강박적이 되지 않도록 '계절을 느끼고, 걷는 즐거움, 보고 듣고'라는 낙상 예방의학연구회의 〈낙상 예방 처방〉의 시구가 표현하는 것처럼 무리가 되지 않는, 즐거운 걷기가 삶의 낙이 되는 것이 이상적일 것이다.

2 워킹 지도의 임상 사례(1)

a 증상사례

82세 여성, 68세일 때 골다공증, 변형성 무릎관절증, 요통으로 진단받았는데 초기에는 통증에 대한 대증요법만으로 적극적인 운동요법은 실시하지 않았다. 이 외에도 복수의 진단을 받아 통원을 반복하고 있었다.

72세에 처음으로 보행능력을 측정했을 때의 10m 전력보행에 의한 최대 보행속도는 1.43m/초로 같은 세대 여성의 평균치를 크게 밑도는 상황이었다. 이러한 상황에 빠진 것은 통증 등에 의해 활동을 하지 않는 생활이 계속된 것이 원인으로 추정된다.

b 지도내용과 경과

그래서 통증에 신경을 쓰면서 활동량을 늘리는 것을 목적으로 온천 수영장을 이용하여 관절에 부담이 적은 수중 워킹을 주2회 정도 실시했다. 도입단계에서는 물리치료사가 개별 대응하여 수중 걸음걸이를 지도하였고, 익숙해진 후에는 정기적으로 수영장을 이용하여 스스로 실천을 하도록 한 결과, 다음해의 측정에서는 10m 전력보행에 의한 최대보행속도가 1.89m/초로 나타나는 등 보행속도에 큰 폭의 향상이 보였다.

그러나 74세 때, 무릎관절의 가동역 제한과 보행 시 통증의 악화가 확인되었기 때문에 다음해에는 다시 1.61m/초로 보행속도가 떨어졌다. 강하게 통증을 호소할 때에는 외래에서 물리치료로서 구축 예방과 통증 경감을 목적으로 한 운동요법과 물리치료요법을 주1회 정도로 추가하여 통증 등에 의한 불안을 가능한 한 제거했다.

그 후 75 세가 넘어도 매일 자택에서 할 수 있는 체조의 실시, 자택주변에서 산책, 지역의 낙상 예방교실 등에 참가, 밭일 등을 상태에 맞춰 하도록 수시로 부추겼다.

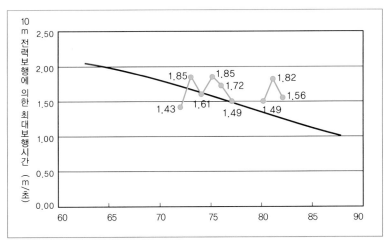

그림 3 　임상 사례(MK씨)의 10년간의 보행능력 변화

　그 결과, 그림 3에서 보듯이 때때로 변동은 있었지만 최초의 보행능력 측정 시부터 10년 경과한 82세일 때에도 10m 전력보행에 의한 최대보행속도는 1.56m/초(그 1년 전의 81세일 때는 1.82m/초)로, 여전히 통증 등이 있었지만 10년 전보다도 보행능력이 높은 상태를 유지하고 있고, 결과적으로 동년배의 평균치를 크게 웃돌고 있었다[7].

　고령자가 아프다는 이유로 걷지 않고 활동이 없는 생활을 계속했다면 악순환에 빠져 보행능력의 저하가 진행되었을 가능성이 있다. 이번 임상 사례가 나타내듯이 고령자의 상태를 배려하면서 활동적인 생활을 하도록 지원 및 지도해 나가면 75세 이상이더라도 보행능력의 유지를 기대할 수 있다.

[岡田　真平, 武藤　芳照]

3 워킹 지도의 임상 사례(2)

a 증상사례

　83세 여성, 단기보호서비스 시설*에서 야간에 화장실에 가려고 일어났을 때 균형을 잃고 쓰러졌다. 몸을 가누지 못하게 되어 구급차로 내원. 좌대퇴골 근위부 골절이라는 진단으로 정형외과 병동에 입원하고 다음날 골접합술 수술을 받았다.

　입원 전의 신체상황은 T자 지팡이로 실외 보행 지켜보기 수준*이었고, 인지기능은 Mini Mental State Examination (MMSE) 16점으로 경도의 인지기능 저하가 있고, 일상적인 동작은 대체적으로 스스로 할 수 있었다. 당뇨병과 고혈압의 병력이 있어 내복 치료 중이었는데 모두 양호

---

*　역자 주 : 재택간병 중인 고령자의 심신의 상황과 병 증상에 맞춰 간병인의 부담경감과 일시적으로 간병을 할 수 없는 경우의 간병을 목적으로 단기간 시설에 입소하여 일상생활전반의 간병을 받는 것이 가능한 서비스를 말한다.
*　역자 주 : 개호(간병)의 4단계를 자립, 지켜보기, 일부시중, 전체시중으로 나눈다. 자립은 스스로 할 수 있다. 지켜보기는 응원의 말을 건네거나 옆에서 지켜보면 할 수 있다. 일부시중은 부분적인 개호를 필요로 하는 상태, 전체시중은 중증이나 최중증인 상태로 생활전반에 걸쳐 전면적인 시중이 필요한 것을 말한다

115

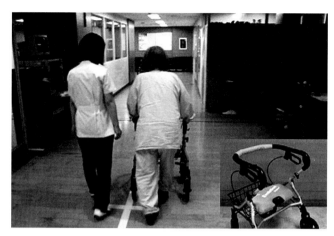

그림 4 병원 안에서 하는 워킹 지도와 실버 보행기

양호했다. 자택은 도쿄 도내의 엘리베이터가 있는 아파트의 5층(엘리베이터 있음)으로, 85세의 남편, 아들 부부와 동거중이다. 개호보험*은 '요개호* 3'이었다.

b 지도의 내용

수술 다음날부터 관절가동역 훈련, 근력증강 훈련, 기본동작연습부터 지도를 시작했다.

개시 시 사지의 근력은 상지 4/5, 체간 3/5, 우하지 3/5, 좌하지 2/5였다. 또 좌하지 고관절 및 무릎관절에 경도의 신전 가동역 제한이 확인되고, 고관절의 운동 시 통증도 보였다. 기본동작은 머리 들어올리기-가능, 무릎세우기-곤란, 전거-불가, 하지 신전 거상(SLR)-불가, 몸 뒤집기-전체시중, 일어서기 동작-전체시중, 정좌 자세 유지-중등도 시중이었다. 전체시중으로 휠체어 승차를 했는데, 15분 만에 피로를 확인했다.

수술 후 일주일 만에 정좌 자세 유지-가벼운 시중, 휠체어로 이동 동작-중등도 시중이 되었는데, SLR-곤란으로 고관절 운동 시 통증이 커져 평행봉 내에서 일어서는 동작도 거의 전체시중을 요했으며, 수술부위에는 전혀 하중을 걸지 않았다. 휠체어 승차는 1시간 정도 가능해지고 2주일 경과한 단계에서 수술부위에 50%의 하중이 허가되었지만, 하중이 걸렸을 때 고관절 통증이 심해져, 평행봉 내에서 선 자세(입위)유지에도 중등도 시중이 필요했다.

수술 후의 동통이 지연되었기 때문에 하지의 관절가동역 훈련 및 하지근군의 스트레칭, 근력증강훈련을 조심히 시행한 결과, 수술 4주 후에는 하중 시의 동통도 경감되었다. 수술부위에 가해지는 하중도 전체 하중이 허가되어, 평행봉 내 보행은 가벼운 시중으로 가능했다.

관절가동역은 고관절 신전 0°, 무릎관절 신전 -10°에서 경도의 신전제한을 확인했지만, 근력은 체간3/5, 우하지4/5, 좌하지3/5까지 개선된 것을 확인했고, SLR도 가능해졌다. 기본동작은 일어서기까지 침대 울타리를 잡고-지켜보기 수준, 정좌 유지-자립, 휠체어 옮겨 타기-가벼운 시중으로 가능해졌다. 신발신기동작에는 시중을 필요로 했다. T자 지팡이 보행으로 자택 퇴원을 목표로 하여 회복기 재활치료병동으로 옮겼다.

---

* 역자 주 : 한국의 장기요양보험에 해당한다.
* 역자 주 : 개호보험에서 재택서비스를 이용하는 사람을 요지원 1,2와 요개호 1~5로 등급을 나누고 있다. 요지원은 지원이 필요한 단계, 요개호는 개호가 필요한 단계를 가리킨다.

수술 후 5주차에 평행봉 안 보행연습부터 서클보행기 보행연습을 거쳐 수술 후 7주차에는 T자 지팡이 보행연습으로 이행했다. 수술 후 9주차에 T자 지팡이 보행은 지켜보기 수준에서 30m까지 가능해졌지만 그 이상의 보행에서는 하중통증이 더 심해지기 때문에 무릎 굽히기 리스크가 높아 보행자립은 곤란한 상황이었다.

하중통증에 대해 배려하면서 보행 내구성향상을 위해 그림 4에서처럼 보행보조기구를 성인용 보행기로 설정변경하고 보행연습을 계속했다. 성인용 보행기 보행에서는 하중통증이 심해지는 것이 확인되지 않았고, 연속 보행 내구성도 200m 이상 가능해져 수술 후 11주차에는 병동 내 보행자립이 가능해졌다.

더욱이 성인용 보행기의 브레이크조작은 동작학습이 어려워 옆에서 응원의 말을 건넬 필요가 있었지만, 브레이크 사용에 상관없이 일어서기 동작, 착석 동작 모두 안정되게 할 수 있었기 때문에 성인용 보행기로 하는 보행자립이 허가되었다. 성인용 보행기 보행에서는 보행자세가 몸을 앞으로 숙이는 전경자세가 되기 십상이라 고관절 굴곡 구축이나 굽은 등 자세를 조장하는 리스크가 높기 때문에 지도내용에 배를 깔고 눕는 복와위 자세를 포함시켜, 굽은 등 진행 예방이나 고관절신전가동역의 확보에 유의했다.

c 경과

수술 후 13주차에 인지기능은 MMSE 14점으로 약간의 인지기능 저하가 확인되었다. 관절가동역은 고관절의 신전가동역이 0°로, 여전히 제한되어 있음을 확인했지만, 하지의 조대근력은 대략 4/5로 좌우차가 확인되지 않는 상황까지 개선되었다. 기본동작은 대체로 자립했고, 신발신기 동작도 응원의 말로 가능해졌다.

자택 내에서는 T자 지팡이 또는 벽 잡고 걷기, 실외에서는 성인용 보행기를 이용한 지켜보기 보행을 상정하여 퇴원 전에 시험외박을 실시하고, 자택 내에서의 이동 동작과 일상적인 동작의 확인을 했다. 시험외박 후 가족과 케어매니저로부터는 '입원 전보다 보행상태는 확실히 좋아졌다'라는 코멘트가 있었다. 간병 보험은 '요개호3'인 채로 수술 후 14주차에 자택으로 퇴원했다. 자택 퇴원 후에는 성인용 보행기로 주 2회 데이케어 서비스(목욕서비스도 이용)로 외출하기도 하고, 데이케어서비스가 없는 날에는 편도에 도보 10분 정도 거리에 있는 슈퍼에 남편과 함께 장을 보러 외출한다고 한다.

[上内 哲男, 武藤 芳照]

문 헌

1) Cristina F et al : Walking four times weekly for at least 15 min is associated with longevity in a Cohort of very elderly people . Maturitas 74 : 246-251, 2013

2) Elble RJ et al : Stride-dependence changes in gait of older people. J Neurol 238 : 1-5, 1991

3) Murray MP et al : Walking patterns in healthy old men. J Gerontol 24 : 169-178, 1969

4) 真野行生ほか：高齢者の歩行と転倒の実態. 高齢者の転倒とその対策, 真野行生(編), 医歯薬出版, 東京, p8-12, 1999

5) 山田美穂：運動指導の目的・方法・期待される効果─歩行指導, 転倒予防教室─転倒予防への医学的対策 第2版, 武藤芳照ほか(編), 日本医事新報社, 東京, p136-141, 2002

6) 田中尚喜：効果─歩行・姿勢, 転倒予防教室─転倒予防への医学的対応 第2版, 武藤芳照ほか(編), 日本医事新報社, 東京, p136-141, 2002

7) 半田秀一ほか：変形性膝関節症患者の体力化とその効果, 理学療法26：1123-1129, 2009

B 낙상 예방으로써의 워킹

1 낙상의 실태와 낙상 예방 차원에서의 지향점

국민생활기초조사에서 1998년부터 3년 간격의 통계[1]에 따르면 그림 1과 같이 골절·낙상은 뇌혈관질환, 치매, 고령에 의한 쇠약관절질환과 나란히 간병의 5대 요인의 하나이다. 2010년의 데이터에서는 요개호인 등의 10.2%가 골절·낙상에 의한 것으로 요개호도 별로 보면 요지원인의 12.7%, 요개호인의 9.3%이다. 같은 시기의 요개호 등 인정자 수의 통계에 따르면[2] 요개호인 등 488만 명 중 실제로 50만 명이 골절·낙상에 의해 개호가 필요해진 것으로 어림잡고 있다.

또 골절·낙상이 간병의 직접적인 원인이 될 뿐만 아니라 심리적 영향으로서 사회적 교류의 감소에 빠질 정도로 활동을 자기억제해 버리는 낙상공포와 자신감 상실 등이 발생하고[3], 그것이 운동기능과 인지기능의 저하를 유발한다는 '낙상 후 증후군'[4]이 원인으로 요개호 상태가 되는 간접적인 영향도 생각할 수 있기 때문에 골절·낙상의 예방은 중요하다.

젊은 사람이나 운동선수 중에서도 우발적으로 낙상하는 경우는 있지만, 빈번하지는 않다. 빈번하게 낙상을 반복하는 '역전도'에 대한 인식으로 武藤 등[5]은 '낙상한 결과, 예후가 나빠졌다'고 간주하기보다는 '낙상할 정도로 신체의 상태가 나빠져 있었다.' '신체상태가 나빠진 결과, 낙상한다'고 파악해야 하며, 그림 2와 같이 '낙상은 결과이고, 원인이기도 하다'라는 시점을 제시하면서 이낙상성의 조기발견과 예방적 대응이 대단히 중요하다는 것을 기술하고 있다. 게다가 낙상 예방으로서 목표로 삼을 것 및 그 기본적인 생각으로서는 '단순히 낙상·골절을 줄이는 데에 그치지 않고, 그러한 것이 원인으로 일어나는 자리보존과 요개호 상태를 저감 및 예방할 것, 나아가서는 그 과정에서 키워진 신체능력과 자신감과 희망에 따라 고령자 한 사람 한 사람의 건강과 행복과 자기실현에까지 결부시킬 것'을 전제로 해야 한다고 기술한다[6].

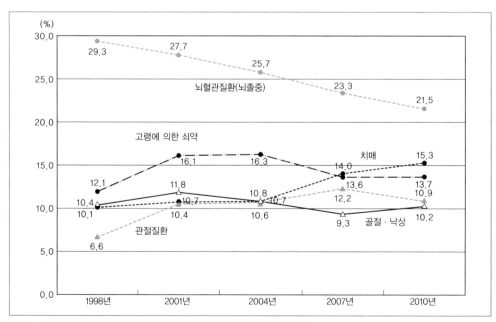

그림 1 국민 생활 기초 조사에서 〈개호가 필요해진 주된 원인〉의 구성 비율의 추이

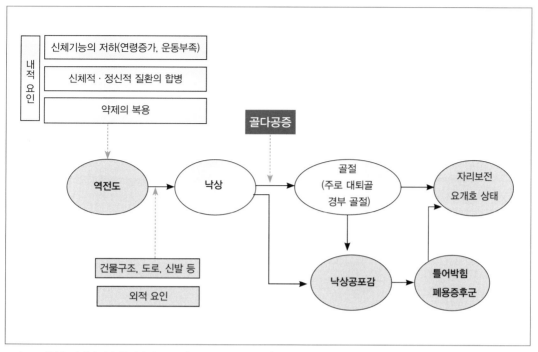

그림 2 낙상은 결과이면서 원인이기도 하다(武藤 芳照 외, 2005)

이러한 낙상의 실태와 대응하기 위한 기본적인 사고방식과 특정기기·용구와 경제적 부담을 강요하는 일 없이, 일상적으로 스스로 가볍게 실시할 수 있는 낙상 예방효과를 기대해 볼 수 있다. 여기에서는 골절·낙상의 예방이 아니라, 주로 낙상 예방이라는 관점에서 서술하겠다.

2 낙상은 워킹만으로는 막을 수 없다.

낙상리스크는 고령자의 신체 및 정신 상태에 직접영향을 끼치는 내적요인(인자)과 환경과 물리적인 측면인 외적요인(인자)으로 나뉜다. 실제 낙상 중에서 약 15%는 우발적으로 누구든지 넘어질 수 있는 단일한 외적요인에 의한 것으로 마찬가지로 약 15%는 실신과 파킨슨병 등의 명확한 단일 내적요인에 의해 발생하고, 나머지 60% 이상은 다양한 복합 요인에 의한 상호작용으로 일어난다[7]고 보고되어 있다.

그림 3에 鈴木[8]에 의한 낙상리스크 인자를 나타내었다. 내적·외적인자를 포함하여, 지극히 많은 리스크인자가 있는 것을 알 수 있다. 여기에서 그러한 리스크들을 실감하기 쉽게 하기 위해 가상이기는 하지만 주변에 존재할 것 같은 사람들의 구체적인 예를 들겠다.

'75세 후기 고령자가 되었는데, 20년째 매일 아침 60분간의 워킹을 하고 있다. 그러나 최근 불면증 때문에 약(벤조디아제핀계를 포함하는 수면유도제)를 복용하고 있다. 또 백내장도 진행되고 있어 흑백의 색의 대비가 명확하게 보이지 않게 되었다. 안과의사가 수술을 권했지만, 아직 실시하지 않았다'는 사람이 오랫동안 익숙했을 법한 워킹코스에서 낙상한 경우에는 약리작용 (휘청거림)과 시각장애에 의한 복합적인 원인이 우선적으로 추측되는데, 다른 요인이 잠재되어 있을 가능성도 있다.

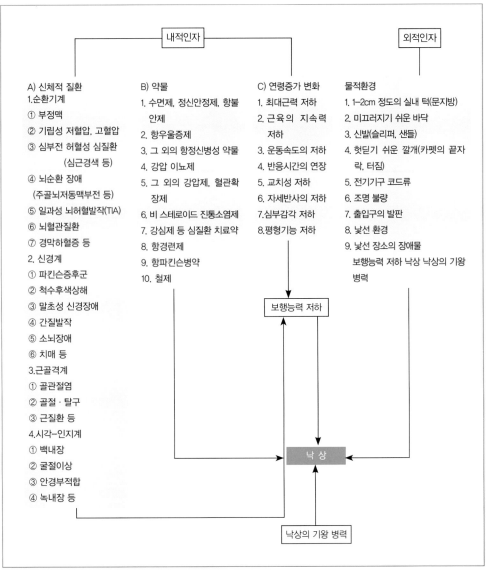

그림 3 낙상 리스크 인자(鈴木 隆雄, 2003)

3 낙상 리스크와 그 대응

a 역전도성의 구분법

2001년에 미국 노년의학회의 가이드라인 중에서 표시된 각 내적 요인의 낙상에 대한 관련성의 크기(오즈비(odds ratio):그렇지 않은 집단과 비교하여 몇 배 낙상하기 쉬운가)는 속성 중에서 과거의 낙상경험이 3.0, 보조기구 사용이 2.6, 연령(80세 이상)이 1.7, 신체기능 저하 중에서 근력저하가 4.4로 가장 높고, 보행능력 저하가 2.9, 균형기능 저하가 2.9, 일상생활동작능력 저하가 2.3이고 신체적·정신적질환의 합병 중에서 시력장애가 2.5, 관절장애가 2.4, 우울증이 2.2, 인지장애가 1.8이었다[5].

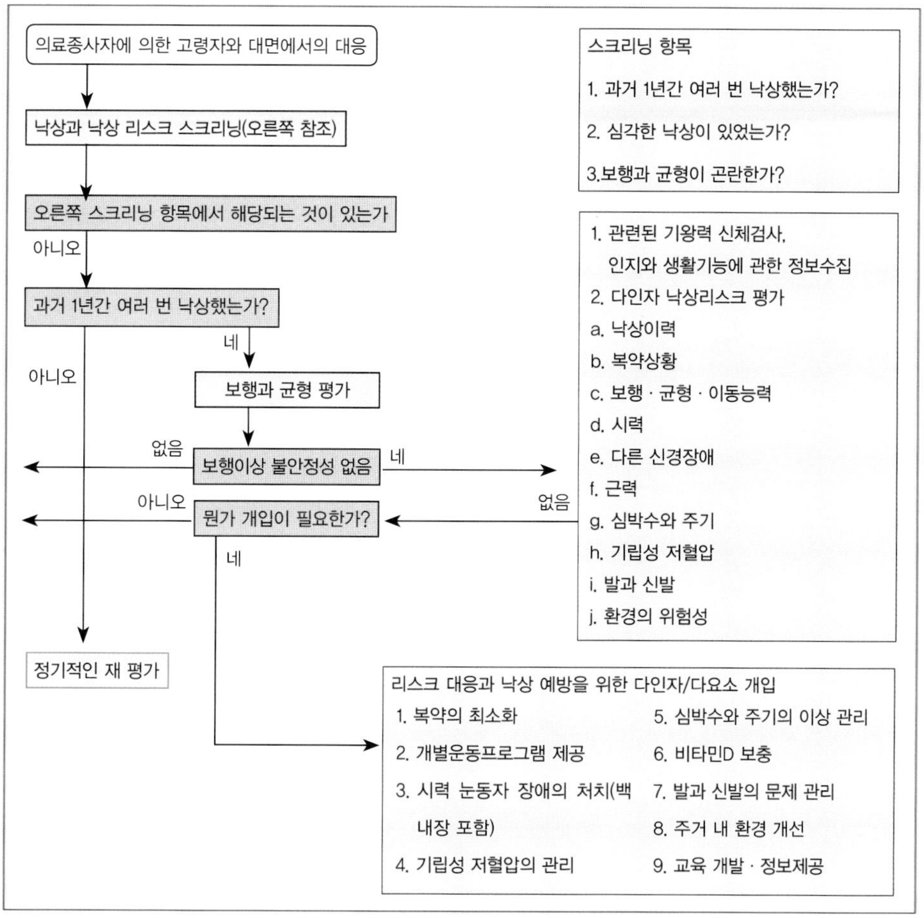
의료종사자에 의한 고령자와 대면에서의 대응
낙상과 낙상 리스크 스크리닝(오른쪽 참조)
오른쪽 스크리닝 항목에서 해당되는 것이 있는가
아니오
과거 1년간 여러 번 낙상했는가?
네
아니오
보행과 균형 평가
없음
보행이상 불안정성 없음
네
아니오
뭔가 개입이 필요한가?
없음
네
정기적인 재 평가
스크리닝 항목
1. 과거 1년간 여러 번 낙상했는가?
2. 심각한 낙상이 있었는가?
3.보행과 균형이 곤란한가?
1. 관련된 기왕력 신체검사,
인지와 생활기능에 관한 정보수집
2. 다인자 낙상리스크 평가
a. 낙상이력
b. 복약상황
c. 보행 · 균형 · 이동능력
d. 시력
e. 다른 신경장애
f. 근력
g. 심박수와 주기
h. 기립성 저혈압
i. 발과 신발
j. 환경의 위험성
리스크 대응과 낙상 예방을 위한 다인자/다요소 개입
1. 복약의 최소화
2. 개별운동프로그램 제공
3. 시력 눈동자 장애의 처치(백내장 포함)
4. 기립성 저혈압의 관리
5. 심박수와 주기의 이상 관리
6. 비타민D 보충
7. 발과 신발의 문제 관리
8. 주거 내 환경 개선
9. 교육 개발 · 정보제공

그림 4 **지역 거주 고령자의 낙상 예방을 위한 알고리즘(AGS&BGS, 2011)**

그림 4의 가이드라인은 2010년에 개정판이 나왔고, 지역 거주 고령자의 낙상 예방을 위한 알고리즘을 나타내고 있다[10]. 이 그림을 보는 방법을 간략히 설명하면 지역 거주의 고령자들에 있어 '과거 1년간 여러 번 낙상했다', '중정도 이상의 외상을 수반하는 심각한 낙상을 했다' '보행과 균형을 잡기 힘들어졌다'에 해당하는 경우에는 다시 낙상할 가능성이 높다는 것(역전도성)을 나타낸다. 따라서 그 원인을 조사하여 그에 대한 구체적인 대응이 필요하다는 것을 의미한다(질병과 다인자 낙상 리스크 평가).

b 낙상 예방을 위한 각종 대처(개입)의 효과

개입연구 중에서도 '랜덤화 비교시험'이라 하는 가장 객관적이고 신뢰성이 높다고 하는 연구 디자인에 기초하여 효과를 명확히 하는 '코크란(Cochrane) 시스테마틱 리뷰'(2009년 판)에서는 지역 거주 고령자를 대상으로 한 낙상 예방을 위한 개입효과에 대해 개입내용마다의 효과량을 표1에 정리했다[11, 12]. '낙상율(낙상 횟수/인 · 년) 혹은 낙상자수를 효과로 하고 복수의 연구를 통계적으로 통합(하나로 정리)하는 것으로 효과의 유무를 밝히고 있다.

운동에 있어서는 ①복합적인 운동은 집단 및 개별의 형태를 불문하고 낙상 예방의 효과가 있는 점, ②태극권에는 낙상 예방효과가 있는 점, ③집단에서의 보행, 균형기능훈련은 낙상율을 떨어뜨리는 것을 나타내었다. 한편, 파킨슨병이나 뇌졸중 등의 질환이 있는 사람에 대한 개별의 복합적인 운동, 그리고 개별에서의 균형 훈련만의 개입, 워킹만의 개입, 집단 및 개별을 불문하고 근력 훈련만의 개입으로는 예방 효과가 없다고 한다. 단, 워킹은 1연구만의 효과이고, 복수의 같은 연구결과를 통합한 것은 아니다.

운동 이외에서 효과가 확인되는 개입은 ①비타민D 부족한 사람에게 비타민D 보충, ②경동맥동 과민증에 대한 페이스 메이커 삽입 수술, ③첫 백내장 수술, ④시력장애에 대처한 가옥의 환경정비였다. 평가와 운동을 포함하는 다인자 개입은 낙상율을 떨어뜨린다.

표1. 개입내용별 낙상 예방 효과(Gillespie LD et al, 2009를 岡田 真平 외, 2012가 일본어로 번역)

개입내용	낙상율			낙상자 수		
	효과	효과율 [95% CI]	연구수 (대상자 수)	효과	효과율 [95% CI]	연구수 (대상자 수)
운동(내용, 형태별)						
복합적인 운동						
집단	○	0.78 [0.71,0.86]	14 (2,364)	○	0.83[0.72,0.97]	17 (2,492)
개별(자택)	○	0.66 [0.53,0.82]	4 (666)	○	0.77[0.61,0.97]	3 (566)
개별(자택, 파킨슨병 환자)				×	0.94[0.77,1.15]	1 (126)
개별(지역 물리치료학(이학 요법학, 뇌졸중 환자)				×	1.30[0.83,2.04]	1 (170)
태극권						
집단	○	0.63[0.52,0.78]	4 (1,294)	○	0.65(0.51,0.82)	4 (1,278)
보행, 균형, actional training						
집단	○	0.73[0.54,0.98]	3 (461)	×	0.77[0.58,1.03]	3 (461)
개별(균형훈련만)	×	1.19[0.77,1.82]	1 (128)			
개별(워킹만)				×	0.82[0.53,1.26]	1 (196)
근력 훈련						
집단	×	0.56[0.19,1.65]	1 (64)	×	0.75[0.52,10.8]	2 (184)
개별(자택)	×	0.95[0.77,1.18]	1 (222)	×	0.97[0.68,1.38]	1 (222)
운동 이외						
비타민D 섭취	×	0.95[0.08,1.14]	5 (3,929)	×	0.96[0.92,1.01]	10 (21,110)
비타민D 수준이 낮은 대상	○	0.87[0.37,0.89]	2 (260)	○	0.65[0.46,0.91]	3 (562)
페이스 메이커 삽입 수술	○	0.42[0.23,0.75]	1 (171)			
백내장 수술(초회)	○	0.66[0.45,0.95]	1 (306)	×	0.95[0.68,1.33]	1 (306)
식사요법				×	0.10[0.01,1.31]	1 (46)
심리요법(인지행동요법)				×	1.13 [0.79,1.60]	1 (230)
가옥의 환경정비	×	0.90[0.79,10.3]	3 (2,367)	×	0.89[0.80,1.00]	5 (2,610)
시력장애가 있는 사람이 대상	○	0.59[0.42,0.82]	1 (391)	○	0.76[0.62,0.95]	1 (391)
교육 계발	×	0.33[0.09,1.20]	1 (45)	×	0.73[0.52,1.03]	2 (516)
평가(assessment)와 다인자 개입	○	0.75[0.88,1.02]	15(8,141)	×	0.95[0.88,1.02]	26(11,173)

주 : ○는 통계적으로 명확하게 효과가 있다. ×는 현시점에서 효과가 있다고는 할 수 없다는 것으로 개입이 무의미하다는 것은 아니다.

낙상 방향	●전방으로 낙상(약 60%) 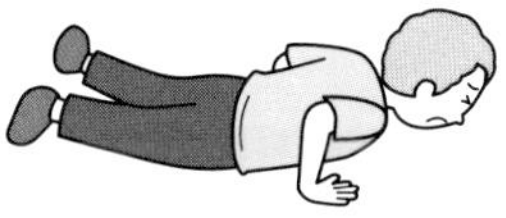	●측방으로 낙상(약 20%) 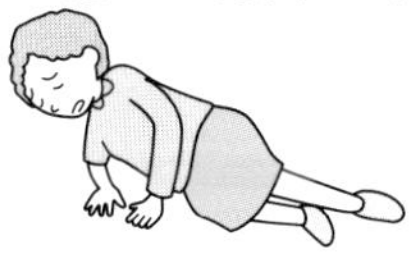	●후방으로 낙상(약 20%) 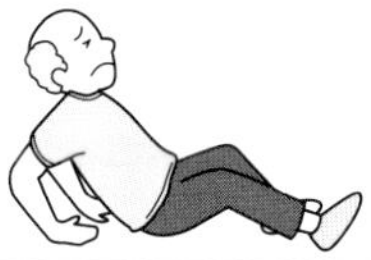
상해 부위	손목의 골절, 발목의 골절등	허벅지 골절 손목·어깨의탈구등	두부 상해(사망) 허리·가슴의 압박골절등
필요한 스텝	압박으로 인한 순간적인 한걸음	옆쪽(좌우)으로 순간적인 한걸음	뒤쪽으로 순간적인 한걸음

그림 5 **낙상하는 방향과 상해, 필요한 스텝**(上岡 洋晴, 2009)

4 낙상 예방을 위한 구체적인 운동

a 워킹의 자리매김

'낙상 예방을 위한 특효약은 무엇인가?'라는 질문을 받지만 개인에 따라 다르다는 것이 정확한 회답이다. 앞서 기술한 대로 개인에 의해 리스크인자가 다르기 때문이다. 그러나 직립 두발지탱 혹은 직립 두발보행을 하기 때문에 낙상이 발생하는 것을 생각하면 그런 동작들을 균형 있게 지속시키기 위한 보행(워킹)을 제대로 시행하는 것이 중요하다. 워킹이야말로 가장 기본으로 매일 할 수 있는 낙상 예방 훈련인 것이다. 제대로 걸을 수 있는 사람은 낙상공포에 의한 활동제한을 막을 수 있다[13]. 구체적으로 기술하면, 자유롭게 가고 싶은 곳에 언제라도 갈 수 있다는 자신감(자기효능감)으로 이어져 그 결과로서 QOL이 유지·향상되는 것도 강조하고 싶은 점이다.

그러나 무릎·허리 등의 운동기질환 혹은 중도의 비만증 등으로 인한 통증 때문에 육상에서의 운동(워킹)이 곤란한 사람은 수중운동[14]부터 시작하는 것을 전제로 한다.

b 낙상의 방향·상해의 특징과 '순간적인 한걸음'

낙상하는 방향의 빈도(패턴)과 골절부위에는 특징[15, 16]이 있다. 그림 5에 이해하기 쉽게 일러스트로 표현했다[17].

낙상방향으로 '전방'이 60%로 가장 많고, '측방(우·좌)'과 '후방'이 각각 약 20%씩 있다. 전방으로 낙상한 경우에는 요골 하단인 수관절부와 슬개골 골절이 많다. 측방으로 낙상한 경우에는 대퇴골과 상완골, 수관절부의 골절이 많다. 후방으로 낙상한 경우에는 척추 골절이 많고, 또 두부 상해로 인해 사망할 위험성이 있다. 즉 사망과 위독한 상해로 이어지는 것은 특히 측방과 후방으로 한 낙상이다. 일상생활 중에서 측방과 후방으로 이동하는 동작은 그다지 많이 하지 않기 때문에 오히려 더 안전을 확보하면서 실시할 필요가 있다. 발이 걸리거나 미끄러졌을 때를 위해 적절한 스테핑 동작(일명 '순간적인 한 걸음')의 훈련이 필요하다는 것이다.

Rogers 등[8]은 측방낙상 실험을 실시하여, 적절한 스텝의 중요성을 지적하고 있다. 구체적으로는 고관절의 내전·외전의 빠른 수축에 중점을 둔 동작이나 반응을 빠르게 가중할 수 있는 스테핑 동작이 중요하다는 것을 기술하고 있다.

워킹에서 전방이동뿐만 아니라 안전을 확보하면서 측방·후방으로 재빠르게 움직이는 동작도 추가하는 것이 낙상 예방에는 효과적이다.

123

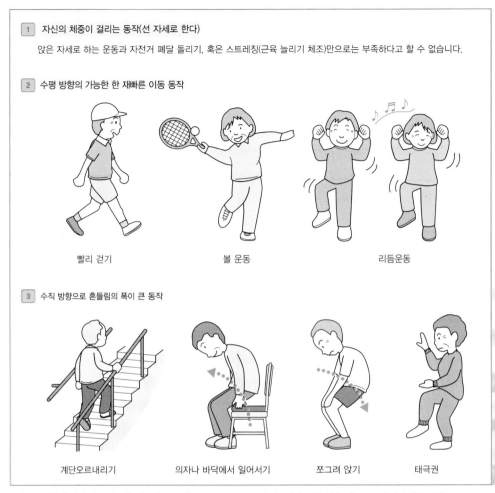

그림 6 균형 훈련의 세 포인트와 전형적인 동작(Whipple RH, 1997에 기초하여 上岡 洋晴 외, 2008이 이미지를 그림)

c 효과적인 운동의 척도

Whipple 등[19]은 다양한 이동동작을 수반하는 균형훈련이 효과적인 운동이라는 사실을 바탕으로 다음 3가지로 정리하고 있다. ①선 자세에서의 실시(직립 두발지탱으로 인해 낙상하는 것이라서 같은 상황 하에서의 균형훈련이 기본), ②수평방향으로 가능한 한 재빠른 이동동작으로 안구운동도 수반할 것(안전을 확보하면서 전·후·좌·우로 움직인다 : 스텝핑 동작), ③수직방향(상하)으로 진폭이 있는 동작(대퇴와 고관절 주변 근군이 동작하게 할 것)이다. 그림 6에 일러스트를 그렸다[20]. 일상의 워킹뿐만 아니라 개인의 능력에 맞춰 무리 없이 이러한 요소를 포함한 동작을 실시하는 것이 바람직하다.

d 순간적인 한 걸음으로서의 응용보행 '변속보행'[21]

발이 걸려 넘어지거나, 미끄러진 경우에 몸이 서서히 한쪽으로 기우는데, 손과 체간 부분이 지면에 닿기 전에 얼마나 빨리 순간적인 한 걸음을 내딛는가가 중요하다. 그림 7에서 순간적인 한 걸음을 내딛기 위한, 언제라도 가능한 보행훈련인 '변속보행'을 소개하겠다.

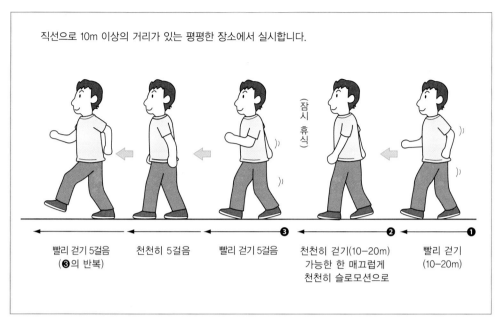

직선으로 10m 이상의 거리가 있는 평평한 장소에서 실시합니다.

(잠시 휴식)

| 빨리 걷기 5걸음 (❸의 반복) | 천천히 5걸음 | 빨리 걷기 5걸음 | ❸ 천천히 걷기(10~20m) 가능한 한 매끄럽게 천천히 슬로모션으로 | ❷ | ❶ 빨리 걷기 (10~20m) |

그림 7 **변속 보행 방법**(上岡 洋晴 외, 2006)

지면이나 바닥이 평평하고 적어도 직선으로 10m 이상의 거리가 있는 장소에서 실시한다. 우선 정해진 거리(10~20m 정도)를 가능한 한 빨리 걷는다. 이것을 몇 번 실시한다. 다음에 같은 거리를 가능한 한 천천히, 슬로모션으로 몇 번 걷는다. '이 이상 더 천천히 걸을 수 없을' 정도의 속도로 실시한다. 주의할 점으로는 한 동작씩 끊는 브레이크 댄스 같은 흐름이 아니라 매끄럽고 천천히, 말 그대로 슬로모션으로 한다. 사실은 이 자체가 균형훈련이다. 천천히 걷는 동작은 그만큼 한쪽발로 지탱하는 시간이 길어지고 불안정해지기 때문이다. 좌우로 흔들흔들하지 않도록 능숙하게 균형을 잡는다.

그리고 마무리로, 앞에서 한 것처럼 5보만 빨리 걷고 바로 가능한 한 천천히 5보를 걷는다. 그리고 또 빨리 5보 걷는 식으로 연속해서 실시한다. 빨리 걷고 나서 천천히 걸을 때 몸이 앞으로 쏠려 있기 때문에 급격하게 브레이크를 걸면서 몸을 일으키게 된다. 여기가 포인트이다. 즉 전방으로 '폭 고꾸라진' 상태에 대해 능숙하게 대처하는 훈련이 된다. '발이 걸려 넘어지는 것'을 유연하게 모의 체험하는 것이다. 한편 가능한 한 천천히 하는 보행에서 빨리 걷기 시작할 때에는 반대로 미끄러진 상태, 뒤쪽에 남아 있는 몸을 앞으로 가져오는 체험을 하게 된다.

실제로 어느 기업에서는 두 개의 벨트 컨베이어와 같은 보행로를 만든 러닝머신을 출시했다. 러닝머신 위에서 굴러 떨어지지 않도록 안전띠를 달아 고령자로 하여금 하니스를 지탱하면서 걷게 하고, 랜덤하게 한쪽의 보행로를 빨리 움직이게 하거나, 거꾸로 한쪽을 천천히 함으로써 발이 걸려 넘어지거나 미끄러지는 것에 대한 훈련을 하는 기기이다. 이와 완전히 같은 동작을 어떤 도구도 사용하지 않고 스스로 언제라도 간단하게 할 수 있는 훈련이 '변속 보행'이다. 이것을 워킹 메뉴의 하나로 삼아 훈련하여 낙상을 예방하는 데에 도움이 되길 바란다.

[上岡 洋晴, 武藤 芳照]

문 헌

1) 厚生労働省：国民生活基礎調査. http://www.mhlw.go.jp/tokusei/list/20-21.html

2) 厚生労働省：介護保険事業状況報告. http://www.mhlw.go.jp/topics/kaigo/tokusei/joukyou.html

3) Vellas BJ et al：Fear of falling and restriction of mobility in elderly fallers. Age Ageing 26：189-193, 1997

4) Murphy J et al：The post-fall syndrome；a study of 36 elderly patients. Gerontol 28：265-270, 1982

5) 武藤芳照ほか：転倒予防. 臨整外40：537-48, 2005

6) 武藤芳照ほか：転倒予防の目指すもの, ここまでできる高齢者の転倒予防. 武藤芳照(監修), 日本看護協会出版社, 東京, p 3-7, 2010

7) Campbell AJ et al：Implementation of multifactorial interventions for fall and fracture prevention. Age Ageing 35 (Suppl 2)：ii60-64, 2006

8) 鈴木隆雄：転倒の疫学. 日老年医誌 40：85-94, 2003

9) Guideline for the prevention of falls in older persons. American Geriatrics Society, British Geriatrics Society, and American Academy of Orthopaedic Surgeons Panel on falls prevention. J Am Geriatr Soc 49：664-672, 2001

10) Summary of the Updated American Geriatrics Society/British Geriatrics Society clinical practice guideline for prevention of falls in older persons. Panel on prevention of falls in older persons. American Geriatrics Society and British Geriatrics Society. J Am Geriatr Soc 59：148-157, 2011

11) Gillespie LD et al：Interventions for preventing falls in older people living in the community. Cochrane Database of Syst Rev 2：CD007146, 2009

12) 岡田真平ほか：運動器疾患の運動療法, 転倒予防, 運動療法ガイド第5版. 武藤芳照(監修), 日本医事新報社, 東京, p 165-174, 2012

13) Austin N et al：Fear of falling in older women a longitudinal study of incidence persistence, and predictors. J Am Geriatric Soc 55：1598-1603, 2007

14) Kamioka H et al：Effectiveness of aquatic exercise and balneotherapy；a summary of systematic reviews based on randomized controlled trials of water immersion therapies. J Epidemiol 20：2-12, 2010

15) Greenspan SL et al：Fall direction, bone mineral density, and function；risk factors for hip fracture in frail nursing home elderly. Am J Med 104：539-545, 1998

16) 上岡洋晴ほか：高齢者の転倒・転落事故に関する事例研究. 東京大院教育学研紀 38：441-449, 1999

17) 上岡洋晴：高齢者の転倒予防の運動指導法. 臨床整形外科 44：877-882, 2009

18) Rogers MW et al：Lateral stability and falls in older people. Exer Sports Sci Rev 31：182-187, 2003

19) Whipple RH：Improving balance in older adults；identifying the significant training stimuli. Gait disorders of aging falls and therapeutic strategies. Masdeu JC (eds). Lippincott-Raven, New York, p 355-379, 1997

20) 上岡洋晴ほか：転倒予防のための運動プログラム. 運動あそび. 転倒予防医学百科. 武藤芳照(総監修), 日本医事新報社, 東京, p 257-263, 2008

21) 上岡洋晴：春を活動的に過ごすための歩行訓練. ゆとりと7号, 富士写真フィルム健康保険組合発行, p 5, 2006

제 V 장
여성과 워킹

A 임산부 워킹 : 임산부에게도 워킹은 좋은 운동이다.

1 임신 중의 운동과 워킹

a 임신 중의 운동 안전관리

표1. **임산부 스포츠 실시 조건**

1. 모자의 조건

1) 현재의 임신이 정상이면서 과거에 조산이나 반복되는 유산이 없을 것.
2) 단태 임신으로 태아의 발육에 이상이 확인되지 않을 것
3) 임신성립 후에 스포츠를 개시하는 경우에는 원칙으로서 임신 16주 이후로 임신경과에 이상이 없을 것
4) 스포츠 종료 시기는 충분한 메디컬 체크 하에서 특별한 이상이 확인되지 않는 경우에는 특별히 제한하지 않는다.

2. 환경

1) 한여름의 땡볕 아래에 실외에서 실시하는 것은 피한다.
2) 육상스포츠는 평탄한 장소에서 실시하는 것이 바람직하다.

3. 스포츠 종목

1) 유산소운동이면서 전신운동으로 즐겁게 오래 지속할 수 있는 것이 바람직하다.
2) 임신 전부터 하고 있는 스포츠에 대해서는 기본적으로는 중지할 필요는 없지만, 운동강도는 제한할 필요가 있다.
3) 경기성이 높은 것, 복부에 압박이 가해지는 것, 순발성이 필요한 것, 낙상의 위험이 있는 것, 상대와 접촉하거나 하는 것은 피한다.
4) 임신 16주 이후에는 위를 보고 반듯이 누운 자세가 되는 운동은 피한다.

4. 실시시간

1) 오전 10시부터 오후 2시 사이가 바람직하다.
2) 주 2~3회로 1회의 운동시간은 60분 이내로 한다.

(ACOG Committee Obstetic Practice:Obstet Gynecol 99 : 171-173, 2002에서 인용)

임신 중의 운동은 임산부 자신뿐만 아니라, 뱃속의 태아에게도 안전하게 실시되어야 한다. 임신 중의 운동에 대한 국제적인 안전기준은 없지만, 대표적인 것으로서 미국산부인과학회 (ACOG:American Congress of Obstetricians and Gynecologists)가 표1과 같이 임신 중 및 산후 운동의 안전관리기준에 대한 제언을 하고 있다[1].

일본에서는 일본임상스포츠의학회가 「임산부 스포츠의 안전관리기준」[2]을 제출했다. 임신 중에 운동을 하는 모자의 조건으로서는 ①현재의 임신이 정상이면서 과거에 조산이나 반복되는 유산이 없을 것, ②단태 임신으로 태아의 발육에 이상이 확인되지 않을 것, ③임신성립 후에 운동을 개시하는 경우에는 원칙으로 임신 12주 이후로 임신경과에 이상이 없을 것 등을 들 수 있다. 이는 전체 임신의 10~15%에 발생한다고 하는 자연유산이 임신 12주 미만에서는 보다 발생하기 쉽기 때문이지만, '임신 중 운동의 금기가 되는 전치태반을 제외할 수 있는 임신 15~16주 이후

에 운동을 허가해야 한다'는 생각도 있다.

임산부가 운동을 하는 것의 리스크로서는 ①자궁수축유발로 인한 유산이나 조산, ②운동 시 골격근에 혈류 재분배에 수반되는 자궁 혈류량 감소로 인한 태아의 저산소상태가 문제가 된다. 이러한 유산, 조산, 자궁태반순환, 태아발육이 장애가 될 가능성이 있는 임산부는 운동은 금기가 된다.

운동의 세기로서 임산부의 심박수에서는 150박/분까지의 운동이면 태아에 끼치는 영향 없이 할 수 있다. 자각적 운동강도에서는 '조금 힘든' 정도 이하가 바람직하다고 한다. 보행과 같은 연속운동에 대해서는 '조금 편하다' 이하의, 언제까지라도 계속할 수 있을 정도로 해야 한다고 한다.

또 임산부에게만 해당되는 것은 아니지만, 실외에서 하는 운동의 경우에는 부지런히 수분보급을 하고, 탈수와 열사병에 주의한다. 게다가 발목과 무릎에 부담이 적게 가는 신발을 선택하여, 낙상하지 않도록 주의한다. 특히, 임산부는 임신에 수반되는 체형의 변화로 인해 낙상하기 쉽고, 낙상한 경우에는 조산, 태반조기박리 등의 리스크가 높아지기 때문에[3], 충분히 주의할 필요가 있다.

b 임산부 보행의 특징

임산부의 보행 리듬(주기), 보폭(스트라이드 길이), 1분 당 걸음수(보조). 발끝이 벌어진 각도, 고관절 회선각도의 변화보격 등에 대해서 몇몇의 연구에서 검토되고 있다.

임산부의 보행주기는 임신초기·중기·후기에 따른 차이는 없고, 개인차가 있을 뿐이라 임신시기에 의한 영향은 받지 않는다고 한다.

임산부의 자유보행 시의 스트라이드 길이는 임산부가 아닌 사람에 비해 작고, 임신경과에 따라 감소한다[4,5]. 임산부의 스트라이드 길이가 감소하는 이유는 임신에 수반되는 복부의 증대와 체중의 증가에 의해, 고관절에 가해지는 제한이 늘고, 걸음을 내디딜 때의 다리 부분이 앞쪽으로 내딛는 것이 작아지기 때문으로 생각된다.

임산부의 보조는 일반적으로는 개인차가 있고, 임신시기에 따른 변화는 없다고 한다.

임신경과에 수반하여, 보행주기와 보조에는 차이가 없지만 스트라이드 길이가 감소하는 것으로 인해 보행속도는 감소하고, 임신말기가 될수록 임산부는 천천히 보행하게 된다. 보행 시의 발끝이 벌어지는 각도는 임신경과에 수반하여 보행 시의 균형을 잡기 위해 증대한다고 한다. 또, 임산부는 이미 선 자세에서 고관절이 크게 외선하고 있고, 그 자세를 바탕으로 보행하고 있다[1]고도 한다. 보행 시의 좌우 발 간격(보격)이 큰 것은 고관절 외전각도가 큰 것을 나타내고 있다.

비만자에서는 비 비만자보다도 보격이 크다고 하는 연구결과[6]가 있다. 임산부에서는 복부의 증대보다 외전각도가 커지고, 보격도 임산부가 아닌 사람보다도 커진다는 보고도 있다. 보격이 넓어지면 좌우로 중심이동이 커진다. 이 좌우로 흔들리는 중심이 안정되지 않은 것을 보상하기 위해 보폭을 좁힌 보행이 된다고도 생각된다.

임신 중의 복부증대에 의해 요추 전만이 더 심해지고 척주는 전체적으로 후만한다. 척주후만에 대해 골반을 앞으로 기울임으로써 균형을 잡는 경향이 있다. 또 임신 중에는 에스트로겐, 릴렉신 등의 호르몬 분비가 항진하여 골반결합부의 인대가 이완되고 가동성이 늘어난다[7].

임산부는 이러한 임신에 수반되는 신체적 변화에 맞춰 효율이 좋은 보행으로 적응해 가는데, 임산부가 아닌 사람에 비해 요통과 골반통 등도 함께 발병하기 쉽다.

이러한 자각증상과 보행의 특징에 대해서는 아직 충분히 알려지지 않았기 때문에 임신 중에는 자각증상에 주의하면서 무리가 되지 않을 정도로 워킹을 계속할 수 있도록 조심할 필요가 있다.

c 임신 중의 워킹의 효과

워킹은 임산부가 언제라도 할 수 있는 가장 하기 쉬운 운동이다. 큰 운동효과는 기대할 수 없다는 의견도 있지만, 임신 중에 정기적으로 유산소운동을 하는 것에 따른 효과는 기대할 수 있다.

일반 성인이 정기적인 운동을 하는 것은 심혈관계와 호흡기계의 기능을 높이고, 체중과 혈당 컨트롤 개선에 도움이 되고, 우울증 예방이라는 정신 건강을 포함한 심신의 건강유지에 도움이 된다고 한다. 그 때문에 중등도 이상의 운동을 1회 30분 이상, 주 2회 이상 하면 좋다는 것이다

임신 중의 정기적인 운동의 효과로서 ①체력의 유지·향상, ②기분전환, ③과도한 체중증가 방지, ④혈당의 컨트롤이라는 건강증진과 건강관리에 도움이 되는 것이 생각되지만, 충분한 검증은 되어 있지 않다.

임신 중에 운동을 실시하는 임산부는 증가하는 추세이지만, 전체의 절반 정도의 임산부가 운동을 하고 있다는 보고도 있다. 그 중에서도 88.7%가 워킹을 실시하고 있었다[9]. 워킹은 신체적인 부하가 적은, 지속가능한 운동이지만, 임산부에게 이러한 부하가 적은 운동의 효과는 아직까지도 제대로 검증되어 있지 않다. 임산부의 경우, 안정 시와 워킹 등의 가벼운 운동 시에 있어서도 산소섭취량은 임신하지 않았을 때보다도 증가한다.

산소섭취량은 임신 중의 체중증가에 수반하여 증가하기 때문에 같은 운동량이라도 임신경과에 따라 산소섭취량은 증가해 간다[9]. 그렇지만 임신 중에 운동을 하고 있는 임산부라도 임신경과에 따라 신체활동량은 감소한다고 하며[10], 운동의 효과를 기대할 수 있을 만큼의 신체활동량을 유지하고 있지 않을 가능성도 있다.

임신 중에 운동을 한 집단과 그렇지 않은 집단에서의 태아 체중의 차이는 없다고 하는 연구가 대부분이지만 운동집단 쪽이 태아 체중의 증가가 컸다고 하는 연구도 있어 확실한 견해는 없다[9]. 임산부가 운동을 하는 이유의 하나로 '순조롭게 출산할 수 있다'라는 기대가 있지만, 임신 중의 운동에 의한 분만시간의 단축과 이상분만의 감소라는 메리트에 대해서는 아직 일정한 견해는 없다[11].

그러나 일반 성인에서 확인된 정기적인 운동효과를 임신 중에도 일부 기대할 수 있기 때문에, 안전기준에 따라 임신 중에도 운동을 계속하는 것이 바람직하다.

[春名 めぐみ]

문 헌

1) ACOG Committee Obstetric Practice : ACOG Committee opinion. Number 267, January 2002 ; exercise during pregnancy and the postpartum period. Obstet Gynecol 99 : 171-173, 2002

2) 目崎　登 : 妊婦スポーツの安全管理基準. 妊婦スポーツの安全管理, 日本臨床スポーツ医学会学術委員会(編), 文光堂, 東京, p2-3, 2004

3) Schiff MA : Pregnancy outcomes following hospitalisation for a fall in Washington State from 1987 to 2004. BJOG 115 : 1648-1654, 2008

4) 目崎　登 : 妊婦に伴う生理的変化. 骨格系妊婦スポーツの安全管理, 日本臨床スポーツ医学会学術委員会(編), 文光堂, 東京, p82-87, 2004

5) Gilleard WL : Trunk motion and gait characteristics of pregnant women when walking : report of a longitudinal study with a control group. BMC Pregnancy Childbirth 13 : 71, 2013

6) Browning RC et al : Effects of obesity on the biomechanics of walking at different speeds. Med Sci Sports Exerc 39 : 1632-1641, 2007

7) 武容雄二ほか(監修) : プリンシプル産科婦人科学2. 妊婦の生理, メジカルビュー社, 東京, p 85, 1991

8) 村井文江 : 妊婦中の運動実施状況. 日臨スポーツ医学誌18 : 208-212, 2010

9) Melzer K et al : Physical activity and pregnancy : cardiovascular adaptations, recommendations and pregnancy outcomes. Sports Med 40 : 493-507, 2010

10) Poudevigne MS et al : A review of physical activity patterns in pregnant women and their relationship to psychological health. Sports Med 36 : 19-38, 2006

11) 中井章人 : 母体への影響, 妊婦スポーツの安全管理. 日本臨床スポーツ医学会学術委員会(編), 文光堂, 東京, 2004

2 워킹 지도의 임상 사례

a 대상과 운동조건

워킹은 임산부에게도 가벼운 건강법이지만 임신 중에 실시할 때에는 주의가 필요하다. 일본 임산부 피트니스협회(JMFA)에서는 이상적인 운동 기간을 '임신 13주부터 분만직전까지'로 하고 있다.

정상임신의 임산부가 대상으로 의사(산부인과)의 양해를 얻어 실시한다. 또 실시함에 있어 몸 상태를 확인하고, 이상을 느끼는 경우에는 무리해서 운동을 하지 않는다.

b 지도의 내용

현재 JMFA에서는 임산부 워킹 강좌를 임산부를 대상으로 하는 이벤트와 어머니교실 등에서 개최하고, 각자가 실시할 수 있도록 바른 자세와 주의사항을 임산부 및 그 파트너를 대상으로 제공하고 있다. 아래에 실내에서 하는 강좌의 일례를 소개하겠다.

1) 동기 부여

첫아이를 출산하는 평균연령은 2011년에 30세를 넘겼다. 이 연령대의 여성의 운동습관율은 낮아, 20대 10.8%, 30대 16.8%(2010년 국민건강 · 영양조사보고)이다. 임신 중에 운동을 지속 하기 위해서는 동기부여가 중요하다. 그림 1에서 부정수소 예방 및 개선, 체중조절, 분만을 위한 체력향상 등의 운동에 의한 효과를 전한다.

2) 자세의 확인

임신 중에는 태아의 성장에 수반하여 골반의 전방경사가 심해지고, 요추의 전만, 흉추의 후만 이 조장된다. 몸의 중심은 임신하지 않았을 때에 비해 후방으로 옮겨지고, 다이내믹 레인지는 축소되어 후방으로 옮겨지기 때문에 임신하지 않았을 때에 비해 자세가 변화된 것을 충분히 이 해하고 워킹 폼을 연습한다.

3) 워킹 전의 스트레칭

임신 중은 다리 당김, 서혜부 통증, 하지관절의 통증, 요배부 통증 등의 부정수소가 일어날 가 능성이 있다. 워킹 전에 준비운동을 겸해 스트레칭을 하고, 몸상태에 문제가 없는지 확인한다.

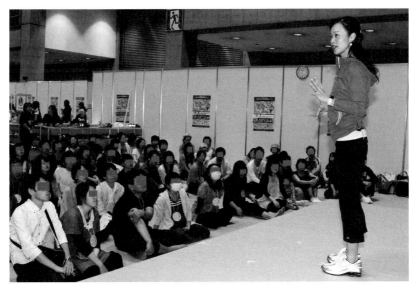

그림 1 실내에서 실시된 임산부 워킹 강좌

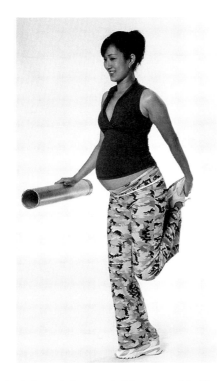

그림 2 **워킹 전의 스트레칭**
(田中康弘:임산부 빅 텍스트
북 제6판 p26, 2013에서 전재)

선 자세로 하지 스트레칭을 하는 경우에는 다이내믹 레인지가 축소된 것을 고려하여 그림 2 처럼 벽 등의 지지대를 이용한다[1].

4) 워킹 폼의 연습

자세와 체중의 변화, 일어날 수 있는 부정수소는 임신 주 수에 따라 다르기 때문에, 일률적으로 스피드와 시간을 정하기는 어렵다. 그 때문에 「평소보다」 빨리 및 오래, 또 「조금 힘들다」를 척도로 하여 도중에 통증이나 배가 당기는 것을 느낀 경우에는 무리해서 계속하지 않도록 전달한다.

① 기본은 「평소보다」이기 때문에 제일 처음에 평소의 걸음을 확인한다.

② 보폭을 평소의 걸음보다 넓게 한다. 이 때 전방으로 내딛는 발끝을 들어 올리는 걸음걸이를 연습한다.

③ 복부가 커지기 때문에 발밑을 보기 힘들어지고, 아래를 보며 걷는 경향이 있다. 등을 곧게 펴고, 시선을 평소보다 멀리 보도록 한다.

④ 팔꿈치를 굽혀 팔을 앞뒤로 크게 흔들면서 걷는다.

⑤ 스피드를 평소보다 빠르게 한다. 어느 정도의 스피드라면 무리 없이 걸을 수 있는지 확인한다.

● ● ●

임신 중에 적당한 유산소운동을 하는 것은 쾌적한 임신생활, 보다 편한 분만, 산후의 기능회복을 위해 중요하다. 운동을 하는 경우에는 전문지도자가 시설에서 실시하지만, 인근에 시설이 없는 경우에는 워킹을 생활에 도입하는 것도 효과가 있다. 실시를 할 때에는 주치의와 상담하여 몸상태를 확인 한 후에 할 것을 권장한다.

[小林 香織]

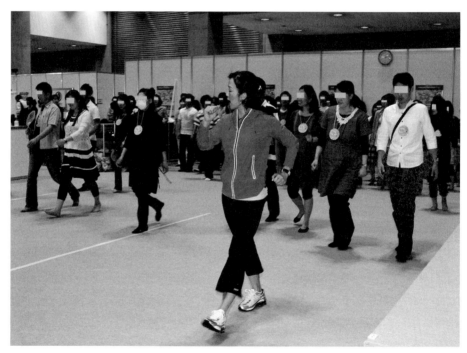

그림 3 워킹 폼의 연습

문 헌

1) 田中康弘：マタニティビクステキストブック第6版，一般社団法人日本マタニティフィットネス協会，東京，p9-12，20-27，2013

B 워킹과 골밀도

1 골밀도 유지에 도움이 되는 워킹

골다공증은 흡수되는 오래된 뼈와 새롭게 형성되는 뼈의 상호작용의 균형 위에 성립하고, 다양한 요인이 중복되어 서로 영향을 끼치는 상황에 의해 좌우된다. 골다공증의 예방으로서 유효하다고 여겨지는 주된 방책으로서는 에스트로겐 복용, 칼슘과 비타민D 보충, 그리고 운동실천을 들 수 있다.

운동실천에 대해서는 ①위를 보고 반듯이 누운 안정 상태, 약한 중력상태(우주 체류), 부동화(기브스 고정)상태에서는 골밀도가 저하하는 점, ②테니스선수에서는 주로 쓰는 팔의 골밀도가 높은 점, ③신체운동(스포츠)을 정기적으로 실천하고 있는 여성에서는 골밀도가 높다는 조사결과 등에서 골다공증의 예방에 효과가 있는 것으로 간주된다. 다음으로 골밀도에 대해 워킹실천이 초래하는 영향에 대한 종단적 연구결과를 소개하겠다.

폐경 후의 평균연령 60.2세의 여성 18명이 3.1kg 중량의 벨트를 허리에 차고, 50분간의 워킹을, 주 4일의 빈도로 52주간 실천했다. 운동의 강도는 최고심박수의 75~80%가 될 정도로 걷는 스피드였다.

그 결과, 그림 1에서 알 수 있듯이 워킹을 실천하지 않았던 18명의 통제집단의 요추 골밀도는 7.0% 저하한 데 비해 워킹실천집단에서는 0.5% 향상하고, 양쪽에 유의한 차가 확인된 것이 보고되었다[1].

3.1kg의 무게를 허리에 달고 50분간 워킹을 실시한 집단은 1년 만에 요추의 골밀도가 조금 증가하고, 그렇게 하지 않았던 집단은 크게 감소했다.

연령증가와 함께 골밀도의 저하는 운동의 일상적 실천여부와 관계없이 관찰된다. 이 골밀도저하라는 현상에 박차를 가하는 것은 연령증가에 수반되는 내분비(여성호르몬)량의 감소, 신체활동량의 감소 및 식사(골형성을 촉진시키는 영양소)량의 감소이다. 후자 2가지에 대해서는 신체활동량의 감소량이 식사량 감소를 일으키거나 식사량의 감소가 신체활동량의 감소를 초래한다고 하는 것처럼 상호 관계를 갖고 있다.

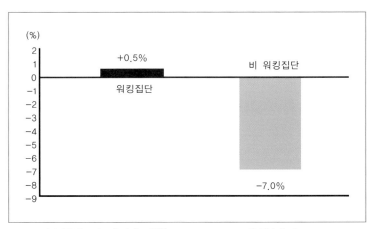

그림 1 **워킹실천이 골밀도에 미치는 영향(NelsonME et al, 1991을 일부 수정)**
31kg의 웨이트를 허리에 차고 50분간 워킹을 실시한 집단은 1년간 요추의 골밀도가 점차 증가하였으며, 하지 않은 집단은 크게 감소했다.

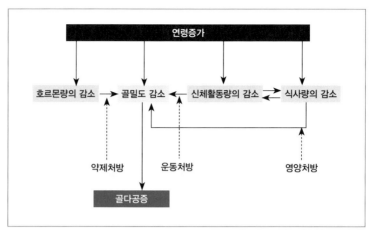

그림 2   연령증가에 수반되는 골밀도 감소에 미치는 요인

표1. 골다공증 예방을 위한 워킹 프로그램
(政二 慶. 宮下 充正, 1994을 일부 수정)

	내용	걸음수 (보)
1일째	빠르게 10분간 걷는다	1,100 ~ 1,200
2	가능한 한 빠르게 10분간 걷는다	1,200 ~ 1,300
3	경쟁을 하듯이 10분간 걷는다	1,300 ~ 1,400
4	조금 빠르게 12분간 걷는다	1,400 ~ 1,500
5	12~15분간 조금 빠르게 걷는다	1,500 ~ 1,900
6	15분간 걷는다	1,700 ~ 1,900
7	20분간 걷는다	2,300 ~ 2,500
8	20분 이상 걷는다	2,300 이상
9	25분간 조금 빠르게 걷는다	3,000 ~ 3,200
10	25분간 조금 빠르게 걷는다	3,000 ~ 3,200
11	30분간 조금 빠르게 걷는다	3,600 ~ 3,900
12	30분간 조금 빠르게 걷는다	3,600 ~ 3,900
13	30~40분간 조금 빠르게 걷는다	3,600 ~ 5,200
14	40분간 조금 빠르게 걷는다	4,800 ~ 5,200

주의사항 :
① 걷기 편한 복장으로 워킹 슈즈를 착용한다.
② 보폭을 조금 넓게, '조금 힘들다'라고 느끼는 빠르기로 걷는다.
③ 도중에 종종 심박수를 측정하여 최고심박수(220 − 연령)의 60~80%인지 확인한다.
④ 걷기 시작하여 통증을 느끼는 것 같으면 중지한다.(2~3일후에도 통증이 사라지지 않는 경우에는 의사의 진단을
받도록 한다)

　　이제까지의 연구성과를 참고로 하면 연령증가에 수반하는 골밀도저하의 정도를 완화하거나 거꾸로 증가시키는 방책으로서는 에스트로겐 투여와 같은 약제처방만으로는 효과가 없고 운동을 처방하는 것을 빼놓을 수 없다.
　　그래서 골다공증 예방을 위한 효과적인 운동 프로그램을 제공하기 위해서는 다음과 같은 순서를 밟으며 실시해야 한다.

우선 골밀도 측정을 실시하고, 연령에 대해 현저하게 저하되어 있거나 혈액검사를를 실시하여 혈중 에스타라디올과 프로게스테론 농도가 저하되어 있으면 에스트로겐을 투여한다. 또 영양조사를 실시하여 칼슘, 비타민D 등의 섭취가 충분하지 않으면 영양보조제 복용을 권한다.

다음으로 일상생활에서의 신체활동량을 조사하여 운동이 부족하면 적당한 운동의 실천을 권하고, 운동이 충분하면 그것을 계속할 것을 권장한다. 다음과 같이 그림 2에 나타내었다.

운동 프로그램의 내용은 운동 종목·운동 강도·운동시간·운동 빈도에서 검토해야만 한다.

골밀도 저하율을 완화하는 데에 효과가 있었다고 하는 종단적 연구에서 채용하고 있는 운동 강도는 평균연령 57세에서는 심박수가 최고심박수의 80%, 60세에서는 70~80%, 72세에서는 60~70%로 연령에 따라 점차 약해졌다. 따라서 운동 강도는 최고 심박수의 60~80%에 상당하는 심박수가 될 정도로 하고, 대상이 되는 사람의 연령과 운동경험에 따라 강약을 조절하는 것이 좋다. 이 정도의 운동 강도는 소위 유산소운동(에어로빅)이고, 워킹은 누구라도 수행 가능하여 최적이라고 할 수 있다. 에어로빅은 호흡순환계 기능의 향상에도 효과가 있기 때문에 운동시간은 30~40분이 목표가 된다.

그러나 운동습관이 없었던 사람이나 평소 그다지 걷지 않았던 사람들은 갑자기 30~40분간의 워킹은 실시하기 힘들다. 그래서 10분간 걷는 것부터 시작하여 일주일에 2~3일의 빈도로 표1에 나타냈듯이 서서히 운동시간(걸음수)과 운동강도(워킹·스피드)를 늘려가는 것이 좋을 것이다[2].

[宮下 充正]

문 헌

1) Nelson ME et al : A 1-y walking program and increased dietary calcium in postmenoposal women : effects on bone. Am J Clin Nutr 53 : 1304-1311, 1991
2) 政二 慶, 宮下充正：骨粗鬆症予防のための運動処方. 骨·関節·靭帯7 : 151-157, 1994

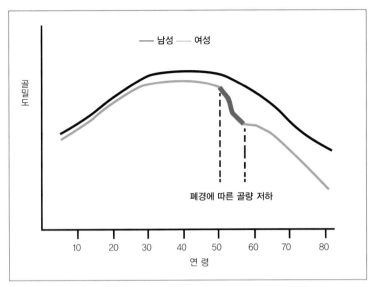

그림 3 골밀도의 연령증가에 따른 변화(Riggs BL, Melton LJ 3rd, 1986을 일부 수정)

2 골밀도 저하와 워킹

연령증가에 수반되는 골밀도 저하(골다공증)는 낙상, 고관절부 골절, 나아가서는 자리보전을 하게 되는 중대한 원인이고, 그림 3과 같이 특히 여성은 갱년기가 되면 골량이 격감하기 때문에 남성에 비해 이른 연령부터 골밀도 저하의 영향을 받기 쉽다[1].

일반적으로 골다공증의 예방에는 칼슘 섭취 등의 영양습관 개선과 함께 운동이 필요하다고 말해진다. 특히 지금가지의 선행연구에 따르면 달리기와 속보, 에어로빅댄스 등, 뼈에 대한 체중의 부하가 비교적 큰 운동 쪽이 수영 등의 중력의 부하가 적은 운동보다도 효과적이라고 한다. 정기적인 운동이 골량 감소에 대해 예방에 작용한다고 생각하고 있지만 실제로 어느 정도의 효과가 확실한지는 아직 명확하지 않다. 물론 중년과 노년 여성에 있어 골량 유지를 위한 운동개입연구는 많이 있지만 그 대부분은 근력훈련 등의 고강도 부하를 이용한 운동개입을 권하고 있다. 그러나 이러한 무거운 부하를 필요로 하는 운동을 골량 감소와 골다공증이 진행된 중년과 노년여성이 오랫동안 실시하기에는 여러 가지 장애를 수반하기 때문에 곤란하다.

본 장에서는 이러한 광범위한 연구경험에 기초하여 중년과 노년여성에게 있어 워킹을 포함한 일상 신체활동 패턴과 골다공증의 관계를 개략적으로 설명하겠다.

a 중년과 노년여성의 활동의 특성

일반적으로 운동과 신체활동을 특징지을 때 '어떤 절대적 일률이라도 그 상대적 강도는 일반적으로 연령으로 정해진다.'고 인식하는 것이 중요하다.

여성의 최대유산소능력은 50세 전후일 때에는 겨우 7~8METs, 혹은 최대산소섭취량이 24~28 mL/kg/분이다. 그 이후에도 저하하여 고령이 되면 5~6METs가 된다[2, 3]. 따라서 전형적인 하루에 걸쳐 중년과 노년여성이 행하는 모든 활동은 저(<3 METs), 중(3~6METs), 고(>6METs)의 3강도 범주로 크게 나눌 수 있다. 단, 통상 폐경 후의 여성에 있어서 고강도 활동의 빈도는 극히 낮다.

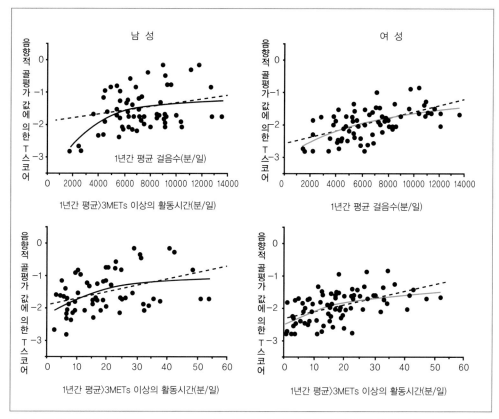

그림 4. **음향적 골평가 값에 의한 T스코어와 1년 간 평균 걸음수와 3METs(대사량) 이상의 중강도 활동 시간의 관계(Park H et al, 2007)**
선형 및 지수 모델은 유의($p<.05$): 남성(76명), 걸음 수 $y=-1.90+5.80E-05x(r^2=0.052)$ 및 $y=-1.23-2.71e^{-x/2884.24}(r^2=0.146)$, 중강도 활동 시간 $y=-1.91+2.05E-02x(r^2=0.163)$ 및 $y=-1.03-1.21e^{-x/17.07}(r^2=0.193)$; 여성(96명), 걸음 수 $y=-2.57+9.62E-05x(r^2=0.320)$ 및 $y=-1.21-1.72e^{-x/6989.63}(r^2=0.342)$, 및 강도 활동 시간 $y=-2.31+2.03E-02x(r^2=0.254)$ 및 $y=-1.43-1.08e^{-x/20.88}(r^2=0.285)$.

국내외를 불문하고 대개의 운동지침과 성명은 건강유지와 질병예방의 수단으로서 특히 노화예방 즉 신체기능저하 및 소실지연의 관점에서 고령자에게 정기적으로 생활 활동을 행하도록 권장하고 있다. 이러한 권고에서 일반적으로 발견되는 '중(적당한)' 강도는 개인의 산소섭취 예비능의 50%(최대산소섭취량의 50~60%), 혹은 심박예비능의 50%(최대심박수의 60~70%), 즉 전형적인 폐경 후 및 고령여성에서는 3~4METs에 상당한다. 그 척도로서 워킹을 예로 들면, 각자의 최대산소섭취량과 최대(r:상관계수>0.80) 및 통상(r:상관계수>0.65)의 양 보행속도와의 사이에는 유의한 상관관계가 있기 때문에 최대보행속도의 60% 동시에/또는 통상보행속도의 110~115%가 중년과 노년의 여성에게 적합한 운동처방이다[4, 5]. 게다가 중년과 고령자에서 중(적당한) 강도의 워킹 역에 상당하는 보조(단위시간 당의 걸음수)는 전형적으로 100보/분이다[6].

b 중년과 노년여성의 신체활동과 뼈 건강(워킹 지도의 포인트)

최근 몇 년간 워킹과 같은 정기적인 저~중강도의 체중부하이면서 유산소운동이 골다공증, 낙상 예방 등에 유효하다는 것이 밝혀지고 있다. 따라서 에어로빅과 웨이트 트레이닝과 같은 운동뿐만 아니라, 일상생활에서의 활동 전체가 골다공증과 낙상에 의한 장애개선에 유효하다고 한다.

골다공증예방을 목적으로 한 다면적인 운동개입시험에서는 48주간 워킹프로그램 실시가 골량

표2 1년간의 평균 신체 활동과 골절 추정리스크에 관한 다중 로지스틱 회귀분석

		남 성*	여 성**
1년간 평균 걸음수 (보/일)	Q1	1.20(0.23~3.96)	8.35(2.99~4.68)
	Q2	1.31(0.48~5.69)	4.94(2.13~3.96)
	Q3	0.82(0.19~2.93)	1.21(0.73~2.93)
	Q4	1	1
1년간 평균 중강도 (2~3METs) 이상의 활동시간(분/일)	Q1	2.23(1.36~9.47)	3.53(1.23~9.32)
	Q2	1.10(0.20~6.33)	2.83(1.03~5.44)
	Q3	0.53(0.33~3.75)	0.88(0.29~3.62)
	Q4	1	1

오즈비(95% 신뢰구간)는 연령, 체중, 폐경 기간, 칼슘섭취량, 흡연, 음주의 영향을 보정했다.
* 남성=76명(19명×4집단), ** 여성=96명(24명×4집단).
* 남성 1년간 평균 걸음수 Q1 : 1756-5014[4203(1380)], Q2 : 5171-6816[6589 (307)], Q3 : 6924-8728[7697 (626)], Q4 : 8746-13573[10428 (1673)]보/일, 1년간평균중강도활동시간Q1 : 0.5-8.5[4.7 (2.4)], Q2 : 9.2-16.7[13.0 (2.9)], Q3 : 17.9-29.9[21.4(2.8)] Q4 : 30.5-53.9[35.5 (8.1)].
** 여성 1년간 평균 걸음수 Q1 : 1356-4393[3523 (1155)], Q2 : 4548-6816[6165 (782)], Q3 : 6817-8201[7356 (302)], Q4 : 8202-13576[10081 (1525)]보/일, 1년간평균중강도활동시간Q1 : 0.3-8.3[4.4 (2.6)], Q2 : 8.4-15.6[11.9 (2.2)], Q3 : 15.8-24.0[19.6 (2.6)], Q4 : 24.5-53.0[33.3 (7.3)].

(Park H et al. 2007

및 골대사에 미치는 영향을 검토하거나 최대산소섭취량의 65~70%(중강도)의 워킹 등의 체중부하 운동프로그램을 주3회 실시한 결과, 대퇴골경부의 골밀도, 골대사, 이동능력이 유의하게 개선도 었다. 따라서 저~중강도의 신체활동이 연령증가에 수반되는 골량 저하의 개선에 유효하다는 것 도 확인되었다.

게다가 고령자 172명(남성 : 76명, 여성 : 96명)을 대상으로 하여 가속도센서가 부착된 활동기 록기(actigraphy)를 사용하여 1년간 일상신체활동과 골량[정량적 초음파법을 이용하여 종골의 골 량평가 바로미터인 음향적 골평가 값(음향적 골평가 값=통과지표×음속2에 의해 평가했다)의 관계를 조사한 표2의 연구결과에서는 골다공증예방을 위한 일상신체활동역치는 남성은 6,900 보/일, 여성은 6,800보/일 동시에/또는 중강도 신체활동 시간 18분/일, 16분/일이었다. 그림 4 에서 알 수 있듯이 이 기준을 충족한 조사대상자 중 몇 명의 여성을 제하고 전원이 골다공증(T 스코어가 2.5 이하)은 아니었는지, 혹은 골량은 골절의 리스크 증가에 관련하는 기준을 넘었다. 한편, 남녀 모두 걸음수가 6,800보미만/일인 사람은 8,200보 이상/일인 사람보다도 5~8배, 중 강도의 활동시간이 15분미만/일인 사람은 25분 이상/일인 사람에 비해 2~3.5배나 골절하기 쉽 다고 예측되었다. 이를 모두 정리하면 매일의 일상신체활동을 약 7,000보 이상 혹은 15분 이상 의 중강도 활동시간을 유지하는 것은 골다공증예방에 유효한 것으로 생각되었다.

골다공증을 비롯해 동맥경화[9], 근감소증[10], 그리고 체력저하[11]와 같은 심혈관계 및 근골격계 질환·장애가 없는 것 등, 다면에 걸쳐 보다 양호한 신체적 건강상태에 관계하는 일상신체활동 역치는 남녀 모두 걸음수>7,000~8,000보/일 동시에/또는 중강도 활동시간>15~20분/일이다. 이는 우울한 기분·심적상태[12]와 손상된 건강관련 QOL[13]이 확인되지 않는 점 등, 비교적 양호 한 정신적·심리사회적 건강상태에 관련하는 활동역치보다도 유의하게 높은 것 같다. 그러나 다

사증후군[14]이 아닌 점 등, 비교적 양호한 대사적 건강상태에 관련하는 일상신체활동역치보다도 낮을지도 모른다 점을 시사한다.

한편, 일상의 생활활동은 남녀에서 명확한 차이가 있다. 남성은 근골격계의 건강에는 1일 당 중강도 활동시간 쪽이 1일당 걸음수보다도 밀접하게 관계하고 있지만, 대조적으로 여성은 보다 밀접한 관계에 있는 것은 걸음수이다[3, 4, 8]. 특히 고령여성에 있어 매일의 걸음수의 대부분은 활발한 보행이라기보다는 오히려 종종걸음의 보행과 생활동작(즉 저강도에서의 행동거지)를 반영하는 고령여성은 저강도의 집안일에 장시간을 사용하고 있다는 것을 알 수 있다. 그러한 저강도 작업의 양이 여러 가지 건강상의 결과와 정의 상관관계에 있다고 하면 고령자에게는 예를 들어 저강도가 아니라도 정기적으로 보행과 같은 체중부하를 수반하는 신체활동을 하도록 장려하는 것이 중요할지도 모른다.

● ● ●

연령증가에 수반되는 골량 저하의 방지를 위해서는 일상신체활동의 양(1일 걸음수의 연간평균), 질(1일 중강도 활동시간의 연간평균) 모두 중요하다. 전반적인 건강상태와 생활활동의 관계에 있어서는 대조적으로 여성에서는 보다 밀접한 관계에 있는 것은 걸음수이다. 또 남녀 모두 보다 양호한 근골격계의 건강상테에 관련하는 신체활동역치는 걸음수>7,000~8,000보/일 동시에/또는 중강도 활동시간>15~20분/일이다. 바꿔 말하면 근골격계의 건강을 유지하기—특히 골다공증을 예방하기 위해서는 1일 합계로 적어도 15~20분의 시속 약 5km 상당의 적당한 활동과 적어도 45~60분의 경도의 활동이 필요할 것으로 생각된다.

[朴 眩泰, 武藤 芳照]

문 헌

1) Riggs BL, Melton LJ, 3rd : Involutional osteoporosis. New Engl Med 314 : 1676-1686, 1986

2) 日本臨床スポーツ医学会学術委員会[内科部会] : 日本臨床スポーツ医学会学術委員会内科部会勧告. 日臨スポーツ医会誌13 : 260-275, 2005

3) 米国国立老化研究所・東京都老人人総合研究所運動機能部門 : 高齢者の運動ハンドブック, 青柳幸利(監修), 大修館書店, 東京, 2001

4) Aoyagi Y , Shephard RJ : Steps per day ; the road to senior health?. Sports Med 39 : 423-438, 2009

5) 青柳幸利ほか : 総説　高齢者における日常的な身体活動と心身の健康 : 中之条研究. 保健師ジャーナル65 : 1042-1053, 2009

6) Aoyagi Y et al : Walking velocity measured over 5 m as a basis of exercise prescription for the elderly ; preliminary data from the Nakanojo Study. Eur J Appl Physiol 93: 217-223, 2004

7) Park H et al : Effect of combined exercise training on bone, body balance, and gait ability : a randomized controlled study in community-dwelling elderly women. J Bone Miner Metab 26 : 254-259, 2008

8) Park H et al : Relationship of bone health to yearlong physical activity in older Japanese adults ; cross-sectional data from the Nakanojo Study. Osteoporos Int 18 : 285-293, 2007

9) Aoyagi Y, Park H et al : Yearlong physical activity and regional stiffness of arteries in older adults ; the Nakanojo Study. Eur J Appl Physiol 109 : 455-464, 2010

10) Park H et al : Yearlong physical activity and sarcopenia in older adults ; the Nakanojo Study. Eur J Appl Physiol 109 : 953-961, 2010

11) Aoyagi Y, Park H et al : Habitual Physical activity and physical fitness in older Japanese adults ; the Nakanojo Study. Gernotology 55 : 523-531, 2009

12) Yoshiuchi K et al : Yearlong physical activity and depressive symptoms in older Japanese adults : cross-sectional data from the Nakanojo Study Am J Geriatr Psychiatry 14 : 621-624, 2006

13) Yasunaga A et al : Yearlong physical activity and health-related quality of life in older Japanese adults : the Nakanojo Study. J Aging Phys Act 14 : 288-301, 2006

14) Park S et al : Year-long physical activity and metabolic syndrome in older Japanese adults : cross sectional data from the Nakanojo Study. J Gerontol A Biol Sci Med Sci 63 : M1119-M1123, 2008

3 워킹 지도의 임상 예

a 증상 예

74세 여성. 2년 전에 제3요추 추체골절로 입원치료력 있음. 골다공증으로 내복치료 중이었다.

자택의 마당에서 잡초 뽑기 중에 낙상하여 몸을 가누지 못하게 되어 구급차 요청. 제1 및 제2요추 추체골절이라는 진단을 받고 정형외과 병동에 입원. 입원 당초부터 동통이 심해, 몸 뒤집기도 곤란하고 일상생활동작은 거의 전체 시중 단계였다. 의사소통은 양호하고, 사지에 분명한 운동마비와 감각장애, 관절가동역의 제한은 확인되지 않았다. 인지기능은 Mini-Mental State Examination(MMSE) 23점으로 소재식(所在識)등에 약간의 저하가 확인되었지만, 연령에 상응하는 인지기능이라고 판단했다. 사지 및 체간의 조대근력은 동통이 심해 조사가 힘들었지만, 상지는 4/5정도, 체간 및 하지는 3/5이상으로 판단했다.

입원 전에 자택 내부는 프리핸드, 옥외는 T자 지팡이를 사용하여 보행이 가능했다. 지은 지 50년 된 일본가옥에서 혼자 생활. 간병보험 '요개호1'로 주 2회 도우미에게 가사 원조를 받고 있었다. 취미는 마당 가꾸기.

b 지도의 내용

입원 3일째부터 침대 옆에서의 하지근력증강훈련부터 지도를 개시했는데, 동통이 심해 조심스럽게 실시했다.

입원 10일째에 딱딱한 재질의 경성 코르셋이 완성되어, 침대를 벗어나는 것이 허락되었지만, 정좌 자세에서 기립성 저혈압에 의한 어지러움, 메스꺼움을 확인했기 때문에 침상 각도를 조절하여 40°부터 서서히 좌위 내구성향상을 목표로 삼았다.

입원 15일째에는 정좌 자세 유지가 지켜보기 수준에서 가능해지고 선 자세 및 보행연습을 개시했다. 일어서는 동작과 기립·착좌 동작 시에는 동통의 증강을 호소하였지만, 서클 보행기를 사용한 보행은 동통자제 내로, 전체시중으로 20m 정도 보행이 가능했다. 또, 침대 위와 휠체어에 앉은 자세에서 근력증강훈련 부하량을 동통에 맞춰가면서 점차적으로 늘려, 동시에 침대 위에서의 자주적인 훈련을 장려했다.

이번이 두 번째의 척추추체골절이고, 골다공증으로 내복치료 중이었기 때문에 경미한 외부의 힘에도 골절부의 붕괴가 악화할 리스크가 높다고 판단되었다. 따라서 누운 자세에서는 경성 코르셋 착용을 철저히 할 것, 일어서는 동작을 할 때에는 반동을 주지 말고 천천히 일어설 것, 앉을 때에도 하지의 근력을 사용하여 천천히 앉을 것 등 동작 연습을 반복하여 실시하고, 일상생활에서의 습관화를 의식한 지도를 했다.

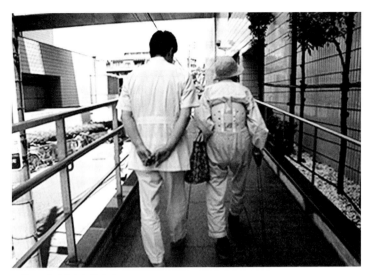

그림 5 옥외에서의 워킹 지도

입원 20일째에 T자 지팡이 보행에서 보행자립을 목표로 회복기 재활치료병동으로 옮겼다. 입원 4주차에는 경성코르셋을 착용할 때는 도움이 필요했지만, 병동 내에서 하는 일상적인 동작은 대체적으로 자립했고, 병동 내 보행도 서클 보행기로 자립했다. 동통은 일어서는 동작을 할 때 조금 남아 있기는 했지만 진통제 없이 대응이 가능했다.

T자 지팡이로 하는 보행연습도 병행하여 진행했다. 보행거리의 연장에 따라 요배부의 동통이 심해졌지만, 체간근군의 근출력 저하에 따라 요배부로 과부하가 주요인으로 파악되어 복직근과 복사근, 대전근배근 등으로 근력증강훈련을 중점적으로 지도했다. 동통의 경감에 맞춰 옥외보행연습과 계단 오르내리기 연습 등의 응용보행연습, 바닥에서 물건을 줍는 연습과 마루 위 동작연습을 추가하여 지도했다.

옥외보행연습에서는 사람과 장애물의 충돌을 피하는 것, 낙상을 회피하기 위해 익숙해질 때까지 발밑에 주의를 주는 것, 동통이 심해질 때에는 적절히 휴식을 취할 것, 수분보충을 염두에 둘 것 등을 유의해서 지도했다.

계단 오르내리기 연습에서는 손잡이를 잡고, 두 발로 한 단씩 연습을 시작하고, 하지근력의 향상에 맞춰 한 발 한 단으로 바꿔 시행했는데, 골다공증을 고려하여 추체에 과도한 부하를 피하는 의미로 손잡이 사용은 계속했다. 바닥에서 물건을 줍는 동작과 마루 위 동작연습에 있어서는 체간의 전방쏠림에 의해 추체부로 과부하가 발생하기 쉽기 때문에 지지물과 지지대 등을 이용하도록 지도했다.

c 경과

입원 6주 후에 병동 내 T자 지팡이 보행 지켜보기 수준, 7주 후에는 T자 지팡이로 병동 내 보행자립이 되었다. 옥외 T자 지팡이 보행은 지켜보기 수준에서 300m를 10분 정도 가능해졌다 (10m 당 20초 정도). 10주 후에는 옥외 300m를 5분 정도 보행하는 것이 가능해지고(10m 당 10초 정도), 보행자립에 이르렀다(그림 5). 계단 오르내리기는 손잡이를 잡고 한 발 한 단이 가능해졌다(수정자립). 이 시점에서 사지 및 체간의 조대근력은 상지에서 5/5, 체간 4/5, 하지 4/5까지 개선을 확인하고, 인지기능도 MMSE 27점으로 개선된 것을 확인했다.

입원 당초는 자택으로 퇴원할 예정이었지만, 자택이 낡은 일본가옥이고 문지방도 많아서 혼자로는 자립생활이 곤란하다는 본인의 의향도 반영하여 자택에서 350m 떨어진 근처의 유료 홈으로 퇴원하는 것으로 정했다. 본인의 요구는 자택의 마당을 보러 산책 겸 외출하는 것이었기 때문에 옥외 보행이 자립한 단계에서 적극적인 외출연습을 독려했다.

입원부터 12주 만에 경성코르셋에서 연성코르셋으로 변경하고, 코르셋 착용이 자립한 단계에서 재활시설에서 자택으로 퇴원했다. 현재 월 1회 정형외과 외래에 골다공증 추적 목적으로 통원치료를 받고 있는데, 통원 수단은 택시를 이용하고 있다. 날씨가 좋은 날에는 재활시설에서 자택까지 외출하는 워킹이 일과가 되어있다고 한다.

[上内 哲男, 武藤 芳照]

제Ⅵ장

재활로써의 워킹

A 신경장애 환자의 워킹

1 신경장애와 워킹

이번 장에서는 신경장애를 마미신경보다 말초의 신경장애에 한정지어 생각한다. 말초신경장애는 운동과 감각의 마비를 보인다. 운동마비는 이완성의 근력저하로서 나타난다. 감각마비는 표재지각의 저하와 심부지각의 저하 혹은 두 가지 모두로 나타난다. 아래에 대표적인 말초신경장애에 있어 보행의 특징과 메커니즘을 기재한다.

압박성 신경장애 중에서 빈도가 높은 비골신경마비에서는 전강골근 등의 족관절 배굴근력이 저하하기 때문에, 하수족(발처짐, drop foot)을 나타낸다. 딱딱한 바닥에 의식이 없는 채로 천장을 보고 드러누워 있으면 하지가 외선하여 비골두와 바닥 사이에서 비골신경이 압박을 받아 쉽게 마비가 발생한다.

지각장애는 족배부에만 나타나기 때문에 보행에 끼치는 영향은 적다. 유각기에는 하수족 때문에 발끝이 바닥에 닿게 되고, 그 결과 유각기를 일찍 끝내버린다. 이를 보상하기 위해 고관절과 무릎관절의 굴곡각도를 크게 하고, 바닥 클리어런스*를 유지한다. 그림 1의 이 보행은 닭의 걸음과 비슷해서「닭걸음(계보, steppage gait)」이라 부른다[1]. 초기 접지에서는 발끝이 발뒤꿈치보다 먼저 땅에 닿지만, 종아리(하퇴)의 흔들림이 크면 발바닥 전체로 땅을 딛는다.

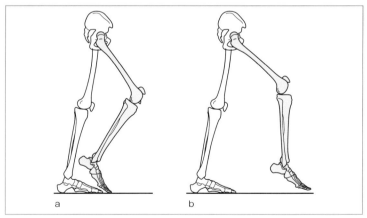

그림 1 **하수족(발처짐)에서 유각기의 특징(Götz-Neumann K, 2005를 수정)**
a : 발끝이 바닥을 비빈다.
b : 고관절과 무릎관절의 굴곡각도를 크게 하여 바닥 클리어런스를 유지한다.

* 역자 주 : 클리어런스란, 족부가 지면에 접촉하지 않는 것을 말한다. (제1장 D-5 설명을 참조)

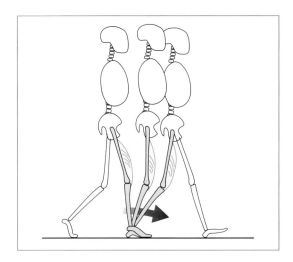

그림 2　**경골신경마비에 있어 입각기의 특징 (Perry J, 2003에서)**
무릎관절은 지속적으로 굴곡위를 취하고, 대퇴사두 근은 굴곡한 무릎관절을 신전할 수 없다.

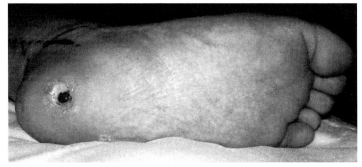

그림 3　**발뒤꿈치 변형의 이분척추증 아이에게 발생한 뒤꿈치 부위의 욕창**

　　그러나 후자의 경우, 접지 후의 족관절 배굴(발뒤꿈치 로커라 부르는, 족관절을 중심으로 하여 종아리가 후경에서 전경으로 이행하는 운동)이 없기 때문에 보행의 효율이 나쁘다. 따라서 통상 대퇴가 수직에 가까운 상태로 접지하고, 거기에서 마비되지 않은 하퇴삼두근 등 족관절 저굴근을 사용하여 추진력을 얻는다. 비골신경마비에 의한 하수족에 대해서는 단하지장구(AFO)에 의해 족관절의 저굴을 제한하는, 비굴을 보조하는, 중간위에 고정하는 등의 대응을 함으로써 보용을 개선할 수 있다. 또 후경골근의 전방이행수술(Watkins−Barr법) 등에 의해 족관절 배굴을 재건하는 경우도 있다[2].

　　드문 상태이기는 하지만 경골신경이 마비된 경우, 족관절 배굴근력은 유지되고, 저굴근력이 저하하고, 뒤꿈치발(종족*)을 나타낸다. 이런 경우, 유각기의 바닥 클리어런스는 지켜진다. 초기 접지 시에는 족관절은 과도하게 배굴되어 있어 그대로 발바닥 전체가 접지할 때에는 이미 하퇴가 앞으로 기울어 있다. 그림 2처럼 이런 상태로는 하퇴가 불안정하여 대퇴사두근이 과잉으로 활동하는데, 무릎관절의 완전신전을 할 수 없다[3]. 또 이 이후에는 뒤꿈치를 들어 올릴 수 없고, 추진력도 작동하지 않기 때문에 조기에 양각지지기로 이행한다. 경골신경마비에서는 발바닥의 지각장애를 수반하고 게다가 뒤꿈치부위에 과잉된 하중이 걸리는 보용을 보이기 때문에 그림 3처럼 뒤꿈치부위에 욕창이 생길 위험이 있다.

---

* 역자 주 : 발끝이 붕 뜬 상태로, 뒤꿈치만이 바닥에 닿아 서거나 걷는 발을 가리킨다.

경골신경마비에 대해서는 AFO에 의해 족관절의 배굴을 제한함으로써 보용을 개선할 수 있지만, 족관절저굴에 의한 추진력은 작동하지 않기 때문에, 안정성을 얻는 것은 곤란하다. 전경골근의 후방이행수술도 이루어지는데, 수술성적은 안정되어 있지 않다.

둔부부터 대퇴근위부의 좌골신경마비에서는 경골신경과 총비골신경 양쪽에 더하여 슬하근에도 근력저하를 발생시키기 때문에 장구 없이는 보행이 곤란해진다.

대퇴신경마비는 장요근 농양과 장요근 출혈에 수반하여 발생하는 경우가 많다. 대퇴사두근을 비롯하여 무릎관절신전근의 근력이 저하한다. 지각장애는 대퇴전면에 그치기 때문에 보용에는 영향이 없다. 무릎 관절 신전 근력이 저하하면, 입각기에 무릎을 신전해 두지 않으면 '무릎 꺾임'을 일으켜 낙상한다. 따라서 입각기를 통해 무릎관절을 신전위에 유지하는(소위 무릎을 잠그는 상태) 필요가 있다. 이 때문에 초기 접지 직전에 대전근을 움직여서 고관절을 진전시키고, 대퇴의 원위를 뒤쪽으로 끌어당기는 것으로 무릎관절을 신전한다는 특징이 있다. 접지 후에는 그림 4처럼 바닥반력벡터가 무릎관절의 바로 앞쪽을 지나도록 가자미근을 능숙하게 작동시킨다. 이러한 보용을 장기간 계속하면 무릎의 과신전(반장 무릎)을 발생시켜 동통의 원인이 되는 경우가 있기 때문에 주의가 필요하다. 대퇴신경이 장골근으로 나뉘어 가까운 위치에서 마비된 경우에는 고관절 굴곡 근력도 저하하기 때문에 보행은 더욱 곤란해진다.

말초신경장애를 보이는 대표적인 질환인 당뇨병에서는 1~6%의 환자가 운동기능 장애를 보인다고 한다. 대표적인 신경장애는 distal symmetrical diabetic neuropathy라고 부르는 것으로 사지의 원위에 대칭성의 말초신경장애를 보인다. 하지에서는 족관절의 저배굴뿐만 아니라 내반과 외반의 근력도 저하하고 보행속도가 저하한다[4]. 보행속도의 저하는 주로 보폭 감소에 의한 것으로 이 외에 보격 증가, 양각지지기 증가를 나타낸다. 당뇨병에서는 말초신경장애에 의한 근력저하에, 당화(glycosylation)에 의한 피부의 비박화 및 경화와 관절가동역 감소 등의 영향이 더해지고, 보행이 장애를 받는다[5]. 당뇨병에 대한 운동요법에서는 내당능의 개선이라는 전신에 끼치는 영향뿐만 아니라 근력강화에 따른 보행 개선도 예상할 수 있다.

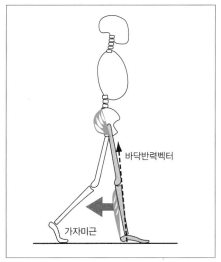

그림 4 **대퇴신경마비에 있어 입각기의 특징(Perry J, 2003에서)**
가자미근의 작용에 의해 무릎관절이 신전하고 바닥반력벡터가
무릎관절의 바로 전방을 지난다.

2 워킹 지도의 임상 예

a 증상 예

71세 남성, 요부 척주관 협착증 수술이력이 있다. 창상부위의 감염 때문에 안정을 위해 누워있던 동안에 좌비골신경마비가 발생했다. 전경골근의 근력은 맨손근력테스트에서 [2]이고 발뒤꿈치의 신전근력, 발의 외반 근력도 저하되어 있었다. 와상환자에게 에 수반하는 폐용과 요부 척주관 협착증 때문에 고관절·무릎관절 주위에도 경도의 근력저하를 확인했다. 이 때문에 보행 시에는 고관절과 무릎관절을 굴곡하는 보상을 충분히 행하지 못하고 발바닥 전체로 접지하고 발끝을 끄는 상태로 안정된 이동을 위해 보행기가 필요했다. 좌하지에서의 한쪽 다리 기립은 1~2초 정도였다.

b 지도 내용

우선은 폐용에 수반하는 고관절·무릎관절주위 근력회복을 위해 고정식 자전거운동 등을 이용하여 근력강화를 했다. 또 입각기에 무릎꺾임

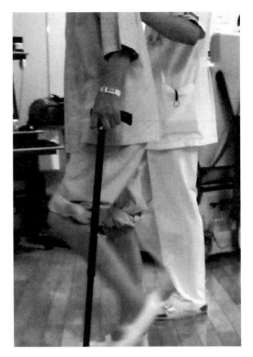

그림 5 **재활치료실에서의 보행 지도**

이 발생하는 경우가 있기 때문에 무릎신전 보조기(니브레이스)를 사용하여 보행연습을 했다. 하수족에 대해서는 족관절을 중간위에 고정한 APO(구두주걱 형)를 장착했다.

c 경과

한 달 후에는 근위근의 근력이 어느 정도 회복하여 한 달 후에는 무릎꺾임도 발생하지 않게 되었기 때문에 무릎 보조기구를 떼고 10cm의 턱을 오르내리는 연습을 개시했다. 전경골근의 근력회복은 충분하지 않았지만 고관절과 무릎관절 굴곡에 의한 보상기능이 커져 바닥 클리어런스를 얻기 쉬워졌기 때문에 AFO를 구두주걱 형에서 ORTOP 형으로 변경했다. 한 달 더 경과하자 AFO와 T자 지팡이(척주관협착증에 대해 사용)로 200m 연속보행이 가능해져 퇴원했다.

[芳賀 信彦]

문 헌

1) Götz-Neumann K (著)：観察による歩行分析, 月城慶一, 山本澄子ほか(訳), 医学書院, 2005

2) 芳賀信彦：Watkins-Barr法と前脛骨筋後方移行術. 整形外科手術クルズス第2版, 中村耕三(監修), 南江堂, 東京, p 605-609, 2006

3) Perry J(著)：歩行分析―正常歩行と異常歩行, 武田功(総括監訳), 医歯薬出版, 2007

4) Anderson H：Motor dysfunction in diabetes. Diabetes Metab Res Rev 28(Supple 1)：89-92, 2012

5) Wrobel JS, Najafi B：Diabetic foot biomechanics and gait dysfunction. J Diabetes Sci Technol 4：833-845, 2010

B 편측 마비환자의 워킹

1 편측 마비와 워킹

　편측마비, 즉 편측상하지의 마비는 뇌졸중을 필두로 하는 뇌질환에서 발생한다. 편측 마비환자에서는 발병 직후의 마비는 이완성이지만, 이윽고 근육은 경련을 일으키고 연합반응과 공동운동이라 부르는 이상운동 패턴을 보인다. 급성이가 지나고 경련이 회복되지 않은 경우에는 '베르니케 만 자세(Wernicke-Mann)'라 부르는 특징적인 자세를 보인다. 이는 그림 1처럼 상지에서는 견관절 내전내선, 주굴곡, 전완회내, 수관절장굴, 수지굴곡위를 보이고, 하지에서는 무릎관절신전, 족부는 내반첨족을 보이는 것이다.

　편측 마비로 인해 보행을 할 수 없거나 불충분한 상태가 계속되면 심혈관 기능 등의 저하를 초래하는 등 다른 장애로 이어진다. 따라서 사회생활을 영위할 수 있는 수준까지의 보행을 획득하는 것이 중요하다. 『뇌졸중 치료 가이드라인 2009』에서는 폐용증후군을 예방하고 조기의 ADL 향상과 사회복귀를 꾀하기 위해, 충분한 리스크관리 하에 가급적 발병조기부터 적극적인 재활치료를 할 것을 강하게 권장하고 있다. 이 중에 보조기구를 이용한 조기 보행 훈련이 포함되어 있다.

　보행분석에 따르면 편측 비의 보행 전체로서는 다음에 기술하는 특징이 있다[2].

① 개인차가 크다.
② 보행속도가 느리다.
③ 보행속도의 범위가 좁고, 정상인이 같은 속도로 보행하는 경우보다도 스트라이드가 짧고 케이던스(cadence)가 크다.
④ 마비측 입각시간이 짧고, 비마비측 입각시간이 길다. 마비된 쪽의 전입각기의 시간이 길다.
⑤ 좌우 보폭이 비대칭이고, 보격이 크다.

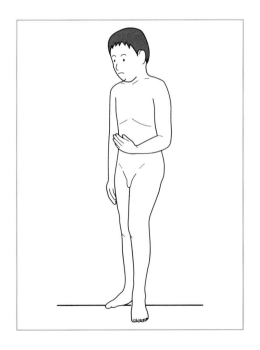

그림 1　베르니케 만(Wernicke-Mann)자세

⑥ 마비된 쪽의 입각기에 고관절의 과도한 굴곡과 신전의 감소, 무릎관절 과신전 혹은 과도한 굴곡, 발끝 접지, 족관절 배굴 감소, 마비된 쪽의 유각기에 있어 세차게 휘두르기, 무릎관절 경직, 발끝 끌기 등.

⑦ 관절모멘트에서는 마비된 쪽 입각초기의 족관절 배굴모멘트를 볼 수 없고, 입각기를 통해 고관절 신전모멘트가 계속되고, 무릎관절모멘트는 특징적이지만 개인차가 크다.

⑧ 파워 분석으로부터는 전체의 60%의 파워를 마비되지 않은 쪽이 부담하고 있다.

⑨ 동작근전도에서 마비된 쪽 입각초기에 족관절 저굴근, 무릎관절 신전 및 굴곡근의 활동이 일어나고 입각중기까지 계속된다.

이 외에 체간의 전경, 마비된 쪽의 입각기에 있어 골반의 마비측으로의 회선, 마비측 입각기에 있어 중심 상승의 감소 등도 보인다.

아래에 병기별로 보행의 특징에 대해서 상세하게 기술하겠다.

급성기에는 이완성 마비이기 때문에 고관절, 무릎관절, 족관절 각각의 자유도가 불안정성의 원인이 되어[3], 보호 없이는 보행이 곤란한 경우가 많다. 특히 무릎관절의 불안정성이 초래하는 악영향은 커서, 장하지장구 등으로 무릎관절 신전을 보조함으로써 안정성은 눈에 띄게 향상된다. 최근에는 기기를 이용하여 부분적인 하중 면피를 병용하여 보행연습을 하는 것의 유용성도 보고되고 있다[4].

급성기를 지난 후의 편측마비환자의 보행은 특히 변화가 크다. 입각기에는 하퇴삼두근의 경축 때문에 내반첨족위가 되고, 초기 접지는 발끝으로 한다. 비복근의 근긴장 때문에 무릎관절 굴곡 위에서 접지하거나, 진근공동운동패턴의 출현이 충분하지 않은 경우에는 입각전기에 무릎 꺾임이 발생한다. 신근공동운동이 우위한 경우에는 입각기를 통해 무릎관절은 신전위를 취한다. 이런 상태로 앞으로 나아가기 위해 고관절은 굴곡하고 마비측의 골반은 후방으로 회선하며 보상적으로 체간은 앞으로 굽히게 된다. 이에 따라 마비측 하지로의 체중이동이 적어진다[5].

첨족위에서 하퇴의 전방이동이 방해를 받는 상태에서 건강한 쪽 하지가 전방으로 내디뎌지면 아픈 쪽 무릎관절에 신전모멘트가 더해져 무릎 과신전이 된다. 유각기에는 고관절·무릎관절의 굴곡이 적고, 또 내반첨족이 있기 때문에 바닥 클리어런스가 곤란해진다. 이에 대해 마비측 하지를 세차게 휘두르는 운동을 한다, 마비측 골반을 끌어올린다, 비마비측을 까치발로 하는 등의 보상동작이 이루어진다[5, 6].

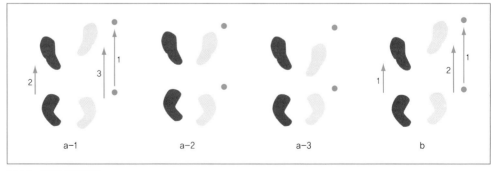

그림 2 **지팡이 보행 패턴**
　　　a : 3동작보행(a-1은 전형, a-2는 짝형, a-3은 후형을 나타낸다.)
　　　b : 2동작보행(2동작 보행도 전형, 짝형, 후형으로 분류된다.)

비 마비환자가 지팡이 하나로 보행하는 패턴은 아래의 그림 2와 같이 분류된다.

지팡이⇒마비측 하지⇒건강한 측 하지의 순으로 내는 것을 3동작보행, 마비측 하지와 지팡이를 동시에 앞으로 내는 것을 2동작 보행이라 부르는 전자에서는 평소에 양쪽 하지와 지팡이 중에서 두 개가 접지하고 있기 때문에 안정성이 좋지만 보행속도는 느려진다. 후자는 속도는 빠르지만 그 만큼 높은 균형능력이 필요하다. 어느 쪽이든 마비측 하지에 대해 건강한 쪽 하지가 앞에 접지하는 것을 전형 보행, 옆으로 나란히 접지하는 것을 짝형 보행, 뒤에 접지하는 것을 후형 보행이라 부른다. 뇌졸중 편측 마비에서는 보행연습의 초기에는 후형 혹은 짝형이지만, 연습이 진행됨에 따라 마비측의 지지성이 향상되어 전형으로 바뀌어 간다.

2 워킹 지도의 임상 예

a 증상 예

26세 여성. 19세부터 전신 홍반 루푸스(SLE)로 치료를 받고 있다. 24세 때 외상에 의한 뇌혈류 장애로 우내경동맥영역의 다발뇌경색이 발생했다. 편측 마비는 12등급 편측마비기능 테스트에서 상지 3, 하지 4이고 좌반신의 표재각의 저하를 확인했다.

발병 1개월 후, 좌 플라스틱 AFO(단하지 보조기구)를 제작하고, 발병 4개월 후에 좌 편측마비는 상지 7, 하지 7까지 개선되어, T자 지팡이 보행이 연속 10~15분 가능하고, 계단 오르내리기는 손잡이를 사용하고 두발로 한 계단씩 가능한 상태에서 자택으로 퇴원하게 되었다. 26세 때 SLE 약물조정목적으로 입원했을 때에 보행연습을 했다.

b 지도 내용

개입 시의 보행에서는 좌상지는 관절 구축을 수반한 베르니케 만 자세를 취하고, 전형 2동작 보행, 좌하지 유각 시의 세차게 휘두르기와 좌입각 시간의 감소가 눈에 뛰는 보용이었다. 그림 3에서 확인할 수 있다. 또 가옥 내에서 보내는 경우가 많았기 때문에 연속 보행 거리는 100m정도가 되어 있었다.

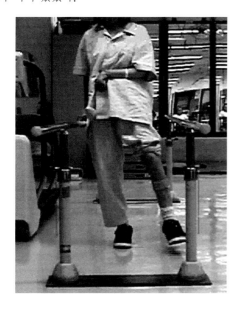

그림 3 **재활치료실에서의 보행지도**

일상생활에서의 안정성을 중시한 보상적 자세 및 동작의 정착되어, 선 자세와 손을 떼고 보행을 할 때 비마비측으로 중심 편기(偏倚)가 현저했기 때문에 발의 위치를 다양하게 바꿔 가며 선 자세에서 하는 중심이동연습, 보행 시의 중심이동연습을 했다. 또 보행시의 마비측 하지의 회전동작에 대해서는 골반 거상을 억제한 고관절의 굴곡신전운동을 드러누운 자세와 무릎을 세운 자세로 하는 재활치료실에서 보행지도를 병행하면서 평행봉 내 T자 지팡이 보행연습을 했다. 체력 향상을 위해 리컴번트형 고정 자전거를 사용한 유산소운동을 하면서 동시에 보행거리도 점차 늘리도록 했다.

c 경과

퇴원 시에는 회전보행의 경감, 보행속도의 향상, 연속보행거리의 증가를 확인할 수 있었다. 단, 장거리 보행을 할 때 평탄하지 않은 길에서의 보행은 회전 보행이 잔존해있었다.

그 후에도 보행능력은 유지되었고, 자가용을 개조하여 자동차 운전도 가능해졌다. 28세 때 사무직으로 취직하여 통근은 자가용 운전을 하고 사내에서는 T자 지팡이 보행으로 자립했다.

[芳賀 信彦, 横田 一彦]

문 헌

1) 篠原幸人ほか編 : 脳卒中治療ガイドライン2009, 協和企画, 東京, p283-286, 2010

2) 山本澄子 : 脳卒中患者の歩行分析と下肢装具処方. MB Med Reha 85 : 113-119, 2007

3) 吉尾雅春 : 脳卒中患者の治療用装具はありえるか. 日義装具会誌28 : 76-79, 2012

4) 狩野綾子 : 脳卒中の治療用装具はあり得るか. 日義装具会誌28 : 83-86, 2012

5) 井上和章 : 片麻痺患者の基本動作の評価からプログラムを立案する(起立動作から歩行まで). 理療ジャーナル46 : 545-552, 2012

6) 窪田俊夫 : 脳卒中の歩行障害. 歩行障害の診断・評価入門, 臨床歩行分析研究会(編), 医歯薬出版, 東京, p109-153, 1997

C 파킨슨 증후군 환자의 워킹

1 파킨슨 증후군과 워킹

이번 장에서는 주로 파킨슨병과 특히 노르딕 워킹에 대해 기술하겠다. 무동, 진전, 근강강(근위축), 자세반사 장애를 나타내는 병태를 파킨슨 증후군이라 부른다[1]. 그 중에서 가장 빈도가 높은 것은 파킨슨병이다. 뒤에 실제의 증상 예를 제시하겠지만, 그 환자는 파킨슨병이다.

a 파킨슨병이란[1]

파킨슨병(Parkinson's disease:PD)은 무동(과동), 안정 시 진전, 근강, 자세반사장애를 주 특징으로 하는 신경변성질환이다. 그 병리는 흑질, 청반핵의 변성과 레비소체의 출현을 주된 병변으로 한다. 50대 이후의 발병이 많다. 40세 이상의 발병자에 대한 일본의 보고에서는 95% 이상이 가족력이 없다고 한다. 단, 40세 이전의 발병자에서는 가족성일 가능성이 높다.

흑질의 멜라닌 함유 신경세포는 선조체에 투사한다. 이 계가 도파민을 신경전달물질로 하는 것을 알고, 선조체에서의 도파민 저하도 발견되었다. 그러나 왜 흑질에 선택적인 변성이 발생하는지는 아직 완전히 알지 못한다.

이하에 증상에 대해 설명하겠다.

무동(無動)은 운동의 양과 크기가 감소하는 것으로, 전신 동작이 완만해져 재빠른 동작을 하지 못하는 것이다. 예를 들면 안면의 표정이 줄어든다(가면 얼굴).

진전(振戰)이란 떨림을 말하는데, 통상은 좌우 한 쪽의 상지에서 시작한다. 파킨슨병의 떨림은 아무것도 하지 않고 가만히 있을 때 발생하는 것이 특징으로, '안정시 진전'이라 부른다.

또 파킨슨 환자의 손발의 관절을 굽히거나 늘이거나 하면 어떤 저항을 느낀다. 이를 '근강강(筋強剛) 또는 근고축(筋固縮)'이라 부른다.

'자세반사 장애'란, 균형을 잡기 힘들어 쉽게 넘어지는 것을 말한다. 균형을 잘 잡기 위해서 무릎을 굽히고 몸을 앞으로 숙이는 자세를 취하게 되는 것으로 생각할 수 있다. 병이 진행되면 몸이 비스듬히 기울고, 환자의 양쪽 어깨를 잡고 뒤로 당기면 그대로 쓰러지는 것을 볼 수 있다.

파킨슨병에 있어 치료를 기술하겠다. 뇌 내에 받아들여져 도파민에 대사되는 L-도파가 항 파킨슨 약 중에서도 가장 생리적이고, 가장 유효하다. 그러나 그 외에도 약은 있고, 그것을 조합하여 사용하는 것이 일반적이다.

그런, 파킨슨병에서는 극히 초기에는 떨림 등으로 증상은 머물러 있고, 일상생활에 그다지 영향을 주지 않지만, 조금 진행이 되면 여러 장애가 드러난다. 특히 보행장애가 환자의 ADL에 가장 큰 방해가 된다.

파킨슨 환자는 몸을 앞으로 숙이며 보폭이 좁고(종종걸음), 바닥을 쓸 듯이 걷는다. 잘 관찰하면 상지를 흔들지 않는 것을 알 수 있다. 좁은 장소는 걷기 힘들고, 방향전환에 시간이 걸린다. 걷기 시작했을 때와 보행 중에 갑자기 다리가 얼어붙어 한동안 다리가 앞으로 나가지 않는 것을 볼 수 있다. 이런 현상을 '얼음'이라 부른다. 이 얼음은 L-도파 치료를 오랫동안 계속하고 있는 환자 등에 자주 확인되는데, 병의 초기인 환자에게 보이는 경우도 있다. 이는 치료 전의 환자에 많지만 걷고 있는 동안에 점점 몸을 앞으로 숙여 잰걸음으로 달리기 시작하는 보행이 되어, 누가 잡아주지 않으면 쓰러져 버리는 경우도 있다. 이런 보행은 '가속보행'이라 부른다.

b 파킨슨 증후군[1]

처음에 기술했듯이 무동, 진전, 근강강, 자세반사 장애를 보이는 병태를 파킨슨증후군이라 부른다. 여기에서는 파킨슨병 이외의 질환에 대해 해설하겠다.

1) 진행성 핵상성 마비

증후적으로는 안구운동마비(핵상성마비), 강한 체간 근강강, 동작 완서, 자세반사장애를 특징으로 하는 발병은 60세 이상인 경우가 많고, 중뇌의 위축, 제3뇌실의 확대 등이 MRI에서 관찰된다.

2) 선조체 흑질변성증

파킨슨병과 아주 유사하지만 증상의 좌우차가 파킨슨병보다 눈에 띄지 않는다. 피각의 특히 후부의 변성이 강하다.

3) 비만성 레비소체병

파킨슨병의 병리학적 변화인 레비소체가 흑질, 뇌간뿐만 아니라 대뇌피질에도 다발하는 병이다. 임상적으로는 치매가 주인 경우가 많고, 비교적 특징적인 것은 변동하는 주의 장애, 조기부터 보이는 환각, 파킨슨 증후군을 수반하는 것 등이다.

151

4) 약제성 파킨슨 증후군

파킨슨 증상을 일으키는 약이 있다. 이런 약을 복용하고 있는 경우에는 그 약을 중지하면 증상의 개선이 기대된다.

5) 뇌혈관 장애성 파킨슨 증후군

뇌경색 내지 뇌출혈 후에 파킨슨 증후군을 보이는 경우가 있다. 이런 경우에는 뇌의 화상진단이 중요해진다.

2 파킨슨병의 보행에 노르딕 워킹은 효과가 있는가.

파킨슨병에서는 자동적으로 행해지는 운동이 감소한다. 이는 예를 들면 눈 깜빡임이 적다. 또 안구운동이 적기 때문에 한 곳을 보고 있는 것 같이 된다. 환자의 호소로는 스포츠를 할 때에는 별로 불편하지 않은데 아무 생각 없이 걸을 때에 발이 걸리거나 하는 경우가 있다. 스포츠와 같이 의식적인 것에서는 부자유가 없고, 평소에 자연스럽게 하는 행동에 오히려 장애가 심하다. 여기에는 몇 가지 원인이 있는데 그 중 하나는 자동운동장애로 생각된다.

또 파킨슨병에서는 특히 방향 전환을 할 때 혹은 걷기 시작할 때에 한동안 발을 앞으로 내디딜 수 없다는 '얼음'현상이 있다는 것을 기술했다. 이런 경우, 뭔가를 넘어간다는 생각으로 발을 내딛거나, 실제로 바닥에 선이 그어져 있으면 그것을 넘어가게 함으로써 보행을 다시 재개할 수 있다는 것이 알려져 있다. 이런 현상의 정확한 메커니즘은 밝혀지지 않았지만, 파킨슨병에는 내적 리듬의 장애가 있는 게 아닐까 하는 의견이 있다.

그럼, 노르딕 워킹에서는 좌우 교대로 지면을 폴(노르딕 폴)로 찌르듯이 걷는다. 이 워킹은 환자에게 자동운동을 촉진하고 또 보행에 일정 리듬을 주어 내적 리듬을 교정하는 것은 아닐까 기대할 수 있다. 지금까지도 음악을 듣는다, 메트로놈에 맞춰 걷는 것으로 파킨슨병 환자의 보행이 개선되는 것이 보고되어 있다. 어떤 보고에서는 '토끼와 거북이'의 멜로디를 들려주거나 그에 맞춰 손으로 박자를 맞추는 등의 행동을 하면서 걷게 하여 그 전후에서 보행의 개선을 본 결과, 그 이전보다 증상이 개선되었다고 한다[2]. 노르딕 워킹에서도 리듬을 자신 안에 만들어 내어 보행이 개선될 것이 기대된다.

최근에 파킨슨병 환자는 우울증 등의 기분장애, 인지기능장애 등 다채로운 비 운동증상을 나타내는 것이 밝혀졌다. 보행 등을 필두로 하는 운동이, 파킨슨병은 아니지만 알츠하이머 (Alzheimer)병의 우울증이나 AOL에 대해 효과가 있다고 한다. 알츠하이머병이란, 치매를 보이는 대표적인 질환으로 대뇌피질에 노인반(老人斑)과 신경원섬유변화를 보인다. 어떤 보고에서는 알츠하이머가 진행된 시기의 환자를 워킹프로그램을 할당한 집단과 통제집단으로 나누었다[3]. 워킹을 6개월간 실시한 집단에서는 통제집단에 비해 보행에 대해서도, 인지기능테스트에서도, 일상생활 상의 지표에서도 유의한 개선을 보였다고 한다[3]. 앞으로는 그러한 인지기능이라는 관점에서도 파킨슨병에 있어 노르딕 워킹의 효과를 관찰해 가는 것도 필요해질 것이다.

3 워킹 지도의 임상 예

a 증상 예

69세 남성이다. 이미 12년 쯤 전에 골프 스윙이 이상해진 것을 알아차렸다. 그 후 보행장애

등도 출현하여 10년 전에 어느 병원에서 정밀검사를 받고 파킨슨병으로 진단을 받았다. 그 후 좋아하던 스키 등도 못하게 되었다. 항파킨슨약을 투여 받고 있는데 계단 오르내리기가 곤란해져서 5년쯤 전에 직장을 그만두었다. 조금씩 투약은 늘어 현재 상태에 이르렀다.

증상으로서는 좌측에 경도의 떨림이 있다. 양쪽에 근강강, 무동이 있다. 또 변비 등의 자율신경증상도 확인되었다. 항 파킨슨약인 L도파임, 도파민 유리촉진약인 아만타딘, 도파민 수용체 자극약(아고니스트), 모노아민산화 효소(MAO-B) 저해약, 항코린제 등이 처방되고 있다.

b 지도 내용과 경과

1년 전부터 본인의 희망으로 노르딕 워킹 지도를 받게 되었다. 주 1회로 1시간 정도 전문 강사로부터 지도를 받고 있다. 이 워킹 지도 전후에서는 특별히 치료약 등의 변경을 하지 않았다. 본인의 말로는 '스틱을 짚게 된 후부터 걷기 편해졌다'고 한다. 실제로도 노르딕 폴은 절대로 잊지 않고 소지하며, 병원 통원에는 항상 가지고 온다. 그 때문에 병원의 사무직 직원들도 '항상 스틱을 가지고 계시는 분'으로 기억하게 되었다.

객관적으로 보면 노르딕 폴을 짚으면 체중이 앞으로 쏠리지 않아 전방경사자세가 개선된다. 또 보행을 할 때 대략 일정한 간격으로 보행할 수 있게 되고, 또 리드미컬하게 상지를 흔드는 것을 볼 수 있게 되었다. 보행거리도 늘었다.

[武田 克彦]

문 헌

1) 水野美邦 : 大脳基底核の変性疾患. 神経内科学書(第2版), 豊倉康夫(総編集), 朝倉書店, 東京, p475-503, 2004
2) Satoh M, Kuzuhara S : Training in mental singing while walking improves gait disturbance in Parkinson's disease patients Eur Neurol 60 : 237-243, 2008
3) Venturelli M et al : Six-month walking program changes cognitive and ADL performance in patients with Alzheimer. Am J Alzheimer Dis Other Demen 26 : 381-388, 2011

D 심장병 환자의 워킹

1 심장병과 워킹

심장병인 사람에게 워킹이 유효한지 아닌지는 병의 정도와 부하량의 균형에 의해 결정된다.

침대 위에서 강심제 투여를 필요로 하는 위중한 심장병 환자는 대상이 되지 않는다. 그러나 워킹과 같은 유산소운동은 심근경색이나 심부전 그리고 심대혈관의 외과수술에 의해 저하된 신체기능, 운동능력을 회복시킨다. 게다가 유산소운동은 관동맥질환인 사람의 사망률을 26%나 감소시키고, 비치사성의 심근경색도 21% 감소시킨다(Am J Med 2004). 심근경색의 재발이나 돌연사도 줄임으로써 사망률을 감소시킨다. 또 신체기능의 향상을 통해 일상생활의 질(QOL : quality of life)도 향상시킨다. 그럼 어느 정도의 스피도의 워킹을 한 번에 몇 분 정도, 일주일에 몇 회, 어떤 것에 조심하면서 하는 것이 좋을까.

만성심부전환자에서는 워킹 중에는 숨이 차거나 발한, 부종 등의 증사, 소견의 유무와 정도를 확인한다. 심부전은 한창 워킹을 할 때가 아니라 하루이틀 후에 발견되기 때문에 일주일에 2kg 이상 증가하는 체중의 변화나 흉부 X선 사진, 혹은 채혈로 BNP(brain/b-type natriuretic peptide, 뇌성 나트륨 이뇨 펩티드)라는 호르몬 변동에 의해 심부전개선이나 악화를 판단한다. 이러한 환자의 관리는 순환기 전문의의 담당이다.

표1. **신체활동도와 보행속도(참고문헌 : Zohman LR et al, Am J Caldiol 1983)**

① 앉은 자세, 안정(1.2METs)	
1. 30m/분(1.8km/시)로 걷는다.	1.5~2METs 상당
② 혼자서 식사와 세수가 가능하다(1.5~2METs 상당) ③ 컴퓨터 조작, 책상에서의 사무를 볼 수 있다.(1.5~2METs 상당) ④ 채소 조리가 가능하다.(1.5~2METs 상당)	
2. 50m/분(3.0km/시)로 걷는다.	2~3METs 상당
⑤ 혼자서 옷을 갈아입을 수 있다.(2~3METs 상당) ⑥ 육류 조리, 설거지가 가능하다.(2~3METs 상당) ⑦ 청소가 가능하다. (2~3METs 상당)	
3. 80m/분(4.8km/시) 로 걷는다.	3~4METs 상당
⑧ 잡초뽑기 등의 마당일이 가능하다.(3~4METs 상당) ⑨ 라디오 체조가 가능하다.(3~4METs 상당) ⑩ 정상인과 함께 평지를 100~200m 걸을 수 있다.(3~4METs 상당)	
4. 90m/분(5.4km/시)로 걷는다.	4~5METs 상당
⑪ 바닥 걸레질이 가능하다.(4~5METs 상당) ⑫ 무거운 짐을 들고 걸을 수 있다.(4~5METs 상당) ⑬ 혼자서 목욕이 가능하다.(4~5METs 상당)	
5. 100m/분(6.0km/시) 로 걷는다.	5~6METs 상당
⑭ 정상인과 함께 2층에 올라 갈 수 있다.(5~6METs 상당) ⑮ 잔디깎기가 가능하다.(5~6METs 상당) ⑯ 눈치우기가 가능하다.(6~7METs 상당)	

표2. **운동강도의 척도(일본의사회 편 : 건강운동의 가이드라인, 1994를 수정)**

1. 심박수에 따른 설정

정상인은 연령에서 계산한 최고심박수의 40~60% :
   최고심박수=220−연령
심장병이 있는 사람은 :
   (운동중의 최고심방수−안정 시의 심박수)×(0.3−0.4)+안정 시 심박수

2. 심폐운동 부하시험에 따른 설정

염기성 대사역치의 80~100%
최대 산소섭취량의 50~70%

3. 주관적 운동강도 (Borg 지수에 따른 설정)

Borg 지수 11~13

4. 심장병의 증상 및 소견에 따른 설정

흉통 및 흉부압박감 등의 증상 출현의 80%
심전도 변화(ST 변화, 부정맥) 출현 시의 80%

표3. **Borg 지수(Borg G: Scand J Rehabil Med 2:92−98,1970을 발췌)**

6	
7	매우 편하다
8	
9	꽤 편하다
10	
11	편하다
12	
13	조금 힘들다
14	
15	힘들다
16	
17	꽤 힘들다
18	
19	매우 힘들다
20	

　운동제한이 필요할지도 모를 심장병이 있는 환자의 워킹에서는 우선 평소의 생활내용을 물었다. 표1, 2에서처럼 일상생활에 있어 활동의 운동 강도부터, 어느 정도의 산소섭취량에 상당하는 워킹 속도가 가능한지를 판단할 수 있다.

　METs란, 산소섭취량환산의 활동량을 말하는 것으로 1METs는 3.5mL/kg/분의 산소섭취량에 상당하는 활동량이다. 통상은 안정되게 침대에 누운 상태에서 1METs, 앉은 자세 안정에서 1.2METs가 된다. 예를 들면, 혼자서 식사나 세수가 가능하고 컴퓨터 작업이 가능하다고 응답한 사람은 분속 30m 정도로 걷는 것은 가능할 것으로 생각된다. 잡초 뽑기나 라디오 체조가 가능한 사람은 분속 80m로 보행이 가능할 것으로 판단된다. 우선은 5~10분 정도 걷게 하여 상태를 관찰하고, 여유롭고 차분한 것 같으면 조금씩 시간을 늘려 갈 수 있다.

　워킹은 하루 30분, 일주일에 3~5일 하는 것이 좋고, 3~6개월 정도 하면 효과가 확실해진다. 워킹을 할 때에는 다음날 피로를 남기지 않도록 하는 것이 중요한데, 피로가 남은 경우에는 반드시 쉬어야 한다.

　운동 강도 결정에는 방법이 몇 가지 있는데, 고정식 자전거 운동이나 러닝머신을 이용한 심폐운동 부하시험을 순환기과에서 진료를 받고, 정해주는 적절한 운동량 또는 목표심박수에 맞게 하는 것이 안전하다.

　운동부하시험을 못 한 경우에는 연령에서 계산한 최대심박수의 40~60%를 기준으로 하거나, 운동 시의 최대심박수와 안정 시 심박수에서 산출한다. Borg 지수(표3)라는 주관적인 운동강도 지수로, 운동 중에 '조금 힘들다'고 생각하는 운동강도도 빈번하게 사용되는 지표이다. 명료하지 않은 주관을 보완하기 위해서는 운동 중에 30초 정도의 글을 낭독하게 하거나, 가볍게 숨이 찰 정도의 강도를 이용하는 것도 한창 워킹을 할 때에 유효한 방법의 하나이다.

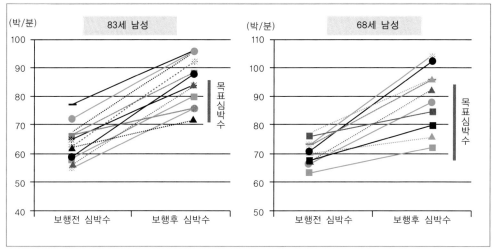

그림 1 노르딕 워킹 후의 심박수 증가

안정 시의 심박수는 하루에도 변동이 있다. 야간 수면 중에 낮았던 혈압은 아침에 눈뜨기 전에 상승하고, 기상 전후에 상승하고, 그 후에 일단 저하한 후에 저녁 6~8시 정도에 제일 높아진다. 아침에 눈을 뜬 직후에 운동을 하는 것은 교감신경의 불안정한 항진이 확인되지 않을까 생각되기 때문에 피하는 것이 현명하다.

식사 직후도 위장의 소화를 돕기 위해 위장의 혈류가 증가해 있기 때문에 1~2시간 정도의 식후 휴식을 취하는 것이 좋을 것이다.

더운 시기에는 한낮을 피하고, 추운 시기에는 따뜻한 시간에 걷는다. 야간 외에는 시간을 낼수 없는 경우에는 저녁 식사 후 휴식을 취한 후의 조금 이른 시간에 워킹을 한다.

노르딕 워킹은 낙상의 가능성이 낮고, 같은 속도에서도 평소의 워킹보다도 심박수가 높고 산소섭취량이 많아짐에도 불구하고, 체감 피로가 적기 때문에 고령자가 워킹활동을 시작하거나 재개하는 데에 최적의 스포츠이다. 50m/분×30분의 노르딕 워킹 외래에 3개월에 1번 통원하고 있는 70~80대의 환자의 보행 전후의 심박수를 그림 1에 제시했다.

2 워킹 지도의 임상 예

a 증상 예

A씨, 86세 여성.

A씨는 자택에서 의자에 올라가다 낙상하여 요추를 압박골절하고 가까운 병원에 입원했다. 재활치료를 받으려고 했으나, 심부전이 있어 곤란할 것 같다는 말을 들었다. A씨는 심장변의 폐쇄에 장애가 있고, 심장에서 혈액을 구출하는 힘이 저하되어 있었기 때문이다.

골절 1개월 반 정도 후에 재활치료를 목적으로 입원했다. 입원 시에는 보행기를 사용해도 10m밖에 걷지 못하고, 요배부 통증도 재활치료의 장애가 되었다.

b 지도 내용과 경과

우선 스트레칭 운동과 동작지도를 하고, 요배부 통증이 경감된 후에 보행훈련을 개시했다. 2

주일 만에 6분간에 260m를 걸을 수 있게 되었다. 게다가 노르딕 워킹에 의한 보행도 도입하게 되어 4주일 후에는 400m의 보행도 가능해졌다. 6주일 후에는 6분간 보행거리가 350m로, 거의 정상이 되었다. 그림 2에서처럼 퇴원 후에는 노르딕 워킹을 외래에서 하고, 그 이외에 혼자서 직접 주에 2~3회 워킹을 하기로 했다. 퇴원 후 2년이 넘었지만 A씨는 대단히 건강하고 외래의 노르딕 워킹 운동도 거의 빠지지 않고 참가하고 있다. 자택에서의 워킹도 빼먹지 않고 하고 있다. 오늘 하는 노르딕 워킹도 여러 분과 사이좋게 대화를 하면서 기운차게 걷고 있다.

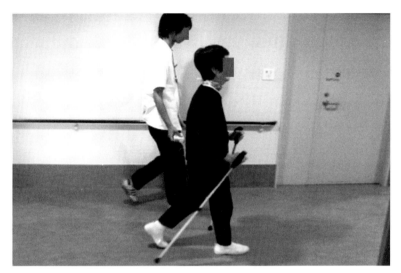

그림 2 **노르딕 워킹 지도의 예**

[川内　基裕]

워킹의 의학적 문제

A 심장 트러블과 워킹

1 운동에 관련된 돌연사

젊은 운동선수의 돌연사는 드물다. 그리고 젊은 운동선수의 사망은 대부분이 신체 활동 시 또는 그 직후에 발생한다. 비외상성 돌연사의 80%는 유전성·선천성 심장 혈관 이상을 원인으로 한다. 그리고 전체 사망의 40%~50%가 비대형 심근증에 의한 것으로 알려졌다. 심혈관계 질환에 기인하는 전구증상은 확인되지 않는 것이 많지만, 청년급사의 가족력 여부를 문진하여 필요한 검사를 실시함으로써 진단이 내려지는 경우도 많다. 원인 질환이 있는 운동선수의 운동관리는 엄밀히 실시할 필요가 있다.

워킹에 한하지 않고, 스포츠에 관련된 돌연사의 특징은 남성 중장년층에 많고, 원인이 되는 기초질환은 심근경색으로 대표되는 허혈성 심질환이 압도적으로 많다. 그림 1에서 밝혀진 것처럼 40대, 50대에서 혹은 60세 이상에서도 허혈성 심질환과 급성심부전이 뇌혈관질환과 함께 운동중의 돌연사의 주요 원인이다. 젊은 날의 운동선수도 늙으면 성인병 환자가 되는 경우도 많다. 수면부족으로 피로가 쌓였을 때, 몸이 아플 때, 나이가 들었을 때에 심한 운동을 해서는 안 되는 것이다.

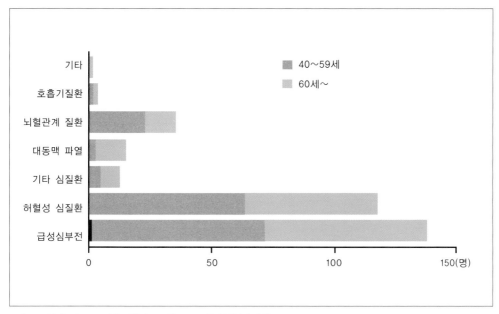

그림 1 5년간(1984~1988년) 경찰에 보고된 스포츠 중의 돌연사 사인

2 워킹과 돌연사의 위험

그러면 중장년층에게 워킹은 위험한 활동인가. 그렇지 않다. 제대로 된 진단과 치료를 받고 운동량의 처방에 따라서 운동을 한다면 심질환 환자일지라도 안전하게 워킹 등의 유산소 운동을 할 수 있다. 하물며 명백한 심질환이 없는 중장년층에게는 주 60분 이상의 워킹 습관은 돌연사 위험의 경감에 효과적이다[1]. 그리고 또 운동에 의해 허혈성 심질환이나 비대형 심근증이 될 일도 없는 것이다. 스탠포드 대학의 Wood 등은 1년 더 달리기를 계속 하기로 결심한, 뚜렷한 심질환이 없는 중년의 조깅인의 돌연사의 위험은, 1년간 운동을 하지 않는 달리기 습관이 없는 중년보다 상당히 낮아지는 것을 보고하고 있다[2].

운동에 관련된 돌연사는 운동 중이나 직후에 많고, 조깅 중의 사망률은 일상생활 시의 심장 발작률 예측치의 7배나 된다는 보고도 있다[3]. 허혈성 심질환 환자가 격한 운동을 하면 위험하다는 것은 자명한 논리이다. 그러나 보통 수준의 운동에서는 심질환 환자라 해도 돌연사의 위험이 커지지 않는 것도 이전부터 보고되고 있다[4,5]. 그리고 제대로 치료 및 관리되고 있는 안정 상태의 심질환 환자에게 적절한 부하량의 유산소 운동을 하게 하는 것은 심장 재활치료체계로 확립되어 있다[6].

물론 심장 재활에서는 급성기의 불안정한 심대혈관질환이나 아직 치료받지 않은 심질환은 대상으로 하지 않고, 운동에 의해 악화되는 부정맥이나 심부전 등도 순환기 전문의에게 제대로 치료받아야 한다. 게다가 심폐운동 부하시험에 의해 적절한 운동 부하량을 설정하고 위험성이 높은 경우에는 의사의 감독 하에 유산소 운동을 계속하면 동맥 경화로 인한 병변의 진행이 늦춰지고 경우에 따라서는 상태가 좋아진다. 그리고 일상생활 능력도 향상되고 재입원과 심근경색 재발, 사망 등 심장사고의 가능성도 감소하는 것이다.

잊지 말아야 할 것은 운동을 해낼 수 있다고 해서 심질환이 부정되는 것은 아니다. 뛰어난 운동 능력을 발휘할 수 있더라도, 중장년층에서는 심질환이 없다는 것의 증명은 되지 않는다. 상당히 진행된 심장질환으로 사망한 사람 중에서 몇 주 전에 90km 마라톤을 완주한 러너가 몇 명이나 있었다는 보고도 있다[7]. 운동 중에 어떤 증상이 나타난 경우에는 결코 무리를 해서는 안 되고, 운동 중에 증상이 있는 중장년층은 철저히 검사를 하여 심대혈관질환이 발견되면 운동습관을 중단하고 치료를 진행해야 한다.

[川内 基裕]

 경계형 당뇨병에 대한 생활습관개선효과

69세의 마스터스 수영선수인 A씨, 오늘도 평소대로 1,500m 수영을 마치고 귀가하려는 중이었다. 그 때 동료 B씨가 와서 이번 오픈 워터 대회(원영)에 함께 나가자고 권했다. 그래서 A씨는 장거리 수영에 익숙해질 요량으로 평소보다 1,000m정도 연습량을 늘렸다. 합계 2,500m를 헤엄친 A씨는 수영장에서 올라와 바로 풀 사이드에서 상태가 나빠져, 구급차로 이송되었다. A씨는 병원에서 급성심근경색이라고 진단을 받고 치료를 받게 됐다. A씨에게 다행이었던 것은 일단 목숨을 건진 것이다.

문 헌

1) Lemiatre RN et al : Leisure-time physical activity and the risk of primary cardiac arrest. Arch Intern Med 159 : 686-690, 1999

2) Wood PD : The health benefit of exercise : a round table. The physician and Sportsmedicine 15 : 124, 1987

3) Thompson PD : Cardiovascular hazards of physical activity. Exercise and sports science reviews. Terjung RL (ed), Franklin Institute Publishers, Philadelphia, p208-235, 1982

4) Lynch P : Soldiers, sports and sudden death. Lancet 1 : 1235-1237, 1980

5) Vuori IM et al : Sudden death and physical activity. Cardiology 63 : 287-304, 1978

6) 木全心一,斎藤宗靖 : 狭心症・心筋梗塞のリハビリテーション(改訂第3版), 南江堂,東京,1999

7) Noakes TD et al : Marathon running and immunity to coronary heart disease ; fact vs fiction. Clinics in Sports Medicine 3 : 527-543, 1984

B 탈수, 열사병과 워킹

열사병은 '고온의 환경에서 신체 적응 장애에 의해 일어나는 상태의 총칭'이라고 정의된다.

심한 장시간에 걸친 스포츠 및 노동에 수반되는 열사병과 함께, 최근에는 고령자의 비신체활동성 열사병이 주목을 끌고 있다. 중장년 스포츠에 수반되는 열사병의 통계 데이터에서는 연습 메뉴 중 러닝이 가장 위험한 행위인 것을 알고 있다. 러닝이 신체에 큰 부하를 발생시키는 데 비해 워킹은 몸에 적당한 활성화를 가져오는 운동이라 할 수 있다. 그러나 워킹에서도 고온다습한 환경에서 장시간 실시하면 열사병을 일으킬 위험이 있다는 것은 말할 것도 없다.

열사병의 분류에서 필자들은 헷갈리는 용어의 사용을 피하고 I도~III도로 분류하고 있다[1-5].

1 III도(중증형) 열사병의 발생 기전(그림 1)

III도(중증형) 열사병의 병태생리는 ① 고열에 의한 세포 독성과 장기 장애, ②탈수순환부전에 의한 장기장애, ③systemic inflammatory response syndrome(SIRS)이다. 이들 ①, ②, ③이 복잡하게 얽혀서 ④DIC와 ⑤다발성장기부전을 일으키고 사망 위험을 높인다고 생각된다.

III도(중증형) 열사병의 발생 방지를 위해서는 체온을 낮추는 것과 탈수를 막아 순환혈액량을 확보하는 것이 관건이라는 것을 알 수 있다.

2 징후 및 증상(표1)

I도(경증)의 증상은 비복근 경련 또는 일어설 때의 현기증(실신) 뿐으로, 다음의 II도의 증상을 수반하지 않는 것.

II도(중등증)의 증상은 강한 피로감 및 나른함, 현기증, 두통, 구역질, 구토, 설사, 체온 상승의 조합이다. 비복근 경련 및 일어설 때의 현기증(실신)+II도의 증상의 예는 I도가 아니라 II도다.

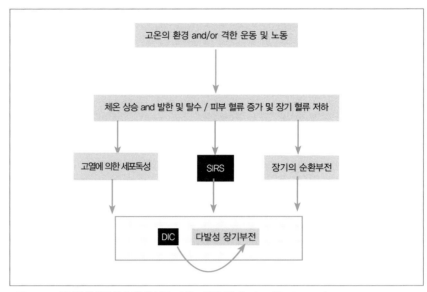

그림 1 Ⅲ도 열사병 발생의 병태 생리(安岡　正藏 : 일의사회지 140 : 789-794, 2011)
　　　SIRS : systemic inflammatory response syndrome
　　　DIC : disseminated intravascular coagulation syndrome

표1. 열사병 Ⅰ~Ⅲ도의 증상

Ⅰ도 (경증)	비복근 경련, 또는 일어설 때의 현기증
Ⅱ도 (중등증)	강한 피로감 및 나른함, 현기증, 두통, 구역질, 구토, 설사, 체온 상승의 조합 주의 : 비복근 경련 및 일어설 때의 현기증(실신)+Ⅱ도의 증상의 예는 Ⅰ도가 아니라 Ⅱ도다.
Ⅲ도 (중증)	뇌신경증상 (의식장애, 섬망상태, 소뇌증상, 경련) + 심부체온 39도 이상 (겨드랑이에서 38도 이상)의 고열

　38도 이상의 고열(냉각 이전)을 수반하고, 의식장애, 섬망상태, 소뇌증상, 경련 등의 뇌신경 기능장애가 생기면 Ⅲ도 (중증) 열사병이다.

　표2와 같이 구급의료에서는 ①뇌기능장애 혹은 혈액검사에서 ②간장 및 신장 장애 혹은 ③혈액응고장애(DIC), ①~③과 같은 세 가지 징후 중 어느 하나라도 있으면 Ⅲ도로 진단한다.

3 예방

　열사병은 예방과 현장에서의 적절한 처치치료를 하는 것이 매우 중요한 질환이다. 열사병 개념을 상기하고 'FIRE'를 단서로 한다. 필자는 수년 전부터 언론 등 계몽활동에서 이것을 말해 왔다. 여러 갈래로 나뉜 듯이 보이는 예방법을 떠올리거나, 현장에서 반드시 해야 할 일을 떠올리기 위해 'FIRE(불)'를 단서로 하자는 제안은 다행히 평가가 좋다. 예방은 〈A+ 'FIRE(불꽃 하나)'〉로 기억하면 된다.

　　● A(acclimatization) : 더위에 익숙해지기(더위에 익숙해지는 데에는 1주일 이상 소요됨)
　　● F(fluid) : 액체(수분+염분) 섭취(결코 물만 말하는 것이 아니다)
　　담수보다는 염분을 포함한 액체를 마신다. 일반적인 스포츠 음료는 심한 운동이나 러닝에

표2. III도 열사병의 진단기준(安岡　正蔵 : 구급의학23 : 1119-1123, 1999)

심한 더위 노출(heat stress)이 있고, 두부외상 등의 다른 질환이 부정되고, 더욱이 심부체온이 39도 이상(겨드랑이에서 38도 이상)의 고열을 보인 경우, 열사병을 의심하고 아래의 세 요건 중에 어느 하나라도 해당하면 III도 열사병으로 진단한다.

① 뇌기능 장애	의식장애, 섬망상태, 소뇌증상, 전신경련
② 간/신장 기능 장애	AST, ALT, BUN, 크레아티닌, CPK의 상승. 혈중 미오글로빈/뇨중 미오글로빈
③ 혈액응고장애 / DIC	혈소판, D-다이머, FDP, PT 시간, 피브리노겐

①~③이 모두 있는 경우는 완전형. 어느 하나라도 해당하면 부전형 (완전형은 부전형보다 사망확률이 크다.)

는 적합하지만, 워킹에는 당분이 너무 많기 때문에 특히 지질이상증이나 당뇨병 환자는 주의가 필요하다. 시작하기 전과 워킹 도중, 그리고 워킹을 끝낸 후로 나누어 부지런히 마신다.

● I(ice) : 에어컨에 해당한다. 분무기로 몸에 물을 뿌리고, 부채 등으로 바람을 보낸다. 아이스 팩으로 경동맥·대퇴동맥(다리의 끝부분)을 식히는 것이 가장 효과가 있다. 즉효성으로 말하면 체육회의 학생이 자주 사용하는, 머리 위에서 물을 쏟아 붓는 격렬한 방법이 효과적이다.

● R(rest) : 피로가 쌓이지 않았나? 운동(노동)과 운동의 사이에 충분히 휴식을 취하고 있는가? 장시간에 걸쳐 워킹을 하는 경우에는 냉방이 잘된 점포나 공공시설 등의 더위 피난처에서 휴식을 취하는 것도 필요하다. 점포나 시설이 없는 경우에는 자택을 기점으로 열사병 증상이 나타나지 않는 집 근처 지점까지의 왕복을 반복한다.

● E(emergency): 긴급 사태의 예측에 근거하는 기준 수배

기도확보 및 심폐소생에 대해서 복습한다. 긴급 연락망 확인 등.

예방의 관점에서는 기상대 발표의 기온과 워킹 현장의 기온차에도 주의해야 한다. 도시 지역의 여러 활동 공간의 더위 지수(WBGT)를 비교한 연구[1]에 따르면 스포츠 트랙 쪽이 체육관보다 최대 4.0℃ 높고, 옥외 공간 한해서도 스포츠 트랙과 빌딩가 간에는 최대 3.4℃나 되는 차가 확인되고 있다. 즉, 기상대 발표 기온이 20℃대라도 열사병 발생 위험이 큰 장소(hotspot)가 있다는 것이다.

4 대처 조치 및 치료 역시 "FIRE(불)"

열사병의 초기 처치 및 치료는 표3과 같이 'FIRE'로 정리할 수 있다.

의식장애, 섬망상태, 휘청거림 등의 소뇌증상, 경련 등을 포함하는 뇌신경증상이 있는 경우에는 III도 열사병으로 즉시 구급차를 요청한다. 구급차 도착까지 가장 중요한 것은 기도확보이다. 구토를 동반할 때는 토사물이 기도를 막아 심폐 정지나 후의 저산소뇌병증의 속발로 이어지기 때문에 머리와 몸을 옆으로 돌려 뉘여 구강 내의 토사물을 꺼낸다.

표3. 현장에서의 초기 처치 및 치료의 'FIRE(불)'

F(fluid)	액체(수분+염분) 경구섭취 및 수액
I(ice)	신체냉각과 에어컨
R(rest)	스포츠 및 노동의 완전한 중지와 휴식
E(emergency)	의식장애를 동반할 경우에는 기도확보 등 '구급 ABC'와 구급대 요청

163

표4. **열사병 Ⅰ~Ⅲ도 검사 및 치료**(安岡　正蔵 외 : 구급의학 23 : 1119-1123,1999)

Ⅰ도(경증)	수분섭취 (수액)
Ⅱ도(중등증)	혈액검사 및 수분 섭취 or 수액
Ⅲ도(중증)	혈액검사 및 CT/신체 냉각과 수액 등 (Ⅱ도와 Ⅲ도의 감별에는 장기장애와 DIC진단을 위한 혈액검사가 필수적)

계속 호흡부전 상태이면 인공호흡을 할 필요가 있다.

의식이 있고 수분 섭취가 가능하다면 즉시 차 안이나 실내처럼 에어컨이 있는 공간으로 이동시키고, 액체(수분+염분)의 경구섭취를 실시한다. 전신의 상태와 증상이 5분 이내에 회복되면 그대로 워킹은 중지하고 상태를 지켜본다. 회복되지 않으면 병원으로 이송한다. 병원에서 내장기능장애 및 응고기능장애를 확인하기 위한 혈액검사와 수액 주사가 필요하다.

표4와 같이 Ⅰ도의 비복근 경련 또는 일어설 때의 현기증 증상만 있고, Ⅱ도 증상을 수반하지 않을 때에는 시원한 장소에서 몸을 식히고, 염분을 포함한 수분을 경구섭취하고 상태를 지켜본다. 이 경우에도 상태가 호전되지 않을 때는 병원 이송이 필요하다.

열사병에 대한 대처에 있어 중요한 것은 열사병 증상 예에서는 병의 상태가 경증, 중등증에서 중증으로 진행성으로 악화하는 사례가 있다는 것을 명기해 두는 것이다. 그래서 열사병의 증상이 나타날 경우에는 경증 및 중등증이라고 원칙적으로 워킹을 중지하도록 하고, 당일에 재개하는 것은 매우 신중을 기해야 한다.

혈압강하제 중에는 탈수현상을 발생시키는 약제 외에, 탈수가 생겼을 때에 간기능 장애를 일으키기 쉬운 약제가 있다고 한다. 혈압강하제 복용자로, 장시간의 운동을 하는 사람이나, 농사 및 임업 종사자처럼 심한 더위 환경에 노출되기 쉬운 사람은 여름철에는 혈압강하제 감량이나 일부 변경이 바람직한 경우가 있다. 일반론으로 말하기는 어렵기 때문에, 혈압강하제 복용자는 개별적으로 주치의와 상담하는 것이 바람직하다.

최근 언론 보도가 증가하면서 열사병을 걱정한 나머지 여름철은 외출하지 않고 집안에 틀어박히기 일쑤인 고령자가 늘어나는 경향이 보인다. 한편, 집 안에 있으면서 열사병으로 쓰러지는 고령자의 증가도 보도되고 있다. 집에도 핫 스폿이 있고 열 감지 센서의 기능저하를 겪고 있는 고령자에게 집 안은 절대 안전한 장소가 아니다.

집에 틀어박히는 것은 ①더위에 대한 몸의 적응을 저해한다. ②사지의 기능이 저하되고 낙상 골절의 위험이 증가한다. ③기분침체를 초래하는 등의 장애를 일으킨다. 아침저녁의 기온이 떨어진 시각에 적극적으로 단시간 단거리라도 워킹을 즐기고, 집 안에 틀어박히지 않도록 해야 한다.

[安岡　正蔵]

문 헌

1) 安岡正蔵ほか：熱中症 (暑熱障害) Ⅰ～Ⅲ度分類の提案―熱中症新分類の臨床的意義. 救急医学 23：1119-1123, 1999

2) 安岡正蔵, 赤井正美：熱中症をめぐる諸問題. 海原翔作. ヒート・ストローク熱射病のカルテ. 近代文芸社. 東京, p 88-93, 1997

3) 安岡正蔵ほか：熱中症Ⅲ度症候群重症型熱中症の診断基準. 神経救急学会誌 16：5-9, 2003

4) 安岡正蔵：熱中症 Ⅰ～Ⅲ 度分類の意義. 日医師会誌 140：789-794, 2011

5) 安岡正蔵：熱中症の概念と重症度分類, 日医師会誌 141：259-263, 2012

6) 大橋唯太ほか：都市域のさまざまな活動空間でのWBGTの比較. 日本生気象学会雑誌 46：59-68, 2009

C 알레르기와 워킹

1 꽃가루 알레르기

1) 장애 발생 메커니즘

삼나무 등의 꽃가루에 감응하면, 꽃가루항원에 특이적인 IgE 항체가 생산된다. 그 후에 꽃가루에 심하게 노출되면서 점막의 마스트세포 표면에서 꽃가루항원이 IgE 항체에 결합하면 히스타민, 류코트리엔 등의 화학전달물질이 방출된다. 신경 종말에 작용하면 재채기 혹은 가려움증이 발생하고, 혈관에 작용하면 수양성 콧물, 코막힘이 출현한다. 안점막에서도 같은 발생메커니즘으로 가려움, 충혈, 눈곱 등이 나타난다.

2) 징후 및 증상

재채기, 수양성 콧물, 코막힘이 3가지의 주된 증상인데, 코 가려움증, 눈 가려움증, 충혈, 눈곱도 출현한다.

3) 예방책

꽃가루의 비산정보는 인터넷을 통해서 입수할 수 있다(예 : 일본 환경부 꽃가루정보 사이트 http://www.env.go.jp/chemi/anzen/kafun/). 비산량[*]이 많은 시기에는 실내 워킹으로 전환할 것을 고려한다.

꽃가루를 막기 위해 고글형 안경을 추천하는데, 안경 착용만으로도 눈에 뛰어 들어오는 꽃가루 양은 감소한다. 콘택트렌즈 사용은 중지한다. 마스크는 와이어로 얼굴에 밀착할 수 있는 것이 꽃가루 제거율이 높고, 얇은 거즈를 덧대면 제거율은 더욱 높아진다. 마스크는 호흡의 용이성과 균형을 맞추어 최대한 안면에 밀착되는 것을 선택하고, 일회용 마스크는 이틀에 한 번 꼴로 교체한다.

제일 겉에 입는 옷은 울 제품을 피하고, 바람막이 등 꽃가루가 잘 부착되지 않는 미끄러운 소재의 옷을 착용한다. 또 외출 시에는 모자를 착용하고 현관에 들어가기 전에 벗어서 꽃가루가 실내로 반입되는 것을 줄인다. 귀가하면 세안, 입 헹구기, 코 풀기를 하여 몸 표면에서 꽃가루를 제거한다.

일상생활에서 증상이 지속되는 경우에는 의료기관에서 진찰을 받고, 평소 항히스타민제, 류코트리엔 수용체 길항제, 코 분무용 스테로이드에 의한 치료를 하는 것이 쾌적하게 워킹을 실시하는 데에 있어 중요하다.

---

* 역자 주 : 꽃가루가 날아서 흩어지는 양

4) 대처

① 제일 먼저 해야 할 일

꽃가루 알레르기 증상이 확인되면, 귀가 후에 세안, 입 헹구기, 코 풀기를 하여 부착된 꽃가루를 제거한다. 눈 속의 꽃가루는 방부제가 포함되지 않은 인공누액을 자주 점안하여 씻어낸다. 컵 형태의 세정기구는 세정액에 고농도의 방부제가 포함되어 있어 피부의 더러움이나 부착된 항원이 눈 표면에 접촉하기 때문에 권장할 수 없다. 물수건으로 눈꺼풀 위에서부터 식히는 방법도 효과가 있다.

코막힘에 대해서는 일시적으로 코에 넣는 혈관수축약(α교감신경자극제)을 사용해도 되지만 장기간에 걸쳐 계속 사용하면 효과지속시간이 짧아지고, 코에 직접 넣었기 때문에 투약을 중단하면 혈관이 확장하는 '약제성 비염'에 이르는 경우가 있기 때문에, 과도한 연속사용은 피한다.

② 언제 의사에게 진찰 받을 것인가.

치료의 목표는 증상이 없거나 있더라도 극히 가벼운 정도라서 일상생활에 지장이 없는 것이다. 앞에서 기술한 셀프케어로 대처할 수 없는 증상이 지속되는 경우에는 진찰을 받는다.

③ 회복하는 데 얼마나 걸리는가, 워킹 중지 및 재개의 판단

효과가 나타날 때까지 필요한 시간은 코에 넣는 혈관수축약은 몇 분, 항히스타민제는 하루, 코 분무용 스테로이드제는 1~3일, 코막힘에 유효한 류코트리엔 길항제는 일주일이 걸린다. 점안약은 꽃가루 세정에 있어서도 비교적 즉각적인 효과가 있다.

정기적으로 치료를 해도 워킹으로 인해 일상생활에 지장을 초래하는 증상이 출현하는 경우는 중단하거나 실내 보행으로 전환한다. 증상이 개선되고 꽃가루 날림도 줄어들면 워킹 재개를 검토한다.

2 벌 등의 곤충에 의한 자상

1) 장애의 발생 메커니즘

독성분에 의한 직접적인 자극 작용 외에 독성분에 대한 감응이 성립하여, 두 번째 이후의 자상에서 알레르기 반응을 일으키는 것이 '곤충 알레르기'이다. 국소증상 외에 위독한 전신증상을 보이는 아나필락시스 쇼크를 일으킬 수 있다. 벌 외에도 개미, 지네, 거미, 모기에 의한 것이 보고되고 있다.

2) 징후 및 증상

벌 자상에서는 발적, 부기, 동통 등의 국소증상 외에 3% 정도에서 아나필락시스로 불리는 전신성 알레르기반응이 야기된다. 호흡곤란, 의식장애, 혈압저하 등의 위독한 증상을 아나필락시스 쇼크라고 하는데, 미국에서는 연간 약 50건의 사망사례가 있다.

3) 예방책

자상 피해는 9월이 가장 많고, 8월~10월의 3개월 사이에 발생하는 경우가 많다. 쌍살벌, 말벌은 공격성이 높지만, 꿀벌은 공격성이 낮고 양봉업 이외에서 자상 사례는 적다. 워킹을 할 때는 길에서 벗어나지 말고, 벌집이 있는 경우에는 건드리지 않도록 유의한다.

이미 자상이 있고, 같은 위험이 예상되는 경우에는 의료기관에서 진찰을 받아 둔다. 벌에 쏘인 후에는 40%에서 특이적 IgE 또는 피부반응에서 양성을 보이지만, 쏘인 직후에는 불응기가 될 가능성이 있어 음성이라도 재검사가 필요하다. 특이적 IgE 검사는 쌍살벌, 말벌, 꿀벌, 각다

귀에 대해서 가능하다.

봉독 피부반응 양성인 사람 중에서 다음에 전신성 반응을 일으킬 확률은 이전의 자상에서 알레르기 반응력이 없었던 경우는 17%, 전신성 피부반응 혹은 광범위한 국소의 부기가 확인된 경우는 각각 20%와 10%인데, 상황에 따라 아드레날린 근육 주사제인 에피펜®의 처방을 결정한다. 이전에 아나필락시스 쇼크가 있었던 경우에, 다음에는 60%에서 아나필락시스를 일으킨다고 하여 에피펜® 처방이 있다.

4) 대처

① 처음에 해야 할 일, 언제 의사에게 진찰 받을까?

국소반응이나 두드러기에 대해서는 신속하게 환부를 세척 및 소독하고, 독액의 확산을 늦추기 위해 얼음주머니로 냉각한다. 증상에 따라서 진찰을 받고, 스테로이드연고와 항히스타민제 처방을 받는다. 온몸에 두드러기를 동반할 경우에는 진찰을 받고, 필요에 따라 수액치료를 한다.

후두부종, 호흡곤란, 의식장애, 혈압저하 등의 아나필락시스 증상을 보이면 긴급대응이 필요하다. 에피펜을 휴대하고 있으면 그 자리에서 대퇴부 외측에 근육주사를 놓고 구급 이송을 의뢰한다. 휴대하고 있지 않으면 즉시 구급 이송을 의뢰한다. 의료기관에서는 아드레날린 근육주사, 정맥확보, 산소흡입, 항히스타민제 및 스테로이드제 및 기관지 확장제를 투여한다.

② 회복에 얼마나 걸릴까. 워킹 중지 및 재개 판단

아나필락시스는 일단 증상이 개선된 후에 다시 증상이 출현하는 경우(이상성 반응)가 있기 때문에 의료기관에 하루 입원하는 등의 경과 관찰이 바람직하다. 같은 위험이 예상되는 경우에는 에피펜의 처방을 받아 휴대한다.

3 음식물 의존성 운동 유발 아나필락시스

특정 음식물 섭취와 운동이 동시에 관여하여 발생하는 아나필락시스를 '음식물 의존성 운동유발 아나필락시스(FDEIAn:food dependent exercise-induced anaphylaxis)'라고 부르는데, 음식물 섭취나 운동 단독으로는 발병하지 않는다. 음식물 섭취에 운동자극이 가해져 마스트 세포로부터 히스타민 방출 항진이 예상된다.

운동 후에 아나필락시스 증상이 확인된 경우에는 본 질환의 존재를 의심하고 직전에 섭취한 음식물 내용을 검토한다. 원인으로서는 밀, 오징어, 문어, 조개류, 새우, 게가 많지만 과일과 견과류의 보고도 있다.

예방책으로 운동 전에는 원인 음식을 섭취하지 않도록 지도한다. 또한 만일의 경우를 대비하여 항히스타민제와, 특히 고위험군의 환자에서는 에피펜®, 에피펜 주니어®의 처방을 받아 휴대한다. 워킹 중에 피부증상의 발현을 알아차리게 되면 즉시 운동을 중단하고 항히스타민제를 복용하고 진찰을 받는다.

[長瀨 洋之]

문 헌

1) 日本アレルギー学会：アレルギー疾患,診断・治療ガイドライン2010, 協和企画, 東京, 20101) 日本アレルギー学会：アレルギー疾患,診断・治療ガイドライン2010, 協和企画, 東京, 2010

호흡기질환과 워킹

1 기관지 천식[1]

1) 장애의 발생기전

기관지천식은 기도의 만성염증을 배경으로 기도과민성이 항진하고 가역성 기도협착을 보이는 질환이다. 기도염증에는 호산구가 중심적으로 관여하고 호산구 유래 매개자에 의해 기도가 상해를 입고, 기도과민성을 일으킨다. 지속성 기도상해는 기도 구조의 리모델링을 야기함으로써 비가역성 기류제한을 초래하여 난치화로 이어진다. 호산구성 기도염증에 대해 가장 효과적인 약제는 흡입스테로이드(ICS)이며 기본적으로 모든 천식환자에게 처방 가능하다. ICS의 보급 덕분에 천식으로 인한 사망 및 입원은 격감했다.

천식환자의 대부분은 운동 후에 「운동유발 천식(EIA：exercise induced asthma)」이라 불리는 일과성 기도수축을 일으킨다. 최대심박수 80% 이상이 되는 심한 운동을 3~8 분간 실시하는 것으로 EIA가 유발되어 60 분 정도 지속되고, 증상이 없어진 뒤에는 최대 4 시간 정도의 불응기가 된다. 불응기에는 기도수축이 일어나기 힘들어지기 때문에 워밍업의 유용성을 시사한다. 수영에서는 잘 발생하지 않고, 러닝 특히 단거리 달리기의 반복이나 중거리 달리기에서 쉽게 발생한다.

EIA의 용태에 관해서는 두 가지 설이 있다. 침투압설은 과잉 환기에 의한 기도의 건조나 냉각자극으로 기관지 점막의 침투압이 상승하여 마스트세포로부터의 매개자 방출이 항진한다는 주장이다. 기도 온도의 재상승설은 기도냉각에 의한 기관지점막의 혈류 저하 후, 운동 종료 후에 기도 온도가 급격히 원래대로 돌아갈 때 혈관이 부풀어 올라 기도부종과 협착을 초래한다는 주장이다.

2) 징후 및 증상

기관지천식의 일반적인 증상으로 기도 협착으로 쌕쌕거림, 호흡곤란, 기침이 나타나고, 가역적이지만 반복하여 발생한다. 악화인자는 기도 바이러스감염이 가장 많았고 그 외에도 운동, 흡연, 날씨, 연기, 악취, 황사, 월경, 알코올 등 다양하다. 날씨에 대해서는 태풍, 기온변화와의 인과관계가 알려져 있고, 전날과 비교하여 3℃ 이상의 기온이 떨어졌을 때 발작이 일어나기 쉽다고 한다.

3) 예방책

EIA의 정도는 기도 염증의 정도와 상관이 있다. 워킹의 운동 강도로 EIA가 빈발한다고는 생각하기 힘들지만, 기도 염증이 악화된 경우에는 EIA를 일으킬 가능성이 있다. 평소 ICS 흡입을 하고 기도 염증을 관리하는 것이 가장 중요하다. 일상생활에서 주1회 이상의 증세가 확인될 때는 치료를 강화한다. 기온과 습도가 극단적으로 낮은 계절의 워킹에서는 더욱더 일상 통제 상태를 유지하도록 유의한다.

EIA의 예방약으로써 흡입 β₂자극제는 단시간 작용성(SABA), 장시간 작용성(LABA)을 불문하고 그 효과지속시간에 응하여 기관지수축을 억제한다. 효과가 확실하기 때문에 가장 권장된다. 살부타몰®, 메프친정® 등의 SABA가 사용하기 쉽고, 운동시작 전 15~30분 쯤에 흡입한다. LABA는 ICS와의 합제(ICS/LABA)가 보급되어 있다. 심비코트®는 SABA와 동등한 속효성이 있다. Adoair의 효과 발현은 다소 늦다. ICS/LABA의 하루 사용 횟수에는 상한선이 있으므로 정기적인 흡입시간을 운동 시작 30분~1시간 전으로 맞추는 것이 좋다. 워킹을 할 때는 속효성 SABA을 지참하는 것도 권장된다.

그 외의 EIA 예방약에는 크로모글릭산2나트륨(DSCG), 류코트리엔 수용체 길항제(LTRA)가 있다. DSCG의 효과는 흡입 β₂자극제보다 낮고, LTRA는 연속 사용하면 LABA와 동등한 효과를 보이지만 운동 2시간 전의 1회 복용으로는 효과가 없고, 또 효과에 개인차도 있다.

4) 대처

① 제일 먼저 해야 할일. 언제 의사에게 진찰 받을까?

워킹 때 천식, 가슴 답답함을 자각하면 우선 SABA을 1~2 퍼프 흡입하는데 효과가 미진하면 1시간까지 20분 간격으로 흡입을 반복한다. 그 이후는 1시간에 1회를 기준으로 흡입한다.

② 회복에 얼마나 걸릴까. 언제 의사에게 진찰 받을까.

EIA는 일과성인 경우가 많아 60분 이내에 좋아지는 경우가 많다. 그러나 앞에서 기술한 대응으로도 보행이 어려울 정도의 증세가 지속될 때, SABA흡입이 1~2시간 간격으로 필요할 때, 3시간 이내에 증상이 개선되지 않을 때, 증상이 점점 악화될 때는 진찰을 받고 흡입 및 수액치료를 실시한다.

③ 워킹 중지 및 재개 판단

예방적으로 SABA을 사용해도 워킹을 지속하기 곤란한 EIA가 확인되었을 때는 평소의 천식관리를 강화할 필요가 있다. 일상생활에서 주 1회 이상 SABA가 필요한 경우는 치료내용을 재검토한다. 일상의 천식증상이 충분히 조절되면 SABA로 예방적 흡입을 시행하고 워킹의 재개를 고려한다.

2 COPD(만성폐쇄성폐질환)[2]

1) 장애의 발생기전

COPD는 담배연기와 같은 유해물질을 장기간 흡입하면서 발생하는 폐의 염증성 질환이다. 기종성 병변(폐기종)과 말초기도병변이 다양한 비율로 발생하고 기류폐색을 보인다. 기류폐색은 천식과 달리 완전히 정상화되지 않고, 고정적이다. 또 폐의 국소적 염증이 전신에 파급된 결과, 허혈성 심질환, 우울증 등 전신합병증을 많이 일으킬 것으로 예상된다.

COPD의 진행을 저지하는 가장 효과적인 방법은 금연이다. 관리에는 약물요법과 비약물요법이 모두 중요하다. 약물요법은 최근 뛰어난 기관지확장약이 개발되었는데, 종래의 제일 선택약인 장시간 작용형 항콜린제에 더하여 그에 맞먹는 효과를 가진 LABA도 개발되어 자각증상 개선도 인정받게 되었다. COPD의 기도염증은 대식세포, 호중구 등이 중심적이기 때문에 천식과 달리 ICS 적응은 좁고, 악화를 반복하는 증상 예에 한정하여 사용된다.

비약물요법의 중심을 차지하는 것은 호흡 재활치료이다. 호흡 재활치료는 과학적 근거에 기초한 치료이고, 운동내용능과 QOL을 개선한다. 고강도 부하로 실시하는 것이 효과는 크지만 위험 증대 및 처방준수(adherence) 저하의 우려가 있다. 일반적으로는 저강도에서 실시하는 하지운동에 의한 전신지구력 트레이닝이 권장되는데, 그 중에서도 워킹은 가장 친숙하고 심리적인 면에서도 좋은 효과를 미칠 가능성이 있다. 워킹이 가장 권장되는 호흡기질환은 COPD로, 필자는 환자에게는 보행의 중요성을 계속하여 전하고 있다.

2) 징후와 증상

만성 기침 및 가래로 시작하여, 진행될수록 계단이나 언덕을 오를 때 호흡곤란을 보인다. 흡연자가 감기가 오래 간다라는 호소를 하면 COPD를 의심해야 한다.

3) 예방책

COPD에서는 허혈성 심질환과 합병하는 경우가 많다. 워킹을 시작하기 전에 운동이나 노동 같은 신체활동 시의 흉통에 관한 문진이나 선별검사로 심전도검사를 하는 것이 바람직하다.

COPD의 운동제한인자는 호흡곤란감이다. 신체활동 시의 호흡곤란 예방에 SABA가 효과적이라는 것이 드러나고 있고, 환자의 일상생활 보조로서 보급하고 있다. 중증환자에서는 목욕 시 등에 발생하는 호흡곤란의 예방에 유용하다고 하지만, 워킹에서도 보행전의 흡입이 호흡곤란감이나 운동지속시간의 개선으로 이어져 재활의 효과를 높일 가능성이 있다.

[長瀨 洋之]

문 헌

1) 「喘息予防・管理ガイドライン2012」作成委員：喘息予防・管理ガイドライン2012, 協和企画, 東京, 2012

2) 日本呼吸器学会COPDガイドライン第3版作成委員会：COPD(慢性閉塞性肺疾患)診断と治療のためのガイドライン第3版, メディカルレビュー社, 東京, 2009

E 소화기질환 및 그 외의 질환과 워킹

1 소화기질환과 워킹

a 변비와 운동(워킹)

일반적으로 운동(워킹)은 소화관 연동운동의 촉진에 의한 변비해소효과가 있다고 생각되었다. 또 스트레스(자율신경이상)등으로 교감신경이 우위가 되어 발생하는 변비에 대해서 워킹 등의 유산소 운동이 부교감신경을 우위로 하여 변비를 해소시키는 효과도 기대할 수 있다.

주의점은 워킹에 의한 발한 등으로 잃는 수분에 대해서 충분한 수분 보급이 없으면 변비 해소 효과가 저하한다는 것이다.

또 변비에도 여러 가지 원인이 있고, 모든 원인의 변비에 효과가 있는 것은 아니다. 예를 들면 장폐색이나 대장암 등으로 장이 협착하여 변이 통과하기 힘들게 되어 일어나는 변비에 대해서 운동(워킹)이 변비를 해소한다고는 생각할 수 없다.

a 지방간에 의한 간기능 장애와 운동(워킹)

지질이상증 (고LDL콜레스테롤혈증 및 저HDL콜레스테롤혈증)이나 고중성지방혈증을 포함하여 '지질이상증'(예전에는 고지혈증이라고 불렀다)이라고 한다. 콜레스테롤에는 착한 HDL콜레스테롤과 나쁜 LDL콜레스테롤이 있다. 운동(워킹)이 지질이상증에 미치는 효과에 관해 수많은 연구가 이루어졌는데, 일반적으로는 LDL콜레스테롤 및 중성지방을 낮추는 효과와 HDL콜레스테롤을 올리는 효과 등을 알고 있다. 다만 HDL콜레스테롤을 올린 결과 LDL콜레스테롤을 낮춘다는 연구도 있다. 어찌되었든 유산소운동은 혈관에 LDL콜레스테롤이나 중성지방이 침착되어 동맥경화를 촉진시키는 것을 저지하는 작용이 있다. 그 결과 심장병(관동맥질환), 뇌혈관장애 등의 발병을 억제한다.

과잉 중성지방은 피하나 내장의 지방세포에 축적되어 피하지방이나 내장지방으로 인한 비만을 일으킨다. 내장지방비만은 나쁜 아디포사이토카인이라는 물질이 분비되고 동맥경화증, 당뇨병, 고혈압 등의 질환을 일으킨다. 더 문제가 되는 것은 지방이 지방세포 이외의 간과 췌장 등의 내장의 실질조직에 축적되는 경우이다. 간에 지방이 축적되는 상태가 '지방간' 이다. 술을 전혀 마시지 않거나, 거의 마시지 않는 사람에게 생기는 지방간을 특히 '비알코올성 지방간(NAFLD)' 이라 한다. 오랜 세월 방치하면 간경변증이나 간암으로 발전할 가능성이 있다(NASH:비알코올성 지방 간염). 조기에 운동(워킹)과 식사요법 등으로 지방간을 원상태로 되돌리는 것이 가능하다.

 구체적인 연구 사례 (미국)

미국 성인의 약 33%가 비알코올성 지방간(NAFLD)으로 추정되며, 칼로리 제한이 중요하다고 여겨지고 있다. 유산소운동 단독의 효과를 검증한 연구는 적지만 NAFLD(10% 이상)인 비만자를 대상으로 한 다음의 연구가 있다.

비운동군과 유산소운동군(150분~300분/주, 16주간)의 무작위 실험연구이다. 결론적으로 간의 지방량 감소를 확인했다. 큰 효과가 아니기 때문에 추가 검증이 필요하기는 하지만 유산소운동의 효과를 확인한 데에 큰 의의가 있는 연구이다.

Sullivan S et al : Randomized trial of exercise effect on intrahepatic triglyceride content and lipid kinetics in nonalcoholic fatty liver disease. Hepatology 55 : 1738-1745, 2012

표1. 하버드대학 졸업생의 1962/1966년 및 1977년의 신체 활동량 수준에 따른 결장암 및 직장암의 상대 위험도
(1980~1988년까지)

	신체활동량 *	증상 예의 수	명·년	상대위험도 **(90%CI)**
결장암	〈1,000kcal/주	24	12,238	1.00~
	1000~2500kcal/주〉	11	22,509	0.52(0.28~0.94)
	2500kcal/주	10	10,816	0.50(0.56~1.35)
직장암	〈1,000kcal/주	2	12,231	1.00~
	1000~2500kcal/주〉	5	11,567	0.52(0.69~10.84)
	2500kcal/주	3	10,880	0.50(0.38~7.71)

* : 하루의 계단 오르내리기 횟수, 보행량, 운동으로부터 에너지 소비량을 계산했다.

** : 연령으로 보정했다.

(LEE IM et al : J Nati Cancer Inst 83 : 1324-1329, 1991에서 인용)

2 운동에 의한 대장암(결장암)의 예방효과

대장에서 직장을 제외한 부분을 결장이라고 한다. 운동과 대장암의 관계에 대해서는 표1과 같이 운동(워킹)이 결장암 예방에는 효과가 있지만, 직장암의 예방에는 효과가 없다는 것이 많은 연구에서 밝혀졌다[1].

어떠한 메커니즘으로 운동(워킹)이 결장암을 예방하는가에 대해서는 다음과 같은 메커니즘이 생각되는데, 복수의 메커니즘이 관여하고 있을 것으로 생각된다.

① 자연 살해(NK)세포, 세포장애성 T세포 등의 기능을 활성화하고, 항종양면역능을 활성화한다.

② 산화 스트레스는 발암 요인의 하나이다. 운동은 항산화스트레스작용을 갖는 SOD(슈퍼 옥사이드 디스뮤타제), 카탈라아제, 글루타티온 과산화효소 등의 효소를 활성화한다.

③ 인슐린은 대장암, 췌장암, 간암, 유방암의 발암 촉진 유전자로 생각되는데, 운동은 혈중 인슐린을 저하시키는 작용이 있다.

④ 고인슐린은 IGF-1(인슐린유사 성장인자)을 유도하고 IGF-1은 발암에 관여하다고 여겨지는데, 운동은 혈중인슐린과 IGF-1을 저하시키는 작용이 있다.

운동에 의한 발암예방 메커니즘에 관한 흥미로운 연구를 소개하겠다. 여성 100명과 남성 102명을 대상으로 12개월간 유산소운동을 시킨 뒤, 대장 내시경으로 대장점막세포 증식능력을 판정한 결과, 남자에서 운동은 세포증식을 유의하게 억제했다[2]. 내시경으로 세포를 생체검사한 직접적인 연구로 매우 흥미로운 결과이다. 여성에서 유의차가 없었던 이유는 밝혀지지 않았다.

[久保田 俊一郎]

문 헌

1) Lee IM et al : Physical activity and risk of developing colorectal cancer among college alumni. J Natl Cancer Inst 83 : 1324-1329, 1991

2) McTiernan A et al : Effect of a 12-month exercise intervention on patterns of cellular proliferation in colonic crypts ; a randomized controlled trial. Cancer Epidemiol Biomarkers Prev 15 : 1588-1597, 2006

F 약물치료와 워킹

1 시작하며

약물 치료는 당뇨병, 고혈압, 허혈성 심질환, 뇌졸중, 호흡기질환, 간장병, 신장병, 정형외과 질환 등 다방면에 걸친 질환에 대해서 행해지고 있다.

약물치료를 받고 있는 환자나 장애인이 워킹을 시작하려고 하는 경우에는 우선 운동을 시작하기 전에 건강 진단을 받을 필요가 있다. 워킹을 시작하는 데 있어서는 안전성이 우선이다. 이 진단에 따라 운동을 해도 되는지, 된다면 어느 정도까지의 운동이 가능한지를 판정한다. 또 건강 진단에서 운동이 허가되지 않은 경우에는 원질환의 재치료가 필요하다.

한편 워킹이 약물치료의 효과를 촉진하는 경우가 있다. 예를 들어 워킹을 아스피린치료에 병용하여 심근경색 후의 심혈관의 재구축을 촉진할 수 있고, 항우울제와 함께 사용함으로써 치료 효과의 향상을 기대할 수 있다. 또 치매도 적당한 워킹으로 치료효과가 확인되고 있다.

그러나 약물치료를 받고 있는 것이 워킹을 시작한 환자에게 뜻밖의 불이익을 초래하는 경우도 있다. 워킹으로 인해 장점과 단점 모두가 발생할 수 있다는 사실을 충분히 이해하고, 단점을 최소화하고 장점을 최대한 살리는 워킹을 실시하는 것이 중요하다.

2 약물치료를 받고 있을 때에 워킹의 주의점

a 낙상에 의한 타박, 골절, 염좌 등의 외상

1) 발생 기전

낙상의 발생 위험은 약물에 의한 정신기능 억제작용과 운동기능 억제작용에서 증가할 수 있다.

일반적으로 항불안약이나 항정신병약, 항우울제를 내복하고 있는 경우에 낙상 위험이 높아진다. 고령자나 약물대사능력이 저하되어 있는 환자, 원질환에 의한 주의 장애나 편측공간실인이 있는 환자에서는 특히 주의가 필요하다.

발생 메커니즘(원인약제)으로는 ①근긴장 저하(근이완제, 항불안약, 수면제), ②주의력 저하(항불안약, 수면제, 항간질약, 항우울제, 항정신병약, 마약, 항히스타민약, 항알레르기제), ③현기증(혈압강하제, 이뇨제, 항우울제, 항정신병약, 비스테로이드 항염증제) ④섬망상태(항파킨슨약, 디기탈리스제제, 마약, H_2차단제, β차단제) ⑤시각장애(항코린제, 항우울제, 항결핵약) 및 ⑥파킨슨증상(제토제, 항우울약, 항정신병약)을 들 수 있다.

알츠하이머성 치매의 치매 증상의 진행 억제에 사용되는 도네페질(아리셉트), 대상포진 후 신경통을 포함하는 신경장애성 동통의 제일 선택약인 프레가발린(리리카)에서도 낙상 위험이 커지는 것이 보고되고 있다.

2) 증후 및 증상

낙상에 의한 외상에 의해, 증상은 다양하다.

3) 예방책

의료기관에서 하는 약의 부작용에 관한 정보제공과 환자나 가족의 이해가 중요하다.

워킹 시작 직전에 질환이나 증상을 배려한 스트레칭을 꼼꼼하게 실시하는 것이 낙상에 따르는 외상의 예방에 효과적일 것이다.

또 '워킹을 하다보면 낙상을 하게 마련이다'라는 의식을 갖고 낙상 고위험 환자는 헤드기어나 엉덩이보호대를 착용하는 물리적인 대책도 필요하다.

4) 대처

타박부의 부기가 서서히 경감되는 것 같으면 용태를 지켜본다.

①환부가 변형된 경우, ②내출혈에 의한 보라색으로 부어 있을 경우, ③환부를 움직이면 심한 통증을 호소하는 경우는 삼각건이나 부목으로 고정하고 병원에서 진찰을 받게 한다.

머리를 타박했을 때는 의식이 있으면 안정을 취하게 하여 용태를 지켜본다. 의식이 없을 경우, 구토나 경련을 일으키는 경우는 즉시 구급차로 이송한다.

눈과 귀를 타박했을 때는 얼음물로 식힌 깨끗한 거즈나 수건 등으로 환부를 식히며 병원 진찰을 받게 한다. 워킹 중지 및 재개의 판단은 병세에 따른다.

b 출혈

1) 발생 메커니즘

혈소판응집저해제(항혈전제)나 항혈소판제를 복용하는 환자에서는 워킹에 의한 출혈 위험을 항상 고려해야 한다. 특히 앞에서 기술한 낙상 시에는 주의가 필요하다.

처방빈도가 높아 특히 주의가 필요한 약에 와파린을 들 수 있다. 와파린은 항혈전제로서 뛰어난 효과를 발휘하는 반면, 약효가 너무 좋아서 오히려 출혈을 일으키기 쉽고, 지혈이 곤란해지는 위험이 있다.

항혈전제에는 와르파린(와파린®), 다비가트란(프라자키사®), 에독사반(릭시아나®), 리바록사반 (자렐토®), 항혈소판제에는 아스피린(바이아스피린®), 티클로피딘(파날딘®), 클로피도그렐(프라빅스®), 실로스타졸(프레탈®), 사포그릴레이트(안플라그®), 벨라프로스트(도르너®)*, 이코사펜트산 에틸(에파데르)이 임상 사용되고 있다.

또 출혈경향을 초래할 수 있는 약제는 비스테로이드 항염증제, 항생물질 및 항균제, 순환기약제, H_2차단제, 항경련제, 항정신병약, 마취제, 마약, 항암제, 항히스타민제 등 다수 존재하므로 주의가 필요하다.

2) 증후 및 증상

출혈에 따른 증상(내출혈, 외출혈)

3) 예방책

각각의 병의 상태와 치료 상황에 따라 대응이 다르다.

4) 대처

압박하고 지혈한다.

지혈이 힘들면 즉시 구급차로 이송한다.

워킹 중지 및 재개의 판단은 병세에 따른다.

---

* 역자 주 : 판매약품 이름 도르너(dorner)정

174

c 저혈당 발작

1) 발생 메커니즘

약물에 의해 혈당치를 떨어뜨리고 있는 중에 운동에 의한 혈당강하작용이 더해지면 저혈당을 일으키기 쉽다.

저혈당 혼수 등 위험한 상태에 빠지는 경우가 있어 주의가 필요하다.

이러한 발작은 당뇨병 치료약인 인슐린, 설포닐유레아계, 디구아니드계, α-글루코시다아제 저해제뿐만 아니라 합성항균제(뉴 키노론계, ST합제)나 부정맥용 약(디소피라마이드, 시벤조린 등)에 의해서 유발되는 경우도 있다.

2) 증후 및 증상

식은땀, 몸 떨림, 의식장애, 혈압저하 등

3) 예방책

약물 치료를 받고 있는 환자가 공복 상태에서 워킹을 하는 것은 금기 사항이다.

장시간 워킹을 할 경우에는 사탕이나 초콜릿 등 저혈당 대책이 필요하다.

4) 대처

포도당, 설탕, 쥬스, 사탕 등의 당질을 입으로 섭취한다. 단 α-글루코시다아제 저해제를 내복 중인 경우에는 포도당을 섭취하는 것이 중요하다.

개선이 확인되지 않는 경우에는 병원에서 진찰을 받는다.

d 기타

고혈압, 허혈성 심질환 등의 기초 질환을 가지고 있는 환자가 워킹을 시작한 경우에는 약물 치료로 제어할 수 있는 허용 범위를 넘어서는 경우가 있을 수 있다.

간장병, 신장병, 정형외과질환, 호흡기질환, 뇌졸중 등의 경우도 마찬가지여서 사전에 충분한 건강 진단을 받는 것이 중요하다.

[杉山　篤]

문 헌

1) 浦部晶夫ほか(編) : 今日の治療薬 – 解説と使覧2013, 南江堂, 東京, 2013

G 발과 허리 문제와 워킹

누구든지 할 수 있는 것이 워킹이라고 생각하지만, 워킹에서도 스포츠 장애가 발생한다. 또 이미 다리와 허리에 문제가 있는 사람은 워킹을 시작할 때에 준비가 필요하다.

그림 1과 같이 워킹 장애는 걷는 거리, 시간, 빈도 등의 연습량의 요인 외에 걷는 기술이 지구력, 근력, 가동 역, 유연성 등을 포함한 체력과 잘 맞는지, 멘탈도 포함하는 컨디션 관리가 되어 있었는지 등 본인의 개인적인 요인이나 날씨, 높은 곳, 노면, 신발, 동행자 등의 환경 요인이 얽혀서 발생한다.

이러한 요인을 찾아 대책을 세우는 것이 치료로 이어진다. 이는 일상생활에서 걸으면 무릎이 아프고 허리가 아프다는 병태에도 응용할 수 있다. 걷는 기술이 나쁘다, 체력이 약하다, 컨디션 조절이 잘 안 되었기 때문에 일어난다고 생각하는 것이다. 요인을 찾아 발견되면 그에 대한 대책을 세울 수 있고, 그러면 해결로 이어지는 것이다[1].

1 워킹 애호가의 조사

워킹 교실에 참가한 사람들에게 설문을 실시하고 워킹을 얼마나 하는지 워킹으로 고생한 적이 없는지 질문했다.

105명으로부터 설문지를 회수했는데 항목에 따라 무응답이 있기는 하지만, 결과는 다음과 같다. 연령은 83세에서 31세, 평균 66.8±10.2세이고, 남성 35명에 여성 63명이다. 워킹 경력은 1년 미만이 4명, 3년 내가 15명, 3년 이상이 67명으로 3년 이상 계속하는 사람이 많다.

워킹의 빈도는 월 1회부터 매일이라는 응답까지 있었는데, 평균을 내면 일주일에 3.3±2.0회였다. 1회 평균 73.8±57.2분, 평균 속도 5.2±0.6km/h로 걷고 있었다.

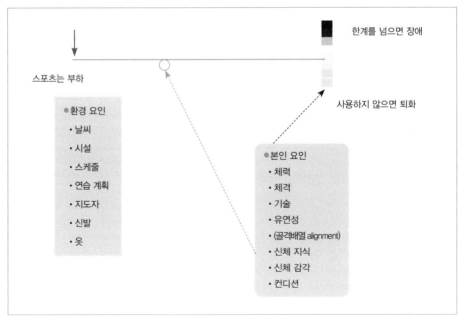

그림 1 워킹 장애 요인

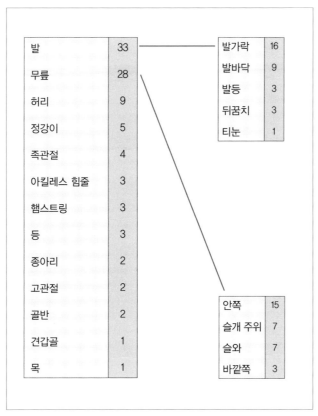

발	33	발가락	16	
무릎	28	발바닥	9	
허리	9	발등	3	
정강이	5	뒤꿈치	3	
족관절	4	티눈	1	
아킬레스 힘줄	3			
햄스트링	3			
등	3			
종아리	2			
고관절	2	안쪽	15	
골반	2	슬개 주위	7	
견갑골	1	슬와	7	
목	1	바깥쪽	3	

그림 2 　워킹 장애의 부위(애호가 105명의 장애 조사에서)

워킹에 의한 컨디션 난조나 장애의 경험이 있다는 응답은 42명이 했다. 심장 트러블이나 복통, 천식 등 내과 관계의 응답은 없었다. 운동기 장애는 그림 2에서 알 수 있듯이 발(33명), 무릎(28명), 허리(9명)에 많았다. 발 33명의 내용은 발가락 16 명, 발바닥 9명, 발등 3명, 발꿈치 3명, 발 통증 1명, 티눈 1명이었다. 무릎 28명은 무릎 안쪽 15명, 무릎 뒤쪽 7명, 슬개골 주변 6명, 무릎 바깥쪽 3명, 무릎 1명이었다. 그리고 족관절 4 명으로 외과 3명, 내과 1명이었다. 기타는 정강이 5명, 아킬레스 힘줄 3명, 종아리 2명, 오금 3명, 고관절 2명, 골반 2명, 등 3명, 견갑골 1명, 목 1명이라는 응답이었다.

워킹 중에 허리와 하지에 통증이 와서 멈춰서고, 앉으면 괜찮다는 요부 척추관협착증이 의심되는 사람은 11명이었다. 병원에 간 사람은 9명이었다.

장애 예방을 하고 있다고 답한 사람이 37명으로, 그 내용은 스트레칭, 피트니스, 워밍업 외에 '무리하지 않는다'라는 응답이 있었다.

아래에 이들의 증상에 대해서 해설하고, 마지막에 대책을 기술하겠다.

2 워킹 장애

발, 무릎, 고관절, 요추, 거기에 어깨 결림, 등 통증까지 워킹 장애는 각 부위에 다양하게 보인다. 이들 질환을 그림 3에 나타내었다. 열기된 병명이 전부는 아니다. 부위별로 설명하겠다.

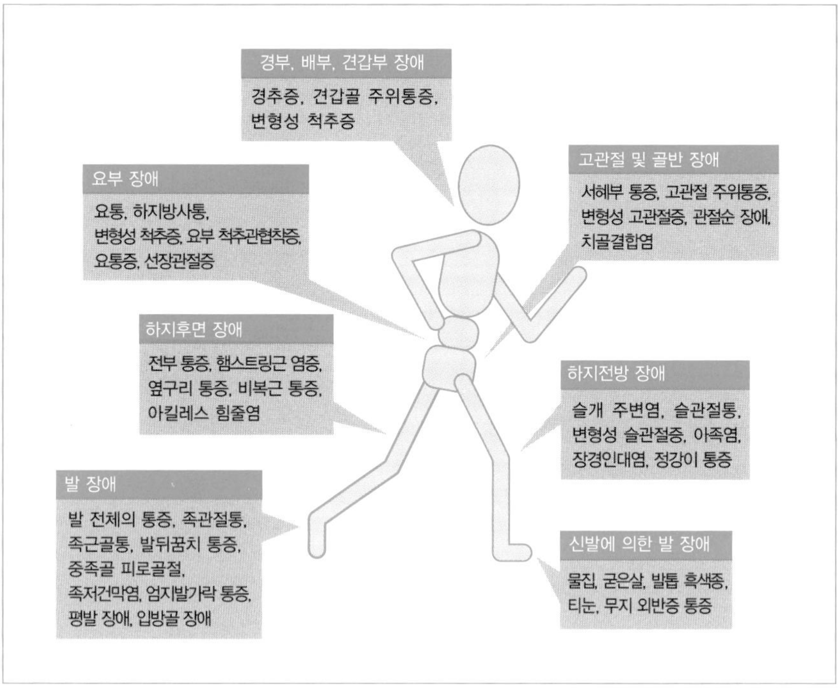

경부, 배부, 견갑부 장애

경추증, 견갑골 주위통증, 변형성 척추증

고관절 및 골반 장애

서혜부 통증, 고관절 주위통증, 변형성 고관절증, 관절순 장애, 치골결합염

요부 장애

요통, 하지방사통, 변형성 척추증, 요부 척추관협착증, 요통증, 선장관절증

하지후면 장애

전부 통증, 햄스트링근 염증, 옆구리 통증, 비복근 통증, 아킬레스 힘줄염

하지전방 장애

슬개 주변염, 슬관절통, 변형성 슬관절증, 아족염, 장경인대염, 정강이 통증

발 장애

발 전체의 통증, 족관절통, 족근골통, 발뒤꿈치 통증, 중족골 피로골절, 족저건막염, 엄지발가락 통증, 평발 장애, 입방골 장애

신발에 의한 발 장애

물집, 굳은살, 발톱 흑색종, 티눈, 무지 외반증 통증

그림 3   다양한 워킹 장애

a 신발에 의한 발의 장애

발에 맞지 않는 신발, 마모되고 변형된 신발 등을 신는 것에 의해 여러 가지 장애가 발생한다. 충격 흡수 능력이 부족한 신발을 신고 딱딱한 노면을 계속 걸어서 발뒤꿈치 통증을 초래하거나 신발과 발의 크기가 맞지 않으면 피부에 수포가 생기는 것은 자주 경험하는 일이다.

피부의 장애는 기계적 스트레스(mechanical stress)가 걸리는 곳에 생기는데, 굳은살이나 티눈처럼 피부가 단단해지는 경우도 있다. 발에 작은 신발을 착용함으로써 발톱 밑에 출혈이 생기고, 발톱흑색종이 발생한다. 무지 외반증이 있으면 건막류가 신발에 닿아서 통증을 일으킨다.

적절하지 않은 신발 때문에 발의 장애뿐 아니라 무릎이나 요통까지 발생하는 경우가 있다. 신발을 선택하는 데에도 지식과 경험이 필요하며 상담할 수 있는 선배나 신뢰할 수 있는 신발가게를 찾는 것이 대책이 될 것이다.

b 다리의 장애

발이라고 하면 발목까지 오는 신발 안에 들어가는 부위로, 워킹 장애가 가장 많이 발생하는 부위이다. 발가락의 관절통, 족저통, 중족골 주위의 골간근 통증 등 피곤하면 쉽게 나타난다. 통증이 해결 없이 진행되면 변형성관절증, 족저근막염 혹은 족저건막염, 중족골 피로골절 등의 상태가 된다.

중족골피로골절은 의학사상 처음으로 보고된 피로골절로 군대의 행군으로 인해 일어난 것으로 워킹 장애에 대한 최초의 보고일 것이다. 무지의 제1중족골은 피로골절이 없다고 하지만 기절골에 생긴다. 또 무지 종자골통에는 이분종자골이 보이는 경우가 있다. 제5중족골 피로골절은 Jones골절이라는 이름으로 알려져 있는데, 축구 선수에게 많다.

중족골 피로골절을 횡단적으로 조사한 연구에서는 무지외반증 기절골부터 제5중족골까지 비스듬히 골절 호발 부위가 늘어선다고 한다[2]. 이는 발이 땅에 닿았다가 떨어질 때까지의 회외에서 회내의 움직임이 과다해진 원인일 것으로 생각된다. 이 메커니즘에 따라 족저건막염이나 뒤꿈치뼈통 등도 설명할 수 있다.

이러한 기계적 스트레스는 성장기에서는 중족지절관절 장애, 유통성 외경골, 삼각골 장애 등을 일으키고 고령자에서 골다공증 합병이 있는 사람에서는 뒤꿈치뼈(종골)의 피로골절을 일으킨다. 주상골이나 입방골 장애 등 아치의 저하에 따른 장애도 있다.

c 족관절 장애

염좌의 후유증이 있고 보행 시 통증을 호소하는 것은 많지만, 변형성족관절증을 보이는 것은 적다. 안쪽 복사뼈인 내과골 주위의 족근관증후군이나 바깥쪽 복사뼈인 외과골 주위의 비골근건 통증 등이 있다.

d 하지의 전방 장애

무릎 신전 장치인 대퇴사두근, 슬개골, 슬개건의 장애는 달리는 운동에서도 많다. '무릎 전면부 동통 증후군', '슬개 주위염', '장경인대염(러너 무릎)'이라고 불린다.

고령자가 되면 변형성 슬관절증의 일부로서 슬개대퇴관절증이 된다. 대퇴경골각 (대퇴와 경골이 이루는 각도. 이것이 큰 X다리, O다리 등은 메카니칼 스트레스도 커진다), Q각 (상전장골극, 슬개골 중앙, 경골 조면의 세 점을 잇는 선이 만드는 각도)의 크기와 대퇴골경부 전념각의 크기 등 형태적 요소와 무릎 굴곡 시에 외전 외선하는 'knee in toe out', 과회내 등이 요인이 된다. 합병증으로 무릎 안쪽을 지탱하는 아족 (봉공근건, 박근건, 반건양근건으로 구성된다) 의 동통을 호소하는 것이 많다.

하퇴에서는 경골 안쪽의 골막염이라 불리는 정강이 통증, 경골 전외측의 전경골근과 총지신근의 긴장, 운동 시 통증이 잘 보인다. 무릎 바깥쪽을 지탱하는 장경 인대가 아픈 것도 많다. 이런 환자들에서는 주된 통증호소 이외의 '사용 과다 증후군'의 호발 부위에 압통이 보이고, 무릎 관절과 고관절 및 두 관절을 연결하는 힘줄의 단축이 보인다.

중장년층에서는 변형성무릎관절증 소견을 보인다.

e 하지의 후방 장애

고관절의 신전 요소이며 둔부근에서 대퇴 후면의 근육통, 땅에서 발을 뗄 때 차는 힘을 발휘하는 비복근 및 아킬레스힘줄의 근육통, 아킬레스힘줄염, 아킬레스힘줄 부착부염 등이 보인다.

설문에서는 무릎 관절의 후면의 통증을 호소하는 사람이 많았는데, 오금근 부착부 및 비복근 부착부의 슬와통으로 생각된다.

f 고관절 및 골반 장애

이른바 서혜부 통증은 고관절의 관절증에 의한 것, 내전근과 대퇴직근 등 근육 부착부의 장애 외에 고관절순 장애가 알려지게 됐다. 요통, 특히 선장관절부의 통증과 치골결합염을 합병하고 있는 경우도 있다. 대요근에서 햄스트링까지 포함한 고관절 주위 통증으로 인식되고 고관절뿐만 아니라 주위의 골반, 요추, 대퇴골을 부드럽게 움직이는 것이 필요하며 대책이 된다.

g 허리의 장애

요통은 스포츠에만 한정되지 않는 매우 흔한 질환으로, 워킹이 원인인지 아니면 요통이 있는 사람이 워킹을 하는 건지 알 수 없는 점이 있다.

요부(허리)는 요추와 골반의 경계 부분으로 여기에 통증을 느끼는 요통이 있는 사람이 많다. 요추 추간판 디스크, 요추 분리증, 분리 미끄럼증 등은 이 경계 부분에 걸리는 기계적 스트레스의 결과라고 생각해도 된다.

또 중장년이 되면 추간판의 변성, 골극 등을 보이면서 변형성척추증, 요부척주관협착증 등으로 불리는 병태를 안게 된다. 요부척주관협착증에서는 보행 시에 좌골 신경 영역과 일치하지 않는 요부로부터 하지에 이르는 방사통을 호소하는 사람이 많다. 중장년의 요통은 요추 하부와 골반 선골의 연결 부위만의 문제로 파악하지 말고, 척추 전체와 골반, 고관절의 조화를 이루어 움직이는 것이 해결이 된다.

h 목과 등의 장애

척추에서는 허리뿐만 아니라 머리와 상지를 지탱하는 흉추, 경추가 워킹 중에 장애를 초래하는 경우도 있다. 워킹으로 원래 있던 어깨 결림은 개선되었으나, 취미로 워킹을 열심히 하게 되어 목통증이 생긴 경우도 생각할 수 있다. 이런 경우는 원래 목통증과 등 통증, 어깨 결림, 견갑골 주위염 등의 원인 및 요인을 조사하여 해소할 필요가 있다.

i 장애의 질병 시기 분류

워킹 장애의 발생 메커니즘은 걷기에 있다. 결과적으로 과도하게 걸었기 때문에 일어나는 과다사용 증후군이다.

징후 및 증상은 운동 시 통증이다. 휴식 시는 아프지 않지만 걸은 후 아프다. 피곤할 때 아프다. 이것이 초기 증상이며, 중기가 되면 걷기 시작하는 것이 아프고 점점 익숙해지면 통증이 줄고 피곤해지면 또 쑤신다. 그러다 평소에도 쑤시게 된다. 그리고 말기, 중증이 되면 걸으면 아파서 걸을 마음이 생기지 않게 되고 일상생활에서도 곤란하게 된다.

그림 4와 같이 과다 사용인지 적정한지 하는 것은 자신의 체력과 상대적인 것이므로 예방책 및 대처는 조기 발견과 자신의 체력, 기술의 평가, 컨디션 관리이다.

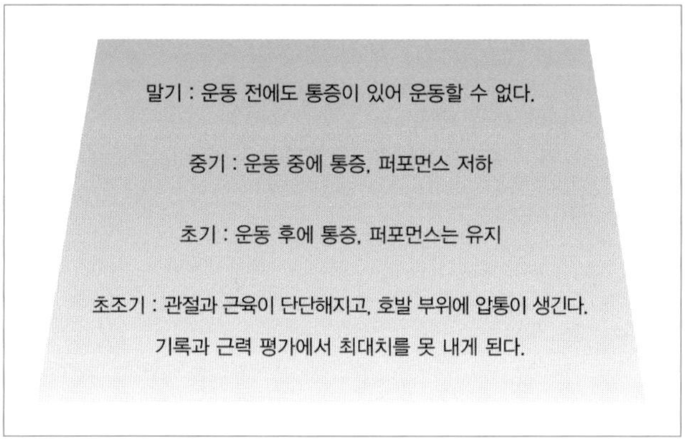

말기 : 운동 전에도 통증이 있어 운동할 수 없다.

중기 : 운동 중에 통증, 퍼포먼스 저하

초기 : 운동 후에 통증, 퍼포먼스는 유지

초조기 : 관절과 근육이 단단해지고, 호발 부위에 압통이 생긴다. 기록과 근력 평가에서 최대치를 못 내게 된다.

그림 4 **과다사용증후군의 병기와 조기 발견**

j 조기 발견과 대책

초기가 되기 전에 전조가 있다. 평소에 신체의 체크를 하면 미리 막을 수 있다. ① 몸이 경직되고, 관절이 딱딱해지고, 근육이 짧아진다. ② 운동 통증은 없지만 호발부에 압통이 보인다. ③ 최대 근력의 발휘 등 퍼포먼스가 저하한다. 이 3가지를 체크할 것을 권하고 있다.

신체 경직 체크는 매일 스트레칭을 하면 알 수 있다[3]. 언제나 가능하던 스트레칭이 힘들어지면 이유가 무엇인지 되돌아본다. 동시에 몸을 만지며 호발 부위에 지금까지 없었던 통증이 생기지 않았는지 체크한다. 또한 정기적으로 하는 근력 테스트, 속보 시간 등의 퍼포먼스 테스트를 실시하여 변화가 없는지 체크한다.

그리고 연습량과 연습 빈도, 내용을 검토하면 어디에선가 무리를 하고 있다는 것을 알게 될 것이다. 무리가 되는 것이 있으면 연습 내용을 바꾸어 본다. 또 시간을 두고 체크를 한다. 그러기 위해서는 기록을 할 필요가 있다. 오래 지속할 수 있도록 부담 없는 간격으로 체크를 계속한다.

k 주요 원인으로서 골격배열[3] 이상(신체 뒤틀림)

체중을 지탱하는 하지에 과다사용 증후군이 많기는 하지만, 기술적 요인으로 하지에 하중이 걸릴 때의 골격배열을 들 수 있다. 골격배열이란, 골관절의 배열방식을 말한다[4].

관절의 중심을 벗어난 강한 외력이 걸리면 골절, 탈구, 인대 손상이 발생한다. 외상을 일으킬 만큼 큰 힘이 아니더라도 반복하여 외력이 걸리면 장애가 발생한다. 골격배열에 따라 부하가 커진다. 예를 들면 다리 길이 차이나 O다리와 X다리라는 골격 배열에 이상이 있는 사람은 요통과 무릎 통증이 발생할 가능성이 높아진다.

신발과 신발 밑창 등으로 대책을 마련할 수 있다.

l 과사용 증후군, 과회내 증후군

정지 시에 골격배열이 좋더라도 움직임 속에서 관절의 중심을 벗어나는 동적 골격배열이상상태에서 운동을 계속하면 장애로 이어진다. 배열된 방식은 차치하고, 배열법은 바꿀 수 있다. 사용법이 나쁘면 골격배열이 흐트러지고 장애로 이어진다. 이런 장애를 '과사용증후군'이라고 한다.

하지 장애에 많은 것이 과회내증후군이다. 일반적으로 착지했을 때 뒤꿈치뼈는 안으로 굽고, 전족부는 회외한다. 하중을 받고 땅에서 발을 떼는 동안에 뒤꿈치뼈는 외반하고, 전족부는 회내한다. 이런 회내를 과도하게 행하는 걸음걸이가 무릎 관절 외선 외반으로 슬개골 주위의 기계적 스트레스를 높이고, 슬개 주위통증을 일으키고 경골의 외염을 심화시키며, 아족염, 정강이 통증을 발생시킨다. 게다가 아킬레스힘줄염, 족저건막염, 중족골 피로골절로 이어진다.

하중이 걸린 다리 부위를 보는 것으로 쉽게 진단을 내릴 수 있다. 그림 5와 같이 하프 스쿼트, 레그 런지의 자세를 보면 구부린 무릎은 다리의 장축에 대해 안쪽으로 향한다. 그림 6에서처럼 운동 통증은 없어도 아족, 경골 안쪽 아래 1/3, 슬개골 아래쪽 가장자리 등 호발 부위의 압통이 보인다. 동시에 고관절 주위, 치골, 요선 간에도 압통이 있으며 대퇴직근과 오금 근의 단축이 보인다.

---

3) 역자 주 : alignment

SLR 테스트나 몸을 앞으로 구부린 자세로 신체경직정도를 수치화할 수 있다. 기록한 후에 그래프 등으로 가시화하여 교육하면서 경과를 쫓으면 된다[3].

3 워킹 장애의 대책

우선적으로 해야 할 대책은 요인의 파악이다.

환경 요인은 바꿀 수 없는 것도 있다. 개인적 요인의 체크에서는 체력 평가가 필요하다. 체력에 맞지 않는 워킹의 양은 줄여야 한다. 쉬는 기간도 있어야 한다. 적절한 연습 메뉴를 만드는 것이 중요하다.

기술의 평가는 스쿼트 자세 및 발을 내디딜 때 발과 무릎의 방향의 체크이다. 고관절, 척추 움직임의 체크도 실시한다[4~6].

무엇보다 자신의 신체에 대해서 알려고 할 것, 자세의 차이를 찾아 골격배열을 바르게 하려는 등 자신의 신체에 대해 민감해지는 것이다. 구체적으로는 올바른 골격배열에서의 스쿼트, 스트레칭을 이해하는 것이 대책이 된다. 고관절, 척추의 움직임은 포복 운동을 권장한다. 그림 7과 같이 선 자세에서 등뼈 풀기인 '팔꿈치 돌리기 체조'를 걷기 중에 넣어, 척추의 움직임이 걷는 중에도 필요함을 자각시킨다.

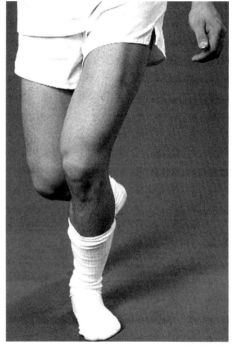

그림 5 **골격배열 이상(과회내, knee in toe out)자세**

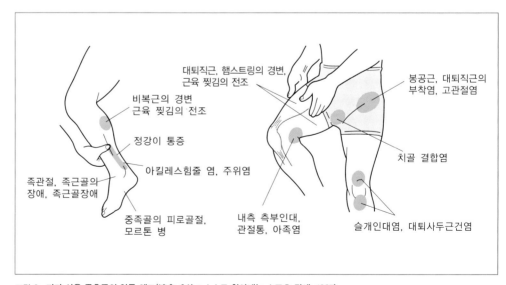

그림 6 **과다 사용 증후군의 압통 체크(渡會 公治 : 스스로 찾아내는 스포츠 장애, 1997)**

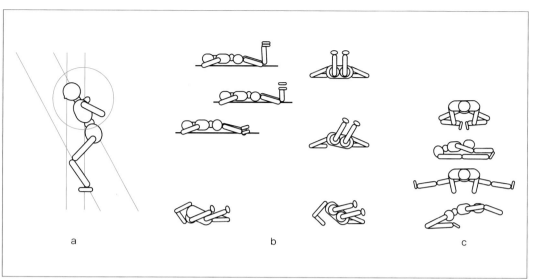

그림 7 **과용증후군의 대책**
신체의 구조를 알고 자세 및 몸의 차이를 알고 골격배열을 바르게 신체를 제대로 사용하는 것이다. 구체적으로는 스쿼트, 척추의 체조, 스트레칭 등이다.
a : 스쿼트에서는 하중을 발바닥 중앙에 두는 몸이 필요하다.
b : 엎드린 자세에서 무릎을 굽혀 좌우로 눕히면, 등뼈가 원활하게 움직인다.
c : 등뼈를 잘 움직여 등뼈와 다리를 잇는 근육을 스트레칭하고 제대로 똑바로 선다.

4 **병을 가지고 있는 사람이 워킹을 시작할 때의 주의**

변형성 관절증을 앓고 있는 경우 건강 진단 및 체력 테스트, 근력 테스트를 받고 어디까지 할 수 있는지 진단할 필요가 있다. 변형정도가 중 정도까지는 워킹이 가능하다.

걸어서 아플 때에 걸어도 해결되지 않는다. 아프지 않은 트레이닝부터 시작한다.

걷기 전에 먼저 바로 서는 트레이닝을 실시한다. 우선 바른 골격배열로 서는 것에 대해 지도하고, 바른 골격배열의 스쿼트를 권장한다. 골격배열이 바르게 서서 스쿼트를 한다면 무릎에 변형이 있어도 통증 없이 가능한 경우도 많다. 두 발로 스쿼트를 하고 몇 주 만에 통증이 개선되면 한 발로 서기 트레이닝을 한다. 그리고 레그 런지도 바른 골격배열로 해서 아프지 않게 되면 걷기를 시작한다. 런지 워크를 세 걸음마다 교대로 한다는 '3보 황새걸음 걷기'를 권장한다[3.5].

요통으로 생각대로 걸어지지 않는 사람은 누워서 하는 포복 전진부터 시작하면 좋다. 척추와 골반, 고관절의 동작을 만드는 것이다.

몸을 잘 쓴다는 것은 신체의 구조를 알고 골격배열 좋게 전신의 조화를 맞춰 사용한다는 것이다[3].혼자서 할 수 없을 때는 스포츠 정형외과에 상담을 하여 지도를 받으면 좋다.

● ● ●

설문 조사에 협력 주신 소노하라 다케히로(園原健弘)선생님, 가와우치 모토히로(川内基裕)선생님 외 워킹 지도 선생님들, 학생들에게 진심으로 감사드립니다.

[渡會　公治]

| 문 | 헌 |

1) 中島寬之監修：新スポーツ整形外科，南江堂，東京，2011

2) 能　由美，今村宏太郎：当院における前足部疲労骨折の発生部位の特徴と早期発見，早期復帰のための検討．日臨スポーツ医会誌19：308-312，2011

3) 渡會公治：自分で見つけるスポーツ障害，ナップ，東京，1997

4) 渡會公治：美しく立つ，文光堂，東京，2007

5) 渡會公治：ロコモーショントレーニング，モダンフィジシャン30：486-497，2010

H 군대의 행군, 워킹에 관련된 경기(경보, 노르딕 워크, 크로스컨트리 스키 등)의 스포츠 장애

여기에서는 과도한 워킹의 예로서 군대의 행군 및 워킹에 관련한 경기를 들어 정형외과 영역에서의 장애에 대해서 해설하겠다.

1 군대의 행군

군대의 행군에서는 무거운 짐을 지고 장거리를 보행한다. 군대 행군에 수반하는 장애로 발의 물집, 중족골 피로골절, 요추 염좌, 고관절통이 있다[1].

미국에서 남자 보병 335명에게 46kg의 짐을 들려 하루 20km의 행군을 12일 동안 시켰더니, 보병 24%에 장애가 발생하고, 장애가 생긴 전원이 하지 및 요부에 장애가 생겼다. 가장 많은 장애는 발의 물집으로 모든 장애의 35%, 다음은 요부의 장애로 모든 장애의 23%였다[2]. 남자 보병 218명이 평균 47kg 짐을 들고 5일 간 총 161km를 행군했는데 보병 36%에게 장애가 생겼고 전체 장애의 48%가 발 물집, 18%가 다리의 통증이었다[3].

또 호주에서 350명의 남성 군인을 무작위로 180명의 보행 행군군과 170명의 구보 행군군으로 나누어 훈련을 한 결과, 장애 발생률은 보행 행군군에서 37.6% 구보 행군군에서 46.6%이었다[4]. 보행 행군군에서 많은 장애부위는 발(18.9%), 무릎(16.7%), 다리관절(13.3%), 어깨관절(8.9%)인데 대해 구보 행군군에서는 무릎(32.1%), 다리 관절(18.3%), 발(11.9%), 하퇴(7.3%)였다. 구보 행군군에서는 경골 피로골절이 2건 발생했지만, 보행 행군군에서는 없었다[5].

여성에 관해서는 호주에서 실시한 1991~1992년 조사에서 여군 143명 중 11.2%에 골반의 피로골절이 생겼다. 그래서 행군 속도를 시속 7.5km에서 시속 5km로 줄이고 구보 행군은 노면이 고른 장소에서 진행하고 보폭을 크게 하고 행군 대열을 넓게 잡았다. 또 중거리 달리기에서 인터벌 러닝으로 바꿈으로써 골반의 피로골절 발생률이 0.6%에 유의하게 감소했다[6]. 영국의 조사에서는 24kg의 짐을 지고 1시간 전장 행군을 진행한 결과, 가장 불쾌감이 생긴 부위는 족부이고, 여성은 남성과 비교하여 고관절부위에 유의한 불쾌감이 발생했다[7].

이처럼 군대의 행군이라는 무거운 짐을 지고 하는 장거리 보행에서는 발의 장애가 많이 발생했다. 특히 중족골의 피로골절은 과거에는 '행군 골절'이라고 불릴 정도로 군대의 행군에서 많이 발생했다. 중족골의 피로골절과 여성 병사의 골반 피로 골절 등 군대의 행군에 수반하는 장애의 예방에 관해서 다양한 조사·연구·개선이 이루어져, 현재는 피로골절은 군대에서 발병하는 것보다 스포츠에서 발병하는 것이 대다수를 차지한다.

독일에서 4종류의 소재의 깔창을 시험한 결과, 네오프렌 소재의 깔창이 가장 보행 시 중족골 골두부에 걸리는 압력이 적고, 행군 골절 예방 가능성을 시사했다[8]. 군대의 행군은 궁극적으로 부하를 건 워킹이다. 군대 행군에 따르는 장애의 역학, 징후와 증상, 예방책을 공부하는 것은 워킹에서 발생하는 장애를 아는 데에 참고가 될 것이다.

2 경보

경보는 육상 경기장의 트랙 또는 도로를 사용하여 3,000m, 5,000m, 10,000m, 20,000m, 30,000m, 50,000m 거리를 걷는 속도를 겨루는 육상 경기 종목이다.

주요 규칙에 항상 어느 쪽 발이 지면에 닿아 있을 것, 앞다리는 땅에 닿는 순간부터 지면과 수직이 될 때까지 무릎을 곧게 펼 것 등이 있다. 달리기를 하면 '항상 한쪽 발이 지면에 닿아 있을 것'을 위반하여 'loss of contact'라는 반칙을 범하게 된다. 일상생활에서 평소의 보행법대로 걸으면 '앞다리는 접지의 순간부터 지면과 수직으로 될 때까지 무릎을 펴기'를 위반하여 'bent knee'라는 반칙을 하게 된다.

경보에서는 긴 거리를 빠르게 계속 걷기 위해서 독특한 자세를 취한다. 경보 선수는 보폭 1m 이상으로 1분에 200보 이상의 페이스로 계속 걷는데, 추진력을 높이고 보폭을 넓히기 위해서 축이 되는 발을 뒤쪽으로 강하게 차 낸다. 걷어차는 동작을 제대로 하려고 하면 등뼈를 축으로 하여 골반이 회전한다. 이것이 독특한 허리 움직임으로 이어진다. 경보 선수의 자세에서는 차는 발에 중심을 싣고 몸을 밀어내는 동작을 추구한 결과, 허리의 좌우가 아래위로 움직인다.

경보는 장거리 달리기와 비교하여 장애가 쉽게 생기지 않고 장거리 달리기에서 다친 선수가 경보로 전향하는 경우도 있다. 경보의 장애를 조사한 보고는 적다. 미국에서 경보 선수에게 행한 조사에서는 대부분의 장애가 하지에 생겼는데, 주 6~7일 연습하는 선수가 가장 장애가 많고 주 3일 이내의 선수가 가장 장애가 적었다[9].

3 스포츠 워킹

스포츠 워킹은 경보의 규칙 중 '항상 한쪽 발이 땅에 닿아 있을 것(위반하면 loss of contact)'만 지키면 되는 경기로, 일반 워킹과 경보 사이에 위치하는 스피드 워킹이다.

걸음걸이는 경보에 준하지만 경보처럼 골반을 회전시키는 고도의 기술은 필요 없고 자연스럽게 무리하지 않는 바른 자세의 걸음걸이를 요구한다. 일반적인 워킹보다도 에너지 소비가 많아서 심폐 기능이 강화되고 다이어트 효과가 올라간다.

경보는 경기 지향성이 강하여 경기자가 한정되는 반면 스포츠 워킹은 레크리에이션, 건강향상, 체력 단련 등을 목적으로 하여 대상의 폭이 넓다. 시간과 순위를 겨루는 스포츠 워킹 대회도 열리는데, 대회에 한하지 않고 도로, 크로스컨트리, 골프장, 하이킹, 스포츠클럽, 러닝머신 등 다양한 상황에서 시행된다.

스포츠 워킹에 관한 장애 조사는 미국에서의 보고가 많다. 에어로빅 센터에서 실시한 조사에서 워킹은 러닝에 비교하여 근골격계 장애가 유의하게 적었다[10]. 워킹 및 하이킹에 의한 장애 조사에서는 대부분이 편측성의 과다 사용으로 하지, 특히 발, 족관절, 무릎에 장애가 생겼다[11]. 또 긍정적 코호트연구에서 건강한 성인의 경우, 빠른 걸음으로 주 16~32km 워킹을 하는 것이 하지의 근골격계 장애를 가장 줄이는 것으로 나타났다[12].

각각의 체력, 신체 능력, 연령, 성별, 질병, 장애의 기왕력 등의 요소를 고려할 필요가 있지만 어느 정도의 속도로 일주일에 어느 정도의 거리를 워킹을 했는지를 파악하여 관리하는 것은 워킹에 의한 장애를 예방하기 위해서 참고가 될 것이다.

4 노르딕 워킹

노르딕 워킹은 양손에 폴을 쥐고 보행 운동을 보조하며 하는 워킹이다.

일반적인 워킹과 달리 상반신 근육도 보다 적극적으로 사용되고 전신의 유산소 운동을 장시간 할 수 있다. 그래서 대사증후군 대책으로서도 효과적이다. 체간 근력을 강화할 수 있어 요통의 경감 등에도 효과가 있다. 한편 워킹과 비교하여 기술이나 도구의 요소가 많고, 자세가 틀리거나 폴의 길이의 설정이 적절하지 않는 것 등이 원인이 되어 과도한 부하가 가해지면 원래 있는 장애가 악화하거나 새로운 장애가 발생할 가능성이 있다.

노르딕 워킹에서는 동작의 기본은 통상적인 워킹이지만 보행 중에 지면에 폴을 찍고 그대로 뒤쪽으로 밀어내어 추진력으로 삼기 때문에 통상적인 워킹보다도 보폭이 다소 커지고 보행속도가 상승한다. 이러한 운동특성으로부터 상완삼두근, 대흉근, 광배근이 많이 활동한다.

독일에서 실시한 조사에서 노르딕 워킹에 따르는 외상 발생률은 1,000시간에 0.926으로 상지(0.549/1,000시간)가 하지(0.344/1,000시간)보다 외상 발생률이 높았다. 가장 많았던 외상은 낙상에 의한 엄지 중수지절간(MP)관절의 척측 측부인대손상(0.206/1,000시간)이고 손이 폴의 손잡이에 고정되어 쉽게 빼낼 수 없기 때문에 넘어지면서 지면에 손을 짚었을 때 폴이 손을 압박하여 엄지가 신전외전하기 때문에 생긴다고 고찰되고 있다[13].

장애에 관해서는 독일의 연구에서 노르딕 워킹은 러닝에 비하여 하지에 대한 부하·충격이 적지만 워킹이나 러닝에 비하여 상지에 반복적으로 충격이 가해지기 때문에 장애 예방을 위해 충격을 흡수하는 폴을 사용할 것과 상지근 훈련이 필요하다고 보고되고 있다[14].

이러한 경기성이 높은 노르딕 워킹은 허리 및 하지장애를 가진 사람이나 고령자에게 '방어적 워킹'이라 불린다. 폴을 전방 및 측방에 짚어 낙상 방지 및 장애가 있는 부위를 보호하는 노르딕 워킹이 행해지고 있다.

5 크로스컨트리 스키

노르딕 워킹의 기원이 되고 있는 크로스컨트리 스키는 긴 스톡(폴)과 가늘고 가벼운 스키 보드를 이용해 눈 쌓인 야산을 달리는 동계 스포츠이다. 시간과 순위를 겨루는 경기 스포츠이지만, 천천히 산책처럼 즐기는 '걷는 스키'로도 보급되어 있다.

크로스컨트리 스키는 스키라는 특성상 워킹보다 낙상 위험이 높지만 동계 올림픽 경기에서는 장애 위험이 가장 적은 경기이다[15]. 크로스컨트리 스키에 의한 외상은 독일의 조사에서는 상지가 48%로 전체 외상의 31.8%가 타박상이었다[16]. 미국의 조사에서는 장애 발생률은 0.72/1,000 스키 활주일인데, 75%가 과다 사용, 25%가 외상이었다[17]. 과다 사용에서 많았던 것은 경골 피로성 골막염, 아킬레스 힘줄염, 요통이었다. 외상에서 많았던 것은 상지에서는 엄지MP관절의 척측 측부인대손상이고, 하지에서는 족관절의 인대 손상 및 골절, 근 파열, 무릎 인대 손상이었다.

• • •

워킹은 외상 및 장애가 적고 안전하게 권장할 수 있는 운동이지만, 발에 부담이 적은 신발 밑창을 사용하고 과다 사용이 되지 않도록 주당 일 수, 시간, 거리를 관리하고, 낙상하지 않도록 유의하는 것이 중요하다. 또 교통사고, 조난, 고산병, 열사병 등에 걸리지 않도록 워킹 환경에 대해서도 주의를 기울일 필요가 있다.

워킹은 혼자서도 손쉽게 할 수 있는 운동이고 스포츠이지만 문제가 발생했을 때에 신속히 대응할 수 있도록 또 즐겁게 계속하기 위한 동기부여로서 동료와 같이 하는 것이 바람직하다.

[今井 一博]

문 헌

1) Knapik J et al : Soldier load carriage ; historical, physiological, biomechanical, and medical aspects. Mil Med 169 : 45-56, 2004

2) Knapik J et al : Injuries associated with strenuous road marching. Mil Med 157 : 64-67, 1992

3) Reynolds KL et al : Injuries and risk factors in a 100-mile (161-km) infantry road march. Prev Med 28 : 167-173, 1999

4) Rudzki SJ : Injuries in Australian Army recruits. Part Ⅰ : decreased incidence and severity of injury seen with reduced running distance. Mil Med 162 : 472-476, 1997

5) Rudzki SJ : Injuries in Australian Army recruits. Part Ⅱ : location and cause of injuries seen in recruits. Mil Med 162 : 477-480, 1997

6) Pope RP : Prevention of pelvic stress fractures in female army recruits. Mil Med 164 : 370-373, 1999

7) Birrell SA et al : Subjective skeletal discomfort measured using a comfort questionnaire following a load carriage exercise. Mil Med 174 : 177-182, 2009

8) Hinz P et al : Analysis of pressure distribution below the metatarsals with different insoles in combat boots of the German Army for prevention of march fractures. Gait Posture 27 : 535-538, 2008

9) Francis PR et al : Injuries in the sport of racewalking. J Athl Train 33 : 122-129, 1998

10) Colbert LH et al : Physical activity-related injuries in walkers and runners in the aerobic center longitudinal study. Clin J Sport Med 10 : 259-263, 2000

11) Blake RL et al : Walking and hiking injuries ; a one year follow-up study. J Am Podiatr Med Assoc 83 : 499-503, 1993

12) Hootman JM et al : Predictors of lower extremity injury among recreationally active adults. Clin J Sport Med 12 : 99-106, 2002

13) Knobloch K et al : Nordic pole walking injuries-nordic walking thumb as novel injury entity. Sportverletz Sportschaden 20 : 137-142, 2006 [Article in German]

14) Hagen M et al : Lower and upper extremity loading in nordic walking in comparison with walking and running. J Appl Biomech 27 : 22-31, 2011

15) Engebretsen L et al : Sports injuries and illnesses injuring the Winter Olympic Games 2010. Br J Sports Med 44 : 772-780, 2010

16) Steinbrük K : Frequency and etiology of injury in cross-country skiing. J Sports Sci 5 : 187-196, 1987

17) Renstrom P et al : Cross-country skiing injuries and biomechanics. Sports Med 8 : 346-370, 1989

다양한 워킹을 즐기는 방법

사람은 누구나 수면 중 가끔 몸을 뒤척이고 오랜 시간 같은 자세로 앉아 있으면 일어서서 기지개를 켜고 싶고 좁은 곳에 수용되어 있으면 밖에 나가서 걷고 싶어진다. 그러나 몸을 움직인다는 것은 격렬한 것이 아니며 시간도 길지 않다. 왜냐하면, 몸은 "피곤하다"라는 상태를 싫어하는 때문이다.

"걷지 않으면 걸을 수 없게 된다" 그리고 "걸을 수 없게 되면 누운 채로 된다."당연한 것이지만 건강할 때는 모른다. 병에 걸리거나 "부상"을 당하고 앓아누우면 곧바로 걸을 수 없게 되는 것이다.

또 뚜렷한 질병이나 상해가 아니더라도 "노화 유전자"의 작용에 의해서 누구나 나이를 먹으면 금세 걷는 능력은 저하하며 그 박차는 심해진다. 이렇듯 신경써서 매일 걷지 않으면 걷는 능력의 저하 뿐만 아니라 노화까지 진척된다.

아무튼, "누운 채" 라는 것은 자신도 한심하다고 생각할 뿐만 아니라 주위 사람들에게까지 큰 폐를 끼칠 것이다. 그리고 앓아 누운 기간이 길어지면 길어질수록 경제적 부담은 막대한 금액에 이른다. 즉, 언제까지나 자신의 발로 걸을 수 있는 능력을 보유하고 싶은 것이다. 그러기 위해서는, 자신에게 맞는 워킹의 방식을 찾고 실천하는 것이다. 육상을 평범하게 걷는 것 이외에도 다양한 워킹들이 있으므로 다음과 같이 소개한다.

A 수중 워킹

워킹이 건강 유지에 좋다고 해도 하지에 불편이 있는 사람은 실천할 수 없다. 또 평소에는 걷고 있어도 발과 허리에 통증이 있거나 한다면 효과를 가져오기 위한 충분한 거리를 걸을 수가 없다.

그런 사람들에게는 부력에 의해서 하지의 관절에 부담이 적게 들도록 물속에서 하는 워킹을 권장한다. 다행히 최근에는 실내 온수 수영장을 소유한 시, 구 등이 많아졌다. 또 민간의 수영 클럽이나 피트니스 클럽에 있는 수영장도 이용할 수 있다. 비가 오거나 바람이 많이 불거나 기온이 너무 높다거나 하는 악천후에서도 실내 온수 수영장에서는 쾌적하게 운동할 수 있다.

다만 수중 워킹을 하려면 적당한 수심이 필요하다. 너무 깊으면 호흡하는 것도 어려우며 신체가 떠서 걷기 힘들어 진다. 반대로 얕으면 발과 허리에 부담이 늘어난다. 수면은 배에서 가슴 정도의 높이가 적당하다.

1 수중 워킹의 특징

물 속에서 운동하는 것의 특징을 다음과 같이 정리한다.

- 물 속에서는 부력에 의해 몸이 뜨기 쉽기 때문에 뼈나 관절의 부담은 적다.
- 밀도가 높은 물의 저항은 공기보다 크며 수중 운동은 강한 저항에서 행하게 되므로 여러 가

지 근육을 단련할 수 있다.

- 열 전도율이 높은 물 속에 들어가면, 몸에서는 피부를 통해서 많은 열이 손실되고 다시 체온을 유지하기 위하여 대사가 높아지면서 피부의 혈관이 수축하는 등 체온 조절 기능의 향상이 기대된다.
- 흉부에 수압이 걸림으로써 힘을 주어 호흡하기 때문에 호흡 기능 향상이 기대된다.

2 육상에서 하는 워킹과 수중에서 하는 워킹

수중에서는 부력이 있기 때문에, 육상에서는 해내기 힘든 걸음 걸이가 가능하며 여러 가지 근육을 단련할 수 있다. 우선 "넓적다리 들어올리기 보행"을 한다(그림 1). 무릎을 최대한 높이 들고 발바닥에서 물을 짓밟으면서 걷는다. 엉덩이 근육을 단련시킬 수 있다.

다음으로 "차올리며 보행"을 한다(그림 2). 발등으로 물을 차올리며 다닌다. 무릎을 펴고 허벅지 전면의 근육을 단련하는 것이다.

또 "횡단 보행"을 한다(그림 3). 가로가 되도록 좌우의 다리를 벌리고 어깨의 선이 수면에 올 정도로 무릎을 굽히고 선다. 양팔은 좌우로 벌린다. 그 자세에서 손바닥을 밑으로 숙이면서 몸을 펴 올리도록 하고 전방의 발에 후방의 발을 가까이 댄다. 그리고 두 팔을 벌리고 전방의 다리를 옆으로 벌리면서 무릎을 굽힌다. 허벅지 옆의 근육과 팔의 근육을 단련하는 것이다.

심장을 적절히 활동시키도록 하는 주 운동은 육상에서의 워킹보다도 상체를 약간 앞당기고 팔을 흔들며 좀 더 빨리 걷는다(그림 4). 물의 저항이 있으므로, 육상에서 걷는 것보다 천천히 걸어도 운동으로서는 효과가 강해진다.

Yu들은 9명의 여성(평균 신장 164cm, 체중 57kg)을 대상으로 수중 워킹과 육상 워킹 중의 산소 섭취량과 심박수를 측정하여 비교 검토하고 있다.[1]

테스트 전에 트레드밀 및 스윔밀(흐르는 풀장)내에서 같은 자세로 4분간 계속 걸어간다.

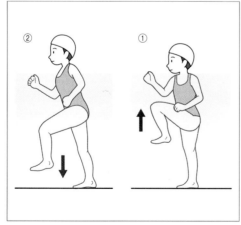

그림 1 **넓적다리 들어올리기 보행**
①머리를 최대한 높이 올리고, ② 보폭은 그리 넓히지 않으며 발바닥에서 물을 바로 아래로 짓밟도록 다닌다. 팔을 크게 흔들면 리듬이 취하기 쉬워 몸도 안정.

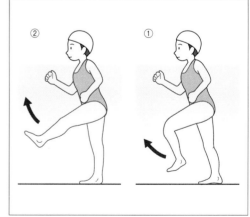

그림 2 **차올리며 보행**
① 뒷다리를 앞으로 옮길 때 ②발등에서 물을 위쪽으로 차올린다. 한 걸음 한 걸음 확실하게 차올리면서 걷는다. 팔을 크게 흔드는 것도 잊지 않기.

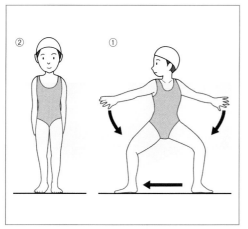

그림 3 **횡단 보행**
① 옆으로 서서 양팔은 좌우로 벌리며 어깨의 선이 수면에
올 정도로 두 무릎을 굽히고 선다. ② 두 팔은 좌우로 벌
리고 양손을 아래 쪽으로 뻗으면서 몸을 펴 올리고 전방
의 발을 뒷발 가까이 댄다.

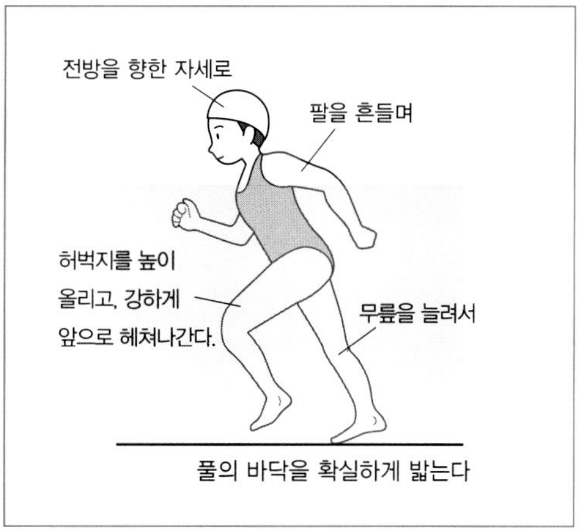

그림 4 **수중 워킹의 기초 자세**

전방을 향한 자세로
팔을 흔들며
허벅지를 높이
올리고, 강하게
앞으로 헤쳐나간다.
무릎을 늘려서
풀의 바닥을 확실하게 밟는다

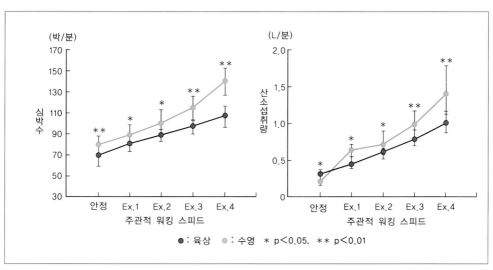

●: 육상 ●: 수영 * p<0.05, ** p<0.01

그림 5 육상과 수중 워킹의 산소 섭취량과 심박수의 비교(Yu E et al, 1994의 그림을 수정)

테스트 전에 트레드밀 및 스윔밀(흐르는 풀장)내에서 같은 자세로 4분간 계속 걸어갈 수 있
는 범위에서 각각 4개의 속도를 주관적으로 선택하도록 했다(Ex1,2,3,4). 육상 워킹의 속도는
60~120m/분이었다. 스윔밀의 수온은 26~28℃에서 수심은 수면이 각자의 허리(제2요추)가 되
도록 조절했다. 수류(수중 워킹의 속도)는 30~60m/분이었다.

그 결과 육상, 수중 모두 스피드가(Ex1에서 4까지) 증대할수록 심박수, 산소 섭취량이 늘었으
나 같은 주관적 강도에서는 육상 워킹 쪽이 심박수, 산소 섭취 량이 많았다(그림 5)[1]. 이처럼 본
인이 선택한 운동의 강도(스피드)로 비교하면 수중 워킹은 육상 워킹보다 생리학적 운동 강도가
낮은 경향이 이었다.

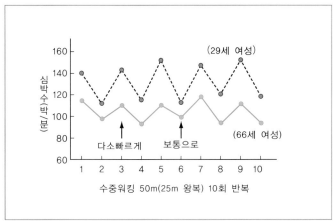

그림 6 인터벌 형식의 수중 워킹 중의 심박수 변동(福崎, 宮下, 2000을 수정)

또한, 1분 당 1L의 산소를 섭취할 때의 심박수를 비교하면 수중 워킹에서는 평균 105박/분 (93~118박/분), 육상 워킹에서는 116박/분(107~133박/분)으로 유의한 차이는 나타나지 않았다. 이것으로 수중 워킹의 생리학적 강도는 심박수로 부터 추정할 수 있다고 결론 되어진다[1].

상기의 결과로부터 수중 워킹에서는 심박수를 측정하여 그 강도를 모니터링하는 것이 권장된다. 실제로는, 다소 빠르게 50m를 걷고, 조금 지칠 수 있으므로 다음 50m 는 천천히 걷는다. 이를 합산하여 10회 반복하는 것을 권한다. 다소 빨리 걸을 때의 심박수는 고령자는 120박/분 정도이며, 젊은 사람은 140박/분 정도가 된다(그림 6). 이처럼 50m를 10회 반복하면 합계 500m 걷게 되며 20분 정도가 소요된다. 거기서 10분 정도 쉬고 다시 한번 10번 걸으면 하루 운동으로는 충분하다.

3 수중 워킹은 어느 정도의 운동 강도인가?

미국에서는 지금까지 깊은 수영장에서 구명조끼를 입고하는 러닝이 일반적이었지만 최근에는 수심이 얕은 수영장에서 하는 워킹이 유행하기 시작했다. 얕다는 것은 허리에서 가슴 높이까지 수면이 오는 정도이다. 이 수심에서 수중 워킹이 어느 정도의 운동 강도가 되는지 미국 연구자 Campbell 들이 조사했다.

평균 연령 66.7세의 고령의 여성 11명과 21.3세의 젊은 여성 11명이 대상이었다. 우선 40분 간 안정을 취한 뒤 8분 간 휴식시의 에너지(산소)소비량을 측정했다. 다음으로, 수온이 27.5~28.0℃ 이고, 수심이 가슴의 윗부분까지가 될 정도의 25m 수영장에서 5개의 운동 강도가 다른 워킹을 실시하고 그 각각의 산소 섭취량 심박수를 측정했다. 운동의 강도는 다음의 5종류였다.

① 팔을 수면 위에 띄우고 움직이지 말고 보통 걸음으로 걷는다.
② 팔을 양옆으로 내리고 수중에서 자연스럽게 흔들며 보통 걸음으로 걷는다
③ 팔을 강하게 흔들고 보폭을 넓혀 약간 빨리 걷는다
④ 팔을 물속에서 위아래로 움직이고 다리는 조깅 스타일로 걷는다
⑤ 수면 근처에서 팔을 평영의 팔 동작처럼 하면서 조깅한다

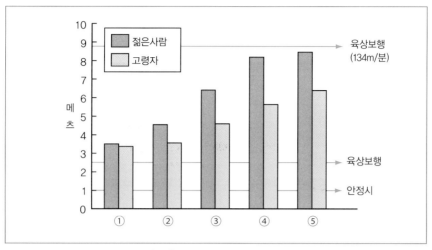

그림 7   수중에서 걸음걸이와 운동 강도(메츠)(Campbell JA et al, 2003의 자료에서 그림)①~⑤은 본문 참조.

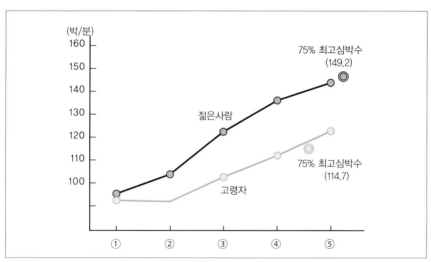

그림 8   수중에서의 걸음걸이와 심박수)(Campbell JA et al, 2003의 자료)①~⑤은 본문 참조.

결과를 보면 ①에서 ⑤까지 운동강도 (메츠: 운동 산소 섭취 량 ÷ 안정 시 산소 섭취 량)는 젊은 여성에서도 고령 여성에서도 증가했다(그림 7). 마찬가지로 심박수도 젊은 여성은 144박/분, 고령 여성은 124박/분으로 각각 증가했다(그림 8).

이처럼 ③의 팔을 강하게 흔들고 보폭을 넓혀 다소 빨리 걸을 때의 심박수는 최고 심박수에 있어, 젊은 여성에서 66.3% 고령 여성에서 65.6%가 되므로 이 단계에서의 걸음걸이에 있어서도 "강한 끈기"의 향상을 위한 효과가 있다고 판단된다.

4 수중 워킹의 효과

비만한 사람이 감량이나 체력 향상을 위해서 육상에서 워킹을 실시하는 것은 하지 관절에 장애를 초래할 위험이 있으며, 만약 관절에 통증을 느끼면 감량 효과가 나타나기 전에 워킹을 단념하게 될 것이다. 그래서 체중이 부하되지 않는 수중 운동이 비만 성인에게 권장 되어 온 것이다.

Greene[3]들은 스윔 밀을 이용하여 육상 워킹과 수중 워킹의 효과를 비교 검토하고 보고하였으므로 이에 소개한다.

스윔 밀은 모터에 의해서 0~200m/분까지 속도를 바꿀 수 있다. 그리고 몸의 전면에서부터 펌프를 통하여 물이 흐르며, 그 자리에서 워킹을 하고 있어도, 물의 저항이 복부에 가해지도록 되어 있다. 이 수류는 바꾸는 것이 가능하다.

수심은 수면이 흉부의 제4늑간에 오도록 개인에 맞추고 운동 강도는 트레드밀과 수류의 속도를 바꿈으로써 조절하였다.

대상이 된 사람은 운동 습관이 없는 과체중, 혹은 비만한 남성 25 명, 여성 32 명, 총 57 명이었다. 평균치로 보면 연령이 44세, 체중 90.5kg, BMI 30.5, 체지방량 39.5%, 최대 산소 섭취 량 27.5mL/kg/분이다.

57 명은 수중 워킹군(28 명)과 육상 워킹군(29 명)으로 나뉘어 주3일의 빈도로 12주간 훈련을 실시했다. 훈련 강도와 양은 각 군마다 차이가 없도록 했다.

트레이닝 전에 다단계 부하 테스트를 실시하고 산소 섭취량($\dot{V}O_2$)과 심박수와의 관계를 구하여 트레이닝 중의 강도를 심박수에서 추정되는 % $\dot{V}O_2max$로 결정했다. 제1주 60% $\dot{V}O_2max$에서 시작하여 1주마다 5% $\dot{V}O_2max$씩 증가하고 6주째에는 80% $\dot{V}O_2max$까지 상승시켰다. 6주가 지난 시점에서 다시 다단계 부하 테스트를 실시하고 새로운 $\dot{V}O_2max$와 심박수와의 관계를 찾아서 나머지 6주 트레이닝 강도는 80% $\dot{V}O_2max$을 유지했다.

트레이닝 양은, 트레이닝 중의 심박수로 추정되는 $\dot{V}O_2max$에서 구하여, 제1주 250kcal부터 시작하여, 1주마다 50kcal씩 증가시키고 6주째에는 500kcal까지 증가시켰다. 나머지 6주의 훈련 양은 2번째의 테스트 결과에서 구한 500kcal을 유지했다.

또한 훈련 기간에는 모든 대상자에게 처방된 훈련 이외에는 특별한 운동은 하지 않으며, 또한 식사의 내용을 크게 바꾸지 않도록 요구하였다.

그 결과 수중 워킹군과 육상 워킹군은 제지방량(LBM)의 변화 이외 측정 항목에는 유의차는 없었다. 수중 워킹 군의 평균 변화는 아래와 같다[3].

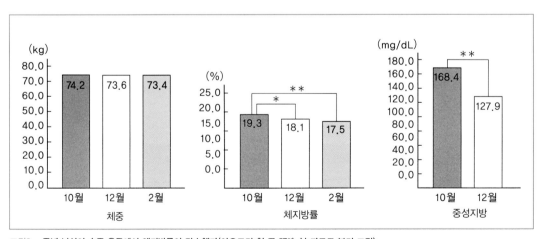

그림9 중년 남성이 수중 운동에서 체지방률이 감소했다(아오모리 현 구 福地 村 자료로 부터 그림)

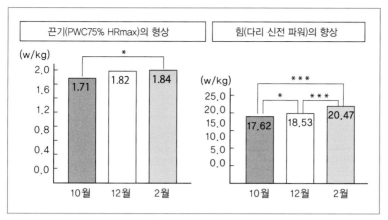

그림 10 **중년 남성에서 보이는 수중 워킹의 효과(아오모리 현 구 福地 村 자료로 부터 그림)**

- 최대 산소 섭취량 : 26.91 ⇒ 30.17mL/kg/분으로 증가
- 체중 : 90.3 ⇒ 89.6kg으로 감소
- BMI : 29.9 ⇒ 29.4로 저하
- 체지방량 : 33.7 ⇒ 32.8kg으로 감소
- LBM : 51.9 ⇒ 52.5kg로 증가

이상과 같이 12주의 수중 워킹은 체력 향상, 체지방량의 감소 효과를 가져오는 것이 밝혀졌다[4].

일본인을 대상으로 한 같은 관찰 결과가 보고되고 있다. 약간 풍풍한 40대, 50대의 17명의 남자가 주 2일의 빈도로 하루에 1시간의 수중 워킹을 6개월간 실시했다. 평균을 보면 체중은 거의 변화하지 않았지만 체지방률, 혈중의 중성 지방의 농도는 확실하게 감소했다(그림 9).

또 체력 면에서는 전신 지구력, 다리 신전 파워도 개선됐다(그림 10)

5 수중에서의 저항 트레이닝 효과

수중에서의 운동은 부력 때문에 관절에 충격이 적어짐에도 불구하고 몸을 움직이면 물의 저항이 있어서 적당한 부하가 걸린다. 그래서 체력이 저하된 사람에게 체력의 회복을 위한 운동 양식으로서 좋고 또한 장애에 의한 재활을 필요로 하는 사람에게도 회복을 앞당기는 데 효과가 높다.

또한 핀란드의 연구자들이 평소 활동적인 생활을 보내는 중년 여성들에게 수중에서 저항 트레이닝을 10주간 실시하고 그 효과를 조사했다[5].

대상이 된 여성은 24명으로 12명씩 나눠졌다. 트레이닝군은 평균 연령이 33.8세, 컨트롤군은 34.7세였다. 도중에서 각 군의 1명씩이 개인사정으로 중단하여 각 군 모두 11명이 검토 대상이 됐다.

트레이닝 내용은 허리에 튜브를 달고 6~8분간의 수중 조깅과 스트레칭, 30~45분 간의 레지스턴스 엑서사이즈, 그리고 5분 간의 쿨링 다운으로 구성되어 있었다. 1회 저항운동은 다음의 4가지 기본 운동에서 이루어진다.

- 앉아서 한다리씩, 무릎 굴곡과 신전
- 선자세로 한다리씩, 무릎 굴곡과 신전
- 앉아서 좌우 번갈아, 무릎 굴곡과 신전

● 입위로 한다리씩 무릎 굴곡과 신전 혹은 무릎을 편 채의 고관절의 굴곡과 신전(1번의 세트
마다 교대로 행한다)

운동의 부하는 나날이 점차 늘어날 수 있도록 다른 크기의 부츠(미국산, hydro-boots) 3개를
장착했다. 부츠가 물에서 받는 저항은 작은 부츠에서 6.8kg, 중간 정도의 부츠에서 11.4kg, 큰
부츠에서 16.7kg이었다.

● 처음의 2주는 작은 부츠를 신고 주 2일, 하루에 2세트, 1세트에 20~25회 반복
● 다음의 4주는 중간 정도의 부츠를 신고 주 2~3일, 하루 2~3세트, 1세트에 14~20회 반복
● 마지막 4주는 큰 부츠를 신고 주 3일, 하루에 3세트, 1세트에 12~15회 반복

트레이닝 중의 심박수는 120~130박/분이었다. 그 결과 컨트롤 군에서는 변화하지 않았지만
트레이닝 군에서는 대퇴사두근과 햄스트링의 단면적이 4%로 5.5%증가하고 허벅지가 굵어졌다.
무릎 신전과 굴곡, 등척성 근력과 등속성 근력은 8~13%범위로 증대했다[4].

여기서 사용된 부츠를 장착한 후의 훈련도 유효하지만 정상인의 경우, 발등이나 뒤에서부터
물을 빠르게 잡도록 움직인다면, 다리의 근력 강화에는 충분하다. 상지에 있어서도 손바닥으로
물을 잡으려고 하는 동작은 어깨와 팔의 근육 훈련에 좋을 것이다.

6 수중 운동과 관절염을 앓는 사람의 삶의 질(QOL)

요즘 신문, 잡지, 텔레비전 등의 광고에서 눈에 띄게 된 것이 글루코사민, 콜라겐, 히아루론산
이라는 말이다. 관절 통증에 시달리는 사람이 얼마나 늘고 있는지 알 것이다. 미국 스포츠 의학
회의 최근 잡지에는 표제와 같은 논문이 게재되고 있다.

Cadmus[5]들은 그 첫머리에서 다음과 같이 보고하고 있다.

"미국 성인이 움직이지 못하게 되는 주요 원인으로 관절염과 관절통을 꼽을 수 있다. 그 중에
서도 가장 많은 사람에게 영향을 주고 있는 것이 관절염이며 2008년 통계로는 2,700만 명에 이
르고 경제적 부담액도 상당하다. 2007년 정부의 보고에 따르면 관절염과 다른 류마티스성 질환
에 대한 건강 정책에 대한 지출은 800억달러, 그러한 질환으로 인한 생산량의 손실은 470억 달
러에 이른다고 추정된다. 관절염 환자의 증가와 큰 경제적 손실이 있다고 한다면, 관절염의 비
용 대비 효과라는 점에서 보아, 각자가 정상적인 기능을 유지하며 통증을 최소화하고 생활의 질
(QOL)을 유지하기 위해서 도움이 될 수 있도록 기존 시설을 이용하는 것이 상책이다."

그리고 다음처럼 이어지고 있다.

「관절염 증상이 나타났을 때, 수술도 하지 않고 약도 쓰지 않는 최초의 처치로서 신체 운동이
권해지고 있다. 관절염에게 좋다는 신체 운동에는 여러 가지가 있지만 특히 주목을 받고 있는
것이 수중 운동이다. 수중 운동은 다음에 나타내는 3가지가 동시에 충족되고 있다는 이점이 있다.

① 관절의 움직임이 느리다.
② 따뜻한 수온은 치료 효과를 높인다.
③ 호흡 순환 기능 향상에 적합한 중등도 강도의 운동이다.

그러므로 관절염 환자의 통증, 우울증, 신체의 결림, 걷는 속도, 유연성, 수술 후의 활동 능력
을 개선시킬 수 있을 것이다. 더불어 신체 기능, QOL의 저하, 관절염이 발생되기 쉬운 비만자
에게 수중 운동 같은 중등도 강도의 운동은 최적이다.

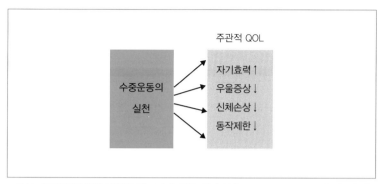

그림 11 수중 운동의 실천이 생활의 질(QOL)에 미치는 중간 요인(Cadmus LC et al, 2010을 일부 수정)

비만이 무릎 관절, 허리 관절의 염증과 깊은 관계가 있는 것은 과체중이나 비만한 사람은 그만큼 관절에 부담을 키우고 있기 때문이다」[5].

이 연구의 목적은 허리 또는 무릎에 관절염을 가진 노인에 대해서 수중 운동이 미치는 영향을 검토하는 것이었다. Cadmus들이 채용한 것은 관절염 재단의 수중 운동 프로그램이다. 이 프로그램은 관절염 재단, 공인 인스트럭터, 지역의 공영 수영장 설치자라는 3자가 공동으로 지역에 사는 사람들이 실천하기 쉽도록 1983년에 제작된 것이다. 그리고 지금도 매년 14만명이 참여하고 있다고 한다.

대상자는 워싱턴주에 사는 55~75세의 사람들로 125명의 수중 운동 참여군과 124명의 컨트롤군으로 나눠졌다. 수중 운동 참가자는 집 근처에 있는 공영 수영장에 최소한 주 2일은 가도록 권유 받고 능력에 따라서 관절의 가동역을 넓히는 운동, 근력 강화 운동, 지구력 향상 운동으로 구성된 수중 운동을 하루에 45~60 분간 실천했다.

수중 운동이 QOL에 미치는 영향을 검토할 때 고려해야 할 초기 조건으로 다음과 같은 항목이 조사되어 있다. 연령, 성, 결혼 상태, 교육 수준, 수입, 비만 지수(BMI), 건강 상태, 이환 상황이다. 그리고 수중 운동 QOL에 미치는 중간 요인으로 자기 효력의 증강과 우울증상, 신체 손상, 동작 제한의 경감을 꼽고 있다(그림 11)

● 통증이나 그 증상에 대한 자기 효력은 "관절염 자기 효력 진단 척도"
● 우울증상은 기존의 평가 법을 관절염 환자 지향으로 개량한 방법
● 신체 손상은 관절염의 통증 상태, 부운 관절의 수, 취약한 관절의 수
● 동작 제한은 8종류의 일상 생활 동작의 할 정도

를 각각 점수화해서 평가하고 있다. 그리고 주관적 QOL은 수중 운동 시작 전, 10주 후, 20주 후 3회의 기존의 척도에 대한 대답으로부터 판단된다.

이들 결과를 요약하면 수중 운동은 주관적 QOL에 대해서 플러스의 영향을 미치는 것 그리고 BMI를 고려하면 특히 비만자의 QOL향상에 효과가 높은 것으로 보고되고 있다. 또 BMI이외의 성, 연령 등 초기 조건은 주관적 QOL에 어떠한 영향을 주지 않는 것이었다고 한다.

수중 운동의 인스트럭터는 각종 관절염, 관절통과는 어떤 것인지를 알아보고 통증에 고민하고 있는 사람들에게 수중 운동을 적극적으로 지도해야 할 것이다[5].

수중 운동에서 중대한 사고는 익사이다. 대부분의 경우 수영을 잘 하지 못하는 사람이 깊은

197

곳에서 호흡할 수 없어서 익사한다. 또 수영을 할 수 있는 사람이라도 수중에서의 운동은 심장 기능에 큰 부담을 주고 심부전이나 뇌혈관장애를 일으키고 의식을 잃고 사망할 수 있다.

전자의 경우, 설 수 있는 정도의 수심에서의 수중 워킹에서는 특별한 일이 없는 한 익사는 발생하지 않는다. 후자의 경우는, 기왕증이 있는 사람, 발병의 위험이 높다고 진단된 사람은 그날의 컨디션을 고려하고 수중 워킹의 속도를 너무 올리지 않도록 주의해야 한다. 그러나 예지할 수 없는 경우가 있으므로 지도자나 감시인이 있는 것이 요구된다.

그 외 배수구로의 유입과 전도 사고 예방을 위하여 안전한 시설의 조성이 필수적이다. 또 수중에 오래 있으면 피부가 붇기 때문에 금속물은 장착하지 않도록 하고 손톱도 짧게 깎아 두는 것이 좋다.

[宮下　充正]

문 헌

1) Yu E et al : Cardiorespiratory responses to walking in water. Medicine and Science in Aquatic Sports(Eds Miyashita M et al), Basel, Karger, p35-41, 1994

2) Campbell JA et al : Metabolic and cardiovascular response to shallow water exercise in young and older women. Med Sci Sports Exerc 35 : 675-681, 2003

3) Greene NP et al : Comparative efficacy of water and land treadmill training for overweight or obese adults. Med Sci Sports Exerc 41 : 1808-1815, 2009

4) Poyhonen P et al : Effects of aquatic resistance training on neuromuscular performance in healthy women. Med Sci Sports Exerc 34 : 2103-2109, 2002

5) Cadmus LC et al : Community-based aquatic exercise and quality of life in persons with osteoarthritis. Med Sci Sports Exerc 42 : 8-15, 2010

B 노르딕 · 워크

B-1 노르딕 · 워크의 보급

1 인기있었던 노르딕 워크

동작이 단순하고 비용이 들지 않으며 건강, 체력 기르기에 효과가 있는 운동으로서 워킹을 하는 사람이 늘어난 것은 일본 뿐만이 아니라 세계적인 경향이다.

지금까지, 이러한 워킹 운동 효과를 한층 높이기 위하여 다양한 도구를 이용하는 것이 제창되어져 왔다. 예를 들어 Porcari[1]는 도구를 사용했던 워킹에 대한 연구 결과를 보통의 워킹과 비교하여 다음과 같이 정리하였다.

- 체중의 5~10%에 해당하는 중량의 조끼를 입고하는 워킹에서는, 심박수는 3~7박자/분, 에너지 소비량은 0.3~0.8kcal/분 증가한다.
- 발목에 1~3파운드(450g~1.3kg)의 추를 달고 하는 워킹에서는, 심박수는 4~6박/분, 에너지 소비량은 0.3~0.8kcal/분 늘어난다.
- 손에 1~3파운드의 덤벨을 들고 하는 워킹에서는, 심박수는 6~13박/분, 에너지 소비량은 0.3~1.3kcal/분 늘어난다.

이처럼 이들의 도구를 이용하여 걸으면 심박수는 증가하고 소비되는 에너지도 증가한다는 측정 결과가 보고되었고, 보통으로 걸을 때와 비교하여 운동의 강도가 늘어나는 것은 확실하다.

하지만 손에 덤벨을 들거나 발목에 추를 달고 오래 걸으면 팔, 다리 관절이 다칠 수 있는 부정적 측면이 지적되기 시작했다.

워킹 도구로서 최근 세계에서 많은 사람들이 이용하기 시작한 것이 스톡(스키용 지팡이)이다. 걸을 때에 사용되는 것은 주로 하지의 근군으로써, 상지의 근군은 거의 활동하지 않는다. 그래서 걸을 때 상지의 근군도 활동 시키며 전신 운동을 하자는 이유로써, 양손에 스톡을 들고 지면을 치면서 걷는 것이 유행하기 시작했다. 크로스 컨트리 스키가 왕성한 북유럽에서 유행이 시작하여 "노르딕 워크"으로 불리며 미국에서는 "폴 워킹"로 불린다(그림 1).

Porcari는 이 폴을 사용한 워킹에서는 보통의 워킹과 비교하여 심박수는 10~15박/분, 에너지 소비량은 1.5~2.0 kcal/분 증가하여, 앞서 언급한 중량을 부하했을 때 보다도 많다고 말했다[1].

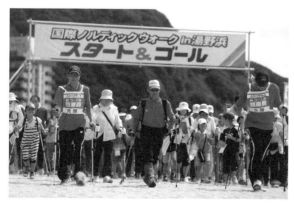

그림 1 **노르딕 워크 대회**

2 노르딕 워킹의 생리학적 특징

일본에서도 전용의 스톡이 제조, 판매 될 수 있도록 되었기 때문에 비교적 쉽게 구할 수 있다. 그리고, 일본인을 대상으로 한 노르딕 워킹의 연구가 있기 때문에 이를 소개하고자 한다. 마에카와[2]의 연구에서는 건강한 성인 남성 6명(평균 연령 23.2세, 키 170.4cm, 체중 64.7kg)과 여성 6명(평균 연령 26.8세, 키 159.5cm, 체중 54.0kg)을 대상으로 하였다. 그들은 3가지의 속도 (70,90,110m/분)로 트레드밀 위에서 5분간 보통의 워킹과 노르딕 워킹을 실시했다. 5분 워킹 중 마지막 2분 간에서는 주관적 운동 강도(RPE), 보폭, 심박수, 산소 섭취량 및 요부(腰部)의 상하동요가 측정됐다. 그 결과, 같은 속도로 비교했을 때, 주관적 운동 강도에서는 차이를 보이지 못했지만 심박수(평균+6%) 산소 섭취량(+12%)로 노르딕 워킹 쪽이 유의하게 증가하였다(그림 2). 또한 노르딕 워킹에서는 허리의 상하동요 및 보폭이 유의하게 증가하였다(그림 3)[2].

이렇듯 걷는 노력감은 비슷한 것 같으나, 보통의 워킹에 비해서 노르딕 워킹에서는 허리의 상하동요 및 보폭이 증가하며, 심박수, 산소 섭취량이 늘어난다는 결과가 있었다.

그러나, 긴 스톡을 잡고 걸으므로, 많은 사람들이 걷고 있을 때는 사용하는 것을 자제하자. 새벽 또는 공원 등 걷는 사람이 적은 장소에서 효과있는 노르딕 워킹을 해야 한다.

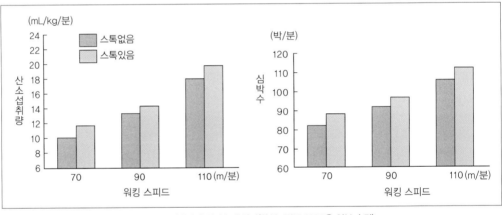

그림 2 노르딕 워킹과 보통의 워킹에서 산소 섭취량과 심박수의 차이(前川 剛輝 2000을 일부 수정)

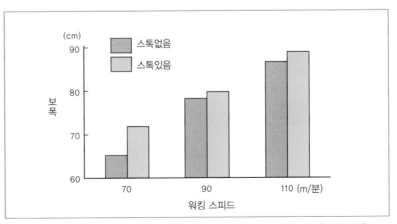

그림 3 노르딕 워킹과 보통의 워킹에서 보폭과 걸음 수의 차이(前川 剛輝 등, 2000을 일부 수정)

3 노르딕 워킹의 3가지 목표

이용하는 사람마다 앞서 언급한 노르딕 워킹의 특징을 고려한다면 노르딕 워킹의 목표는 3가지라고 생각된다.

첫 번째는 일반적인 노르딕 워킹을 통하여 「중고연령자의 운동 부족을 해소하며 건강과 체력을 유지, 증진한다」이라는 목표이다 (그림 4). 이는 같은 시간이라면 운동 강도가 높으면서 그만큼 효율적으로 운동을 실천할 수 있다는 장점이 있으므로 권장된다.

두 번째는 보폭을 크게 벌리는 노르딕 워킹에서 「스포츠 선수가 경기력을 향상시키기 위하여 전신 지구력을 높인다」란 목표이다 (그림 5). 예를 들어 비탈길을 올라가는 노르딕 워킹은 러닝과 달리 그만큼 스피드를 올리지 않아도 호흡 순환 기능을 충분히 활용하며 하지 관절에 장해를 초래하지 않고 전신 지구력을 높인다는 장점이 있으므로 권장된다.

세 번째는 스톡을 앞으로 짚는 노르딕 워킹에서 「선 자세가 불안정한 고령자나 보행 곤란자가 균형을 취하면서 자립해서 걷는 능력을 회복시킨다」라는 목표이다(그림 6). 손수레를 이용하는 사람이라도 양손에 스톡을 쥠으로써, 배근(背筋)이 늘어난 자세가 유지되어 안정되게 걸을 수 있다는 장점이 있으므로 권장된다.

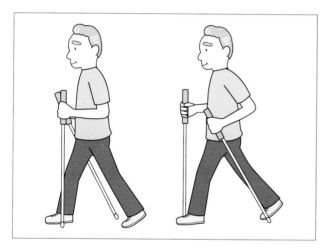

그림 4 **보통의 노르딕 워킹**
허리를 펴고 정면을 똑바로 보면서 자연스러운 리듬으로 발을 앞으로 내민다. 스톡을 발뒤꿈치 부근으로 짚으면 부드럽게, 팔을 앞으로 내밀면 보폭이 저절로 넓혀지면서 운동 효율이 향상한다.

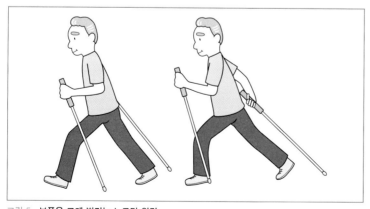

그림 5 **보폭을 크게 벌리는 노르딕 워킹**
약간 앞으로 기운 자세를 취하면서 스톡을 양다리 중간 정도의 부분에 짚는다. 손잡이를 잡은 손에 힘을 주며 몸 전체를 앞쪽으로 밀어낸다.

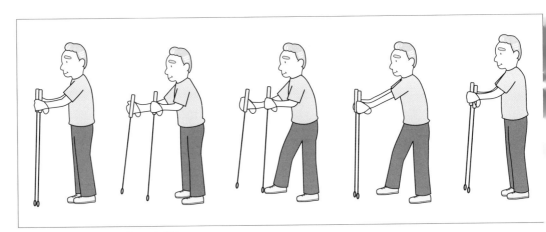

그림 6　**고령자를 대상으로 한 노르딕 워킹**
우선 오른손의 스톡을 앞으로 짚고 오른쪽 다리를 한발 내딛는다. 오른쪽 다리에 체중을 실으면, 이번에는 왼손의 스톡을 앞으로 내민다. 마지막으로
왼발을 한 걸음 내딛는다.

4 노르딕 워크의 방법

　　그러나 익숙해지지 않으면 스톡을 짚으면서 잘 걸을 수가 없다. 아무래도 어색한 걸음걸이기
되고 만다.

　　먼저 스톡을 두 손에 들고 스톡의 끝 부분으로 지면을 끌다시피 하면서, 다리의 움직임에 맞
추어 팔을 벌리고 걷는다. 익숙해지면 점차 스톡을 가진 손을 앞으로 옮기기 전에, 스톡 끝으로
지면을 가볍게 누르도록 한다. 그리고 점차 팔의 누르는 힘을 강하게 하고 스톡의 끝 부분을 미
는 반동을 이용하여 몸을 앞으로 밀어내도록 한다. 그렇게 되면 지금까지 이상으로 앞의 발이
신전되면서 보폭이 커진다.

1) 중고령자용

　　이 노르딕 워킹의 이점으로 꼽히는 것은 우선 스톡에서 체중의 일부를 지지하게 되므로 발고
무릎의 부담이 경감되는 것이다. 그래서 뚱뚱한 사람과 다리에 약간 통증을 느끼는 중고령층이
라도 평범하게 걸을 수 있다. 다음으로 상지(上肢) 근육을 쓰는 것이므로 앞서 말한 것처럼 보폭
이 증가하여 같은 속도로 같은 거리를 걸었을 때, 스톡이 없을 때와 비교하여 심박수 및 에너지
소비량이 20% 정도 증가하면서 짧은 시간에도 충분한 운동을 하는 것이 된다.

　　그리고 사무실에서 컴퓨터와 마주보고 일하는 사람들에게는, 걸을 때 양팔을 번갈아 움직임으로
써 상지에 대한 혈류를 왕성하게 하며, 어깨 결림의 예방에도 효과가 있지 않을까.

　　그러나 하루에 30분~40분 간, 1주일에 3~4일 실천할 수 있을 때 까지는 무리하지 말고 조금씩
보폭을 넓히고 걷는 시간을 늘려갈 수 있도록 한다. 보폭을 넓힐 때 스톡에서 다소 강하게 후방으
로 밀게 하면 편하다.

2) 스포츠 선수용

　　100m~200m의 비탈길을 노르딕 워킹으로 10~20회 반복한다. 올라갈 때는 스톡을 내리누르
는 힘을 강하게 하고 피치를 올려서 빨리 걷도록 한다면 심박수는 160~180박/분이 된다. 내려
갈 때는 천천히 걸으며 심박수를 100~120박/분까지 낮추도록 한다. 이러한 오르내리기의 반복
은 이른바 인터벌 워킹이 되어 "끈기" 향상에 효과적이다.

202

3) 보행 곤란자용

걷는 것이 곤란하게 된 고령자에게 노르딕 워킹을 권했더니 뜻밖의 효과가 있었다는 보고가 있었다. 보행이 곤란한 사람의 경우는 양손에 쥔 스톡을 몸 앞으로 짚고 걷는 것이다. 4점 지지가 되므로 한쪽 발이나 스톡을 들어 올려도 3점 지지가 되고 몸은 불안정한 상태가 되지 않는다. 이러한 걸음걸이를 실천해나가면 다리의 힘도 강화되고 평형감각도 되찾아 점차 잘 걷게 되었다고 한다. 더불어 2개의 스톡을 몸 앞으로 짚으면서 구부정한 자세에서 허리를 펴는 자세로 바뀐다.

이러한 보행에 곤란을 겪는 사람은 ①양 손에 가진 스톡을 몸 앞으로 짚는다. ②그리고 한쪽 스톡을 앞으로 짚은 다음 같은 측의 발을 앞으로 옮긴다. ③반대 측의 스톡을 앞으로 짚은 다음 같은 측의 발을 앞으로 옮긴다. 모두 3점이 지지되어 있으므로 안정된 자세를 유지할 수 있다. 익숙해진다면, 좌우의 스톡과 발을 옮기는 시간 간격을 짧게 하며 약간 빨리 걷도록 한다.

[宮下 充正]

문 헌

---

1) Porcari J : Pomp up your walk. ACSM's Health & Fitness J 3 : 25-29, 1999

2) 前川剛輝ほか : ノルディックウォークと通常ウォーキングの生理学的力学的特性の比較. ウォー キング科学4 : 95-100, 2000

B-2 고령자에게 많은, 보행이 곤란한 사람의 노르딕 워크

■1 전후 방향의 균형 불량

고령자는 ① 서있을 때 자세의 흔들림이 심하다 ② 자세 유지 반응이 늦고 ③ 하지(下肢) 근력의 저하도 있기 때문에 전도의 위험성이 올라간다. 사실, 전도 위험성 상승의 원인은 어릴 적부터 시작된다. 눈을 감고 한쪽 발을 들고 있는 시간(눈감고 외발서기 시간)은 40대부터 저하가 시작된다. 고령자는 전후의 균형도 좌우의 균형도 나빠진다.

전후 방향의 선 자세 균형 장해의 고령자는 움직이지 않고 가만히 있을 때 후방으로 쓰러지게 되는 것이 특징이다[1]. 이러한 고령자는 평소부터 앞으로 기울고 있는 자세를 취하고 있다. 앞으로 기운 자세를 취하면 발이 제대로 올라가지 않아서 종종 걸음처럼 발을 끌며 걸어가는 보행이 된다. 불안정한 자세 때문에 종종 걸음이 되는 일도 적지 않다.

이런 사람에게 노르딕 워킹의 폴을 사용하면 어떻게 될까.

보통 2개의 족저가 만드는 작은 도형 속의 중심이 노르딕 폴을 쥠으로써 넓은 4각형 안에 들어가게 되므로 안정이 된다. 노르딕 워킹에서는 2개의 폴을 가지고 팔을 앞으로 끌어내어 앞발과 같은 위치에 짚으면서 걷는다. 앞으로 내놓은 팔은 진행에 따라서 체간으로 끌어당긴다. 폴을 통해 지면을 짚은 동작의 반작용이 상체에 걸린다. 팔 전체에 아래로 부터의 힘이 걸리므로 어깨의 위치가 올라가고 자세가 좋아진다(그림 1). 상완에 위쪽으로 향하는 회전력이 걸리므로, 어깨와 상체가 뒤쪽 방향으로 밀리고 앞으로 기운 자세도 해소된다.

보행 시에는 발톱부터 발이 올라가게 되고 발끝을 걸려 넘어지는 일이 적어진다. 앞에서 봐도 뒤에서 봐도 보행 시에 발바닥이 잘 보이게 된다.

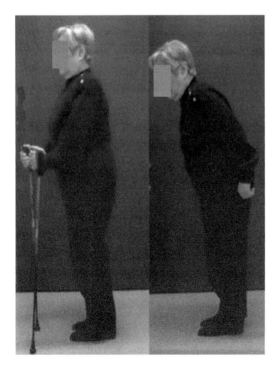

그림 1 자세의 개선

1 워킹 지도의 임상 예(1)

a 증례

K씨는 관상 동맥 우회술의 기왕이 있는 81세 남성이다.

보폭이 너무 짧고 발바닥이 땅에서 벗어나지 못하고 발을 끄는 듯한 종종 걸음의 걸음걸이였다. 연령에 상응하여 밸런스 기능도 저하되고 있었으며 눈감고 외발서기 시간은 오른발 15초, 왼발 5초로 분명하게 떨어지고 있었다. 더욱이 서 있는 자세 자체가 이미 앞으로 기운 자세가 되어 있었다.

보행을 시작해도 양손은 몸의 옆에 붙인채로 발바닥이 지면을 문지르는 듯한 종종 걸음이 되어 스피드의 조절도 못 했다.

b 지도 내용

노르딕 워킹용 폴을 쥠으로써 체간을 일으키고 앞으로 기운 자세를 교정할 수 있었다. 폴에 의해 서 있는 자세에서의 정적 균형이 개선되고 앞으로 기운 자세도 개선됐기 때문에 보행에 따른 발의 움직임도, 발가락이 제대로 올라간 뒤 다리를 차올리고, 마지막으로 발꿈치가 제대로 올라간 뒤 발끝으로 지면을 긁어내는 듯한 움직임이 다시 조금씩 되어갔다. 그리고 보폭이 넓어지면서 느린 속도로 걸을 수 있게 됐다.

퇴원 전에는 폴을 들지 않고도 체간을 곧게 펴서 안정되게 서 있는 자세를 유지하며 그 자세로 걸을 수 있게 됐다(그림 2).

3 좌우 방향의 균형 불량

인류의 조상이 이족보행을 시작했을 때부터 좌우의 발에 번갈아 중심을 이동하면서 걸을 필요가 생겼다. 그러나 유아나 고령자, 무릎이나 허리의 관절 장해가 있는 사람은 좌우의 중심 이동을 부드럽게 하지 못하고 신체를 크게 좌우로 흔들면서 걷는다.

65세 이상 되면 보폭이 좁고 양발을 벌리고 걷게 된다[2]. 보행 동작 자체가 늦어지면서 보행 속도가 노화와 함께 직선적으로 줄어들고[3] 성년의 20~40% 감소된다.

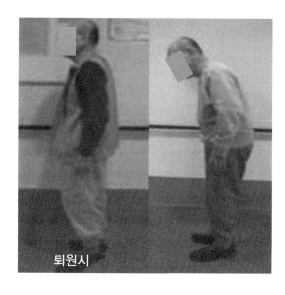

퇴원시

그림 2 증례 1

서 있는 자세를 취하게 되면, 다소 스탠스를 열고 앞으로 구부린 자세로 서서 발끝을 굴곡지게 하여 지면을 붙잡는 듯한 자세를 나타낸다. 좀처럼 발걸음을 내디딜 수 없고 내디딜 때도 지면을 문지르는 듯한 작은 스텝을 취한다. 리듬을 가진 보행의 이행이 어렵고 상지와의 협력 작용이 없다[4].

노르딕 폴을 2개 가짐으로써 이족보행부터 4족보행이 되므로 좌우 방향의 중심 동요가 억제될 뿐 아니라 좌우의 다리에 중심 이동도 쉽게 된다. 고령자에게는 불필요한 상하 운동도 억제된다. 게다가 4족에 되는 것으로 한쪽 발을 들어 올릴 때 균형이 안정 되서 큰 보폭으로 천천히 걸어갈 수 있게 된다. 앞에서 보면 발끝이 오르고 뒤에서 보면 발꿈치가 오르고 발끝에서 차 내게 되므로 보행시에 발바닥이 보이게 된다. 최종적으로 불필요한 동작이 감소함으로써 기분이 좋고 그리고 사뿐사뿐 걸을 수 있게 된다.

4 워킹 지도의 임상 예(2)

a 증례

M씨는 75세의 남성이다.

전후의 균형에 여유가 없어졌기 때문에 노인 특유의 구부정한 자세 자세였다. 보행에 따른 골반 움직임이 나쁘기 때문에 중심이 좌우 다리로의 이동이 잘 없고 신체를 좌우로 30cm가량 흔들며 천천히 걷고 있었다. 게다가 오른쪽 무릎의 굴곡 각도도 작아지고 있으며 특히 오른쪽 다리는 발바닥이 지면에서 거의 떨어지지 않고 발을 끌며 걷고 있었다.

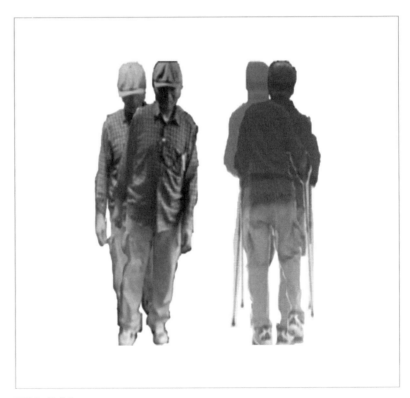

그림 3 증례 2

b 지도 내용

노르딕 폴을 들고 걸으면 좌우로 신체의 흔들기는 15 cm정도로까지 감소했다. 얼굴도 앞을 향하고 자세가 곧아서 중심도 발꿈치 방향으로 이동하여 안정되고 발의 출발점 역시 용이하게 되었기 때문에 발끝을 올리며 발을 내디디고 발뒤꿈치를 올려서 뒤쪽으로 내딛으며 걷는 것이 가능하게 되었다.

그림 3 왼쪽은 보통의 보행이다. 밑으로 보면서 좌우로 크게 몸을 흔들며 걷고 있다. 폴을 받자 그림 3 오른쪽처럼 새우등이 교정되며 좌우의 흔들기가 반으로 됐다.

[川内 基裕]

문 헌

1) Weiner WJ et al : Elderly inpatients ; postural reflex impairment. Neurology 34 : 945–947, 1984

2) Murray MP et al : Walking patterns in healthy old men. J Gerontol. 24 : 169–178, 1969

3) Imms FJ, Edholm OG : Studies of gait and mobidity in the elderly. Age Aging 10 : 147–156, 1981

4) 水野美邦, 小俣純子 : 歩行矢行. 神経進歩21 : 941–956, 1977

B-3 고관절 외 관절증에 대한 노르딕 워킹과 만곡 폴의 유용성

노르딕 워킹은 고령화 시대의 노화에 따른 보행 장애를 예방하는 운동 요법으로 의의가 있다. 도쿄도 노인 연구소의 조사 연구에서 노화에 인한 보행 장애는 양 다리 착상 시간에 연장과 고관절 신전 운동 기능 저하에 따른 것으로 나타났다(그림 1). 이 지식은 많은 문헌에서 승인되면서 본 장에서도 노화에 따른 보행 기능 장애를 하지 좌우 교대 운동의 장애로 규정하고 이 개선과 고관절 가동역의 확대를 위한 노르딕 워킹의 재활 훈련과 유용한 만곡 폴에 대해서 해설한다.

본서의 Ⅰ장 D-1에서 말한 것처럼 기립 이족 보행의 중심에는 기립한 체간의 기능이 있었다. 그리고 하지 교체 운동은 체간의 회선 운동을 쓰고 골반과 어깨의 역 회선운동이었다. 노르딕 워킹이 이 체간의 회선운동에 어떻게 기여하는지는 불명확하다. 이 현상으로부터 노르딕 워킹의 보행 모델을 제작하고 가설을 제시하며 실제로 걸어간 클라이언트의 테스트 데이터를 대조해서 고찰을 진행하는 방법으로 검증했다.

1 폴을 사용한 노르딕 워킹의 보행 모델에 대해서

Basic Biomechanics모델(Ⅰ-D-1의 그림 7, p24)에서 두부와 견갑 지대와 골반 지대가 각각 제7경추와 제1흉추부 제5요추와 선추부 양 족부에서 회선 운동을 하고 걷는 모델을 설명한다.

노르딕 워킹은 양쪽에 폴을 가지고 양팔로 균형을 잡으며 다리의 교체 운동의 균형을 잡는 걷기 운동이다. 양손과 양발의 운동 균형 조절은 견갑 지대로 골반 지대 사이를 연결하는 체간 중앙부에서 조절된 모델을 생각했다.

견갑 지대의 회선운동계 시스템과 골반 지대의 회선운동계 시스템의 균형을 어깨에서는 폴의 착지점, 하지에서는 족부의 착지점의 각각 중앙부의 교차점에 체간의 회선 중심점이 있다고 가정하고 가상의 중심점을 그림으로 그렸다. 착지하고 있는 폴과 다리의 교차점에 이동으로부터 실제의 중심 이동을 상정한 모델이다.

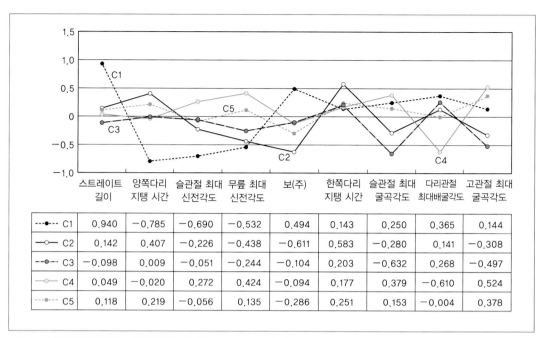

		스트레이트 길이	양쪽다리 지탱 시간	슬관절 최대 신전각도	무릎 최대 신전각도	보(주)	한쪽다리 지탱 시간	슬관절 최대 굴곡각도	다리관절 최대배굴각도	고관절 최대 굴곡각도
●•••	C1	0.940	−0.785	−0.690	−0.532	0.494	0.143	0.250	0.365	0.144
○—	C2	0.142	0.407	−0.226	−0.438	−0.611	0.583	−0.280	0.141	−0.308
●•••	C3	−0.098	0.009	−0.051	−0.244	−0.104	0.203	−0.632	0.268	−0.497
○—	C4	0.049	−0.020	0.272	0.424	−0.094	0.177	0.379	−0.610	0.524
○•••	C5	0.118	0.219	−0.056	0.135	−0.286	0.251	0.153	−0.004	0.378

그림 1 **고령에 인한 보행 기능 저하의 원인의 검토(西澤　哲, 2002를 수정)**
도쿄도 노인 연구소에서 1986년부터 10년간 562명의 고령자를 추적 조사한 결과 보행 속도의 저하가 65세 이후 진행하는 것이 밝혀졌다. 고령에 의한 보행 속도 저하의 원인은 양각 지지 시간이 연장되는 데에 있었다. 하지에 교대 시간 연장은 보폭이 좁아지는 것과 연관하고 한 걸음의 보폭이 저하하는 원인은 고관절의 신전 운동 가동 역의 저하가 연관되고 있었다.

그림 2는 좌우 상지의 폴이 바닥에 짚는 중앙의 힘 조절점과 좌우의 발이 착상하고 중앙의 힘 조절 점이 교차한 위치에 좌우 손과 좌우 발의 힘 조절점이 투영되고 있다고 하는 가상의 중심 위치를 그린 작도이다. 이 작도에서는 발과 손이 진행 방향으로 같은 위치에 있을 때, 중심은 손과 발의 중앙이 되어 좌우 이동 없이 걷는 노르딕 워킹에 될 것으로 추측된다.

그림 3은 보폭 45cm로 착상하는 발과 반대 측의 폴을 짚은 손의 위치가 15cm 전방에 짚었을 때의 그림이다. 전방에 짚은 손 쪽으로 가상 중심이 이동하게 된다.

양손과 양발이 만든 직사각형이 일그러지게 변형되어 손의 중앙과 하지의 중앙이 교차하는 부위의 그림은 오른쪽으로 조금 변위한다. 다음 단계에서는 거꾸로 왼쪽에 변위 한다. 이처럼 15cm 전방에 폴을 짚을 때 좌우의 손과 좌우 발의 힘 조절점이 투영되는 가상 중심 위치는 좌우로 이동하면서 걷게 될 것으로 예측된다.

이런 작도에서 추측하는 방법은 걸음걸이나 걷는 속도에 따라서도 다르므로 참고 그림이지만, 이에 따르면 전방에 폴을 짚으면 짚을수록 중심의 좌우 이동이 큰 것으로 예측된다. 여기에서 체간의 정중위를 유지하고 척주의 연직위를 유지하면 이 좌우 이동을 제한하는 상지 운동이 견갑지대에 축적되며 강력한 회선 운동력을 골반에 생기게 한다고 추측된다.

그러므로 폴의 길이는 긴 것이 유효하고 체간이 앞으로 기우는 것을 막으면서 걸을 때에 강력한 골반 운동과 하지 흔들기와 고관절의 신장 운동을 만드는 것으로 생각된다.

그리고 좌우 이동을 제동할 때 보행이 쾌적하다. 보폭도 크게 못하고 고관절 구축이 있고 빨리 걸어가면 좌우에 체중이 흔들리고 균형을 잃을 위험이 있는 사람은 만곡이 있는 폴이 유효하다고 추측됐다.

208

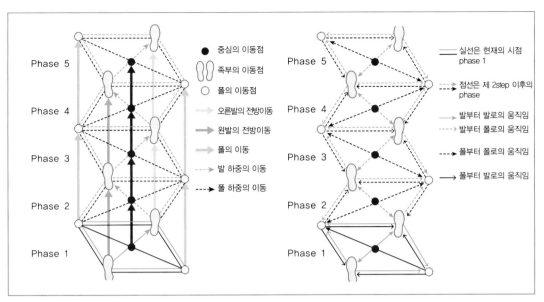

그림 2 **중심 이동 모델**
　　a : 가상 중심 위치의 변화
　　b : 폴과 다리의 요동 운동과 가상 중심 위치의 변화

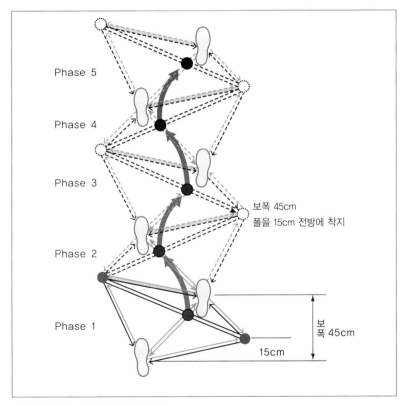

그림 3 **폴 사용 시 가상 중심 위치의 변화**

2 스트레이트 폴과 만곡 폴의 비교 시험

이런 시뮬레이션에서 고관절 굴곡 구축이 있고 보폭을 짧게 걷는 장애가 강한 고관절증이 있는 환자에게 노르딕 폴의 적합성을 조사하는 목적으로 스트레이트 폴과 만곡 폴의 사용감 및 걷는 속도와 보폭의 테스트를 하기 위해서 테스트 배터리를 만들고 임상 검사를 했다.

환자의 양해를 얻어 환자에게 유용한 혹은 환자가 쓰겠다고 희망하는 폴을 사용한 시험이었다. 대체로 만곡 폴을 선택한 환자가 많았고 대부분은 신장이 늘어나는 경향을 나타냈다.

장애는 사람마다 각각 많은 요인이 관여되므로 신중한 검토가 필요하다. 그러나 노르딕 워킹이 밝혔던 "자세를 바로잡고 걷는 운동"이 중요하다고 여겨졌다. 노르딕 워킹의 효용은 기초적인 보행 해석의 관점에서도 연구되어야 할 과제를 제공했다고 할 수 있다.

3 만곡 폴 "YANO-type Smart Pole"

구개 형성 부전증 등의 고관절의 외측 제동 기능 장애에서 생기는 고관절증 환자는 양쪽의 폴을 사용한 노르딕 워킹이나 재활 워크가 효과적이며 증상이 강한 환자에게는 바깥쪽으로 만곡한 YANO-type Smart Pole이 유용하다. Smart Pole는 별명이 universal pole으로, 치료에 쓸 수 있을 뿐만 아니라 보행 생활을 Enjoy할 때도 사용할 수 있고 피곤할 때나 아플 때는 양쪽 지팡이로써, 본래의 지팡이로 사용할 수 있어 따온 명칭이다. 이런 종류의 폴 워킹은 비장애인이 장시간 멀리까지 노면의 요철을 신경 쓰지 않고 걸을 수 있는 기능이 있어 웰빙에 있어서도 유용하다.

4 노르딕 워킹과 고관절증의 보존적 치료

고관절의 기능 장애에는 구개 형성 부전에 의한 관절 기능 장애가 있다. 고관절증을 일으킨 환자가 주변 증상으로서 관절 기능 장애도 올바르게 치료되지만 고관절증은 일으키지 않았지만 기능 장애가 있으며 이를 온몸으로 대상(代償)하고 있는 환자는 고관절증의 주변 증상은 자주 오진되어 다른 질환으로 치료하는 경우가 많다.

고관절 구개의 기능 장애는 고관절 전방에서 외측 방향으로 발달하고 있는 구개 밖 위 가장자리의 형성 부전과 고통이다. 이 부위에는 고관절 탈구를 예방하기 위해서 관절순이 위치하고 있다. 무릎 반월판 장애처럼 고관절 탈구를 유발할 만한 이상한 힘이 가해지면 탈구는 일어나지 않지만 관절순을 다치는 일이 종종 일어난다. 관절순을 다쳐도 대부분 일정한 시간을 안정시키면 통상의 사용이 가능하게 되는 정도로 개선되나 통증이 강할 때는 반복 손상과 연골이 경화하고 변형력이 집중하며 관절순을 지탱하는 뼈의 장애를 일으키고 고관절증이 진행한다.

이렇게 되면 고관절 구개 가장자리와 관절순, 뼈에 체중을 실지 않도록 보행하는 것이 되어, 다친 고관절 기능을 골반이나 요추, 상부체간이 대상한다. 골반 및 체간이 하는 대상운동은 골반의 앞으로 기운 운동과 체간의 앞으로 기운 운동이다. 골반의 앞으로 기운 자세 운동은 요추의 만곡이 강해지고 보행함으로써 요추추간관절 장애나 요추분리증, 요추미끄럼증(그림 4) 등의 요추불안정증을 일으킨다.

이러한 요추 장애를 회피하기 위해서는 요추의 과잉 만곡을 없애고 척추 전체를 앞쪽으로 기운 자세로 걷게 된다. 이때 경추부 만을 세워서 운동하는 것이, 경추 미끄럼증(그림 5)과 경추증 관련 척추증성 척수 신경근 병증이나 사각근증후군, 대소의 후두 신경 장애 때에는 추골 동맥 장애 등에 기인하는 현기증이나 두통까지 일으키게 된다.

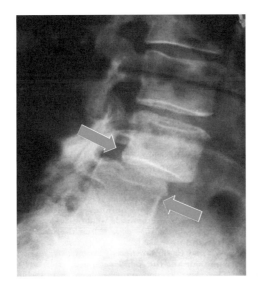

그림 4 고관절증에서 발병한 요추 미끄럼증

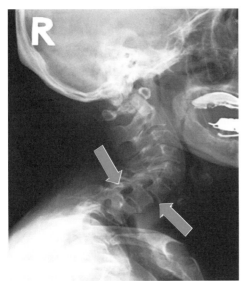

그림 5 고관절증에서 발병한 경추 미끄럼증

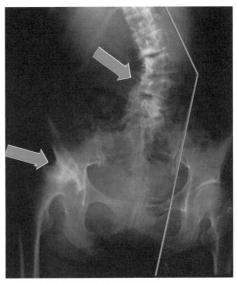

그림 6 고관절증에서 발병한 요추 측만증

만성적으로 생기는 척추동요성관절증이나 운동기불안증은 상부 체간 및 경추경부의 이상한 근긴장이 항진하고 미주 신경 장애나 피로가 진행되면서 각종 만성 질환을 유발하는 원인이 된다.

좌우 이동 장애가 강한 구개 형성 부전증이나 편측의 변형성 고관절증이 존재하고 그 대상성 척추 운동 기능이 진행하면 종종 고도의 측만증(그림 6)이 발생한다.

이런 척수 장애는 통상 측만증과 다르게 고도의 요추 기원의 측만증이며 대부분은 흉추에서 역 방향의 측만증이 생긴다.

이처럼 고관절 기능의 좌우 차이는 사행성 척추증의 장애를 발생시킨다. 그리고 견갑 지대―상지 계의 긴장이 심해지면 견관절 주위 염증을 발병시키고 상부 체간부터 경부 전체의 피로와 긴장이 심해진다.

중·고령기의 많은 여성이 고민하는 원인 불명한 고혈압증과 두통과 어깨 팔의 장애는 구개 형성 부전증에 기인하는 지속성의 이상 근긴장이 원인이 되는 경우가 많다. 고관절증이나 구개 형성 부전증은 만성적인 자율 신경 장애를 일으키는 원인이 되고 있지만 상당수는 현재의 의료 세계에선 인지되지 않았다.

한편 구개 형성 부전증을 하지가 대상(代償)할 때는 무릎 관절을 굴곡 시키고 걸으면 대퇴 골두가 고관절 구개의 후방에 수납되는 방법으로 고관절 장애와의 정합성을 취하게 된다. 이 무릎에서 하는 대상성 운동은 착상기와 기상기에, 고관절 구개 부리와 관절순의 망가진 고관절 전 외측부에 하중을 부과하지 못하게 하는 운동 양식이다. 무릎 관절이 굴곡위(屈曲位)에서 착상이나 이상(離床)이이의 하중의 충격에 대응함으로써 2개의 무릎 관절 장애를 일으킨다. 1번째는 슬개 대퇴 관절의 연골증을 일으키면서 2번째는 느슨해진 무릎 관절의 동요성 관절증이다. 무릎 관절 굴곡위는 무릎에 느슨함이 생기므로 뼈 관절증을 일으키지 않는 무릎 관절 주위의 인대와 무릎 연골, 무릎 반월판의 장애 등을 일으키는 원인이 된다. 심각한 경우는 좌우 동요성 무릎 관절증에서 심각한 골증을 일으키고 O다리 장애가 발생한다(그림 7). 원인 불명의 무릎 관절 주위염증이라고도 하는 무릎 통증의 대부분은 구개 형성 부전증에 기인하는 무릎 관절의 연부 지지 조직과 힘줄 뼈 부착부위(enthesis) 의 장애에서 골다공증이나 지나친 운동으로 발생한다고 생각된다.

구개 형성 부전증은 종종 골반 및 체간이 앞으로 기운 자세를 만들어 내는 것부터 발의 전족부의 하중 장애를 일으킨다. 더욱이 지나친 무릎 굴곡 위에서 하는 착상이나 이상 운동은 하중 장애가 심각하고 종종 다리의 아치 구조를 손상하고 평발, 무지 외반증(그림 8)을 일으킨 다리가 보행 기능 장애를 일으키는 원인이 된다.

이처럼 구개 형성 부전증이 있을 때는 고관절 통증 등 고관절증의 뚜렷한 증상이 없어도 고관절 기능 장애에서 발병한 뼈, 관절 장애의 주변 증상이 전신에 이른다. 고관절증은 물론 이런 만성 장애나 보행 장애가 있을 때 양쪽에 폴을 가지고 걷는 노르딕 워킹, 특히 YANO-type Smart Pole을 사용한 노르딕 워킹은 전신의 근긴장을 개선하는 일부터 위독한 이차 장애 발생을 예방할 수 있다.

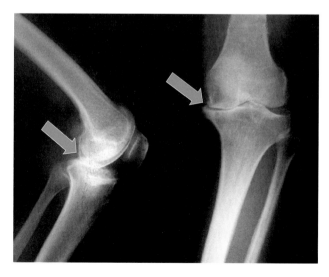

그림 7 고관절증에서 발병한 무릎 관절증 : O다리 변형

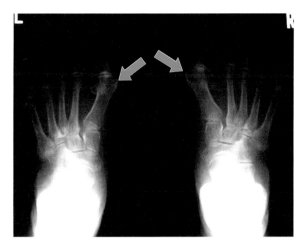

그림 8　고관절증에서 발병한 무지 외반증

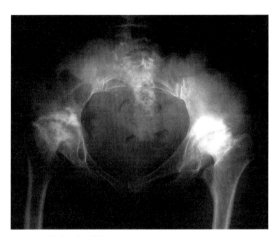
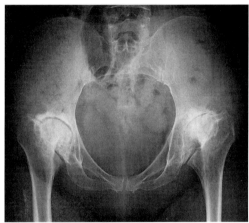

그림 9　9증례 1의 X선상
　　　　a : 2002년 b:2012년

　양쪽 폴을 사용한 워킹을 10년 간 지속해서 고관절증이 현저히 개선된 증례를 나타낸다. 노르딕 · 워킹과 자기 관리의 보존적 치료로 보행 기능의 개선뿐 아니라 뼈, 관절증이 개선됐다(그림 9). 이 증례는 이 같은 체중의 좌우 이동의 조절 운동을 VAST(Visual Analogue Scale of Time Course)을 쓰고 노르딕 워킹으로 자기관리가 되고 개선된 것이다(그림 10).

　다음으로 고관절증의 보존적 치료법에 힌트를 얻은 기념할 만한 증례를 나타낸다(그림 11). 전에 다녀온 저자들이 개발한 인공 뼈(하이드록시 아파타이트)를 사용하고 새로운 진행기 고관절증 환자가 관골구 회전 골절 술(rotational acetabular osteotomy：RAO)을 행했다[8]. RAO는 고관절 하중 얼라인먼트를 근본적으로 바꾸는 수술에서 고관절 구개을 골반에서 떼어 다시 대퇴 골두를 가리는 위치로 이동시키고 골두의 피복율을 개선하고 Containment을 회복하는 수술이다.

　이 수술을 했는데도 수술 후 3년 경과 해도 대퇴 골두의 손상 상태가 개선되지 않아 뼈 · 관절증의 통증이 지속됐다. 이 환자가 수술 후 10년 째부터는 불행하게도 중증 근 무력증으로 이환했다. 중증 근 무력증은 신경 전달 물질 부족으로 생기는 병이어서 근긴장이 지속될 수 없는 질병이다.

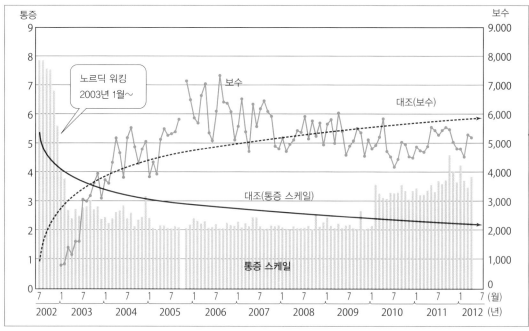

그림 10 증례 1의 노르딕 · 워크의 자기 관리

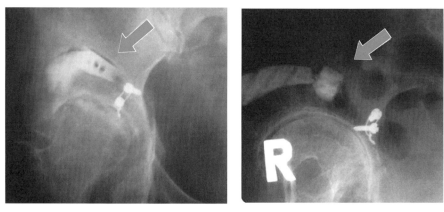

그림 11 **증례 2의 X선상**
a:수술 후 3년째. 대퇴 골두의 피복이 개선되지 않고 아픔과 통증이 지속됐다.
b:수술 후 16년째. 뼈 · 관절 장애는 정상으로 돌아왔다.

그 때문에 근긴장의 지속을 할 수 없는 환경에 빠졌다. 그 결과 근긴장성의 통증이 경감하고 수술 후 16년 째의 현재는 정상적인 고관절에 뼈 · 관절의 구조도 포함하여 회복됐다. 뼈 · 관절증은 아픔과 통증에 대한 비정상적인 지속성 근긴장에서 해방되면 보행 기능이 개선될 뿐만 아니라, 고관절의 뼈 · 관절의 구조까지 개선함을 보였다. 위독한 고관절증이 있어도 통증을 자기 관리하고 통증과 고통이 나쁜 비정상적인 근긴장을 풀어 주면 진행기 고관절증이라도 개선되고 보존적 치료 전략을 그리게 되었다.

이런 소견이 겹겹이 쌓여서 환자에게 배운 것은 고관절증과 고관절증에 기인하는 많은 뼈 ·

관절증 환자들은 중력 환경에서 개방되어 약한 중력 환경의 생활 훈련을 도입하자 많은 환자가 자신의 증상 개선과 치료에 주체적으로 참여할 수 있다는 것을 알았다.

● ● ● ●

노르딕 워킹은 하지의 좌우 교대 동작 시점에 근긴장을 개방하는 유력한 수단이며 균형 개선하기로 편안하고 근과 뼈 관절 장애를 개방하는 수단이다.

현재로서는 어렵다고 한다. 고관절 등 중증의 뼈 · 관절증도 자신이 관리하고 약한 중력 환경의 훈련에 의해서 개선되는 시대의 도래를 바란다.

[矢野　英雄]

문 헌

1) Hinsey JC et al : The role Hypothalamus and mesencephalon in locomotion. Trch Neurol Phychait 23 : 1-43, 1930

2) 矢野英雄：コンピュータ歩行解析 整形外科領域における臨床検査法の進歩と意義. 整形外科28(増刊)：732-745, 1977

3) Inman VT : The pattern of muscular activity in the lower extremity during walking. p25-33, Ser. ¥ ±, Tech. Rept., Univ. California, 1953

4) Inman VT : Human Walking. J Bone Joint Surg 29 : 607-622, 1947

5) 矢野英雄：電気角度計を用いた歩行中の屈伸運動の解析, 東京大学学位論文(医学系), 1994

6) 矢野英雄：歩行障害と歩行解析 Ⅲ最近の話題. 関節外科21(増刊)：8-141, 2002

7) 木村忠直：ヒトの歩行に関する骨格筋の加齢変化―足の構造と歩行障害および筋線維型の観点から. 人間科学善処研究報告書シリーズⅠ 木村賛(編著), 歩行の進化と老化, てらぺいあ, 東京, p161-178, 2002

8) Hinman JE et al : Age-related changes in speed of Walking Med Sci Sport Exer 20 : 161-166, 1988

9) 西澤 哲：高齢者における通常歩行の運動学的特徴とその加齢変化. バイオメカニズム15：131-140, 東京大学出版会

10) 矢野英雄：股関節全置換術患者の歩行解析. 整外Mook7：206-223, 1979

11) Shik M, Orlovskii GN : Neurophysiology of locomotion mechanism. Physiol Rev 56 : 465-501, 1976

12) Grillner S : Locomotion in vertebrate ; central mechanism and reflex interaction. Physiological Review 55 : 247-304, 1969

13) Joseph E LeDoux：エモーショナル・ブレイン―情動の脳科学, 松本元・川村光毅 (訳), 東京大学出版会,2003

14) Thomas WM：アナトミー・トレイン, 松下松雄 (訳), 医学書院, 東京, p115, 2009

15) 伊藤文雄：筋感覚研究の覧開, 洞合敬介(編著), 協同医書出版社, 東京, p227, 2005

16) Yano H : Modified rotational acetabular osteotomy (RAO) for advanced osteoarthritis of the hip Joint in the middle-aged person. Archives of Orthopaedic and Trauma Surgery, 109, Springer-Verlag, p121-125, 1990

B-4 만곡 폴의 노르딕 워킹 효과

1 보행 운동 조사와 와이어레스식 족저압 계측화에 의한 운동 기능 계측

a 대상

86세 여성.

- 병명 : 양측 변형성슬관절증, 흉부요추측만증, 구개형성부전증, 골다공증
- 신장 : 145cm (20세 당시 161cm였던 신장은 16cm 단축)
- 체중 : 48kg (±2kg, 20세경 52kg), BMI 22.8
- 스포츠력 : 중고등학교 시절(육상, 높이뛰기 선수), 40~50대(골프)
- 기왕력 : 10세 때 편도선수술, 38세 때 고혈압증, 양측 무릎관절통, 70세 때 뇌경색(후유증 없음)
- 치료력 : 고혈압증에 대해, 50세 때부터 전문시설에 통원 치료, 55세 때 우측 슬관절통으로 인해 정좌가 되지 않게 되었으며, 대학 병원 정형외과에서 치료. 측만증이 고도로 진행하여 신장 16cm 단축, 좌측 슬관절야간통 지속, 82세 부터 한쪽 지팡이에 의한 보행 생활이 됨

b 조사시 주된 증상과 임상 소견

- 주된 증상 : 보행 장애, 요통, 좌우슬관절통, 고관절통, 경추·어깨결림, 양측 무지외반증 등
- X선 소견 : 구합형성부전증(왼쪽 CE 각 15°, 우측 구합골두부정합의 늘어짐, 척추대상성측만, 좌우동요성개관절증

c 폴 워킹 테스트의 실시와 계측

스트레이트 폴을 사용하여, 낙상 하지 않도록 안전하게 걷는 폴 보행을 지도했다. 계측 ①은, 보행 평가 포맷(표1)에 따라서, 만곡 3cm, 5cm, 6cm의 폴을 사용하여, 10m 보행로를 걸어서 노르딕·워크를 평가하며, 보행 전후의 신장과 보행 속도, 보폭의 변화에 대해 조사했다.

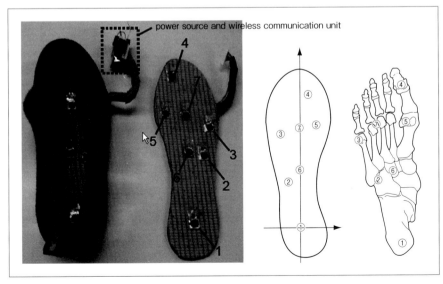

그림 1 와이어레스식 족저압 계측화 디바이스

계측 ②는, 이동이 가능한 새로운 간이형 구두식 족저압 계측 장치(그림 1)와 자세 계측 장치를 사용하여, 노르딕 · 워크 전후(개입전, 개입후)의 정지해서 선 자세의 중심 동요와 족저부의 하중을 계측하였다(그림 2).

표1 **노르딕 워크 보행조사표**

No.280 조사표	입원 : XXXX년 X월 XX				검사일 : XXXX년 X월 XX									기입자
피험자 성명	X선 (2…2)	86 세	양측변형성슬관절증, 흉부요추측만증, 구개형성부전증, 골다공증											
조사항목 테스트 평가항목	신장 N/cm	기능적 다리 길이차		해부적 다리 길이차		맥박 N/60초	혈압 mmHg	VAS N/10	사용 감상 우5, 양3 가1, 불가–2	관측자 감상 우5, 양3 가1, 불가–2	10m 보행속도		HH cm	폴폭	
		R	L	R	L						1회째	2회째		우	좌
사전/우T장	144.2					72	146/88	3	1	1	19.01	25		0	15	
제1회 TD								3	3	3	19.15	22		0	10	15
제1회 T3								3	3	3	16.22	21		0	10	15
제3회 T5								3	3	3	14.98	20		0	10	15
제4회 T6								3	3	3	15.67	21		0	10	15
제5회 T5 좌+0.1 우0								2	5	3	14.99	21		0	15	15
제6회 T5 좌+2.0 우0								2	5	3	13.89	20		0	15	15
제 7회 우T장								2	5	3	14.55	22		0		
평가 T5	148.0					75	140/85									
X–P Rt.=Lt. △○ 종합평가	TD 우 93 우0 좌 95 좌+2					• 제 1회 T0 후 : 보폭이 넓어졌다. 스피드가 빨라졌다. • 제 2회 T3 후 : 이전이 좋다고 느꼈다 • 제 3회 T5 후 : 이것이 좋다. • 제 4회 T6 후 : 모르겠다. • 제 5회 T5 우0 좌+1 후 : 딱이다. • 제 6회 T5 우0 좌+2 후 : 매우 쓰기 쉽고, 걷기 쉽고, 등이 펴지는 느낌이 났다. • 제 7회 우 T 지팡이 후 : 보폭이 좁아진 듯한 느낌이 났다. [의사의 소견] T5의 만곡이 딱 맞았다. 오른쪽 어깨가 떨어지는 걸음걸이였기 때문에, T5에서 1 cm, 2 cm 길게 해서 테스트한 결과, 놀랄 정도로 편하게 오른쪽 어깨가 떨어지지 않고 걸을 수 있게 되었다. 이 결과 신장이 약 4 cm 늘어나, 고도로 흉부 요추의 측만증이 개선되었다고 생각되어진다. 적절한 폴 워킹을 행한다면 척추의 이상한 근긴장이 개선되며, 이것이 의자로부터의 서고 앉음을 용의하게 할 것이라고 생각된다. 흉부 요추의 측만증은 이상한 근긴장에 의한 것으로써, 뼈가 골성으로 굳어졌던 것은 아니라는 것을 알았다. 향후, 폴 워킹의 트레이닝에 의해 자세의 개선과 척추 기능의 향상에 힘쓸 수 있도록 지도하였다.														

2 결과

a 보행 조사표(보행 평가 포맷 : 표 1)의 결과

① 만곡 5cm, 왼쪽 +2cm의 좌우차이를 둔 폴을 사용했을 때 가장 빠르고, 넓은 보폭으로 걸었으며, 보행 능률이 높았다. 동시에, 환자의 감상도 가장 좋았다

② 10m 보행 속도는 19.0초에서 13.9초로 향상했다

③ 단축하고 있었던 신장이 약 4cm (144.2cm → 148.0cm) 회복했다

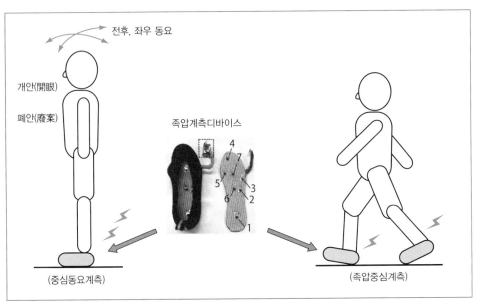

그림 2 **계측 방법**

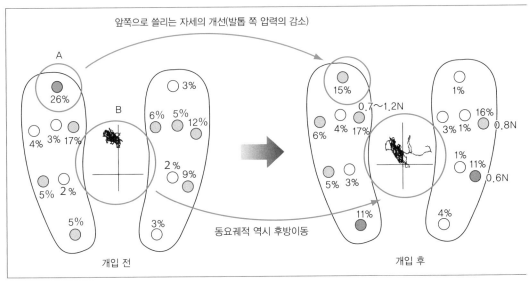

그림 3 **계측결과 : 정지해서 선 상태**

b 와이어레스식 간이형 구두식 족저압 계측 장치의 상반력 계측의 결과와 중심 동요

정지입위시(지팡이 없음, 개안)의 중심 동요의 계측 결과를 나타낸다. 그림 3 왼쪽은 폴 보행 전, 같은 그림 오른쪽은 폴 보행 후로써, 보행 전에는 왼쪽 발끝의 압력(기호 A)은 26%(전 하중의 26%가 왼쪽 발끝에 가해지는 상태)였으나, 폴 보행 후는 15%로 저하 했다. 이것은, 노르딕 · 워킹으로써 전의 자세가 개선 된 결과이다.

● ● ●

합형성부전증으로부터 척추 측만과 변형, 그 외 양측 슬관절증이 생겨 보행 곤란이 되고 있었던 고령의 보행 장애자가 만곡 5cm, 좌우차이 2cm의 폴을 사용하여 걸음으로써 자세와 쾌적한 보행으로 회복했다. 보행 기능 회복의 재활 도구로써 노르딕 · 워크가 유용하다는 것을 설명한 예이다.

노화에 의해 보행 기능의 저하가 일어난 사람에게는, 적정한 만곡과 길이의 폴을 사용한 노르딕 · 워크는 향후 의료와 스포츠 그리고 레져에서 폭 넓게 이용될 것 같다.

또한 지팡이와는 달랐던 노르딕 · 워크의 효용에 관하여는 마땅히 연구 되어야만 할 것 같다. 안전한 노르딕 · 워크라는 평가가 가장 중요하며, 여기에 소개하였다. 이동이 편리한 와이어레스식 간이형 구두식 족저압 계측 장치 등이 이 방면의 연구에 유용하다.

[太田 裕治, 橘田 泉]

C 해보자. 눈 위에서의 워킹

남북이 긴 일본에서는, 겨울철이 되면 적설이 덮쳐, 평범한 워킹이나 노르딕 · 워크가 되지 않는 지역이 있다. 하지만, 겨울철에도, "마음"과 "몸"을 건전하게 지니기 위해서는, 실외로 나가 "몸"을 정기적으로 움직이는 것이 바람직하다. 또한, 눈이 끝나지 않는 지역의 사람이라도, 언제나 노르딕 · 워크를 실천하고 있는 사람이라면 즉시 배울 수 있기 때문에, 기분 전환으로 새하얀 눈 속을 걷는 것을 추천하고 싶다.

설경 안에서 동물의 발자국을 발견하고 나뭇가지에 붙은 작은 새싹을 관찰하며, 설산 특유의 정취를 느낄 수 있는 것은, 눈 위에서의 워킹 만의 묘미라고 할 수 있다.

1 눈 위에서의 워킹이라는 것은?

눈 위에서의 워킹이라는 것은 눈이 쌓인 곳을 걷는 것을 말한다. 발이 눈에 파묻혀 걸을 수 없기 때문에 고안된 것이 일본의 "와칸지키(설피)", 유럽의 "스노우 슈"이다.

"와칸지키"는, 대나무나 나무로 둥근 테두리를 만들어, 끈을 통해 그곳에 신발의 밑창을 놓는다. 신발은 고무로 만든 장화나 뒤꿈치까지 방수 처리가 된 장화가 적당하다. 끈으로 확실하게 묶어 걷기 때문에, 도중에 느슨해지지 않도록 제법 꽉 묶어 둔다.

"스노우 슈"(그림 1)는, 수 년 전부터 수입되고 있다. "와칸지키"보다도 크고, 프레임은 알루미늄제 등의 파이프를 사용하고 있다. 또한 스노우 슈의 바닥 부분에는 플라스틱으로 된 덮개가 있어 눈에 닿이는 면을 크게 하여 이용자가 무거운 화물을 등에 짊어지더라도 눈에 가라 앉지 않는다. 신발의 고정은 간단하다. 그리고 스노우 슈의 발가락 끝부분에는 설면을 붙잡을 수 있는 갈고리가 있어, 이 부분에 신발의 발끝이 오도록 하여, 발끝이 차낼 수 있도록 도울 수 있다. 스톡은 깊은 눈에서는 테두리가 큰 것을 사용하여, 신체의 밸런스를 취하거나, 걷는 추진력을 보조하거나 한다.

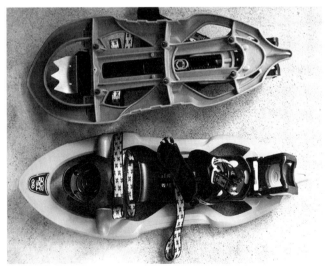

그림 1 스노우 슈

2 걷는 스키라는 것은?

눈이 깊은 북부에서는 오래 전부터 활발히 행해지고 있었던 것으로, 이동용의 스키 도구를 사용하여 걷는 것을 말한다. 2개의 판자는 합쳐서 1kg으로 경량이다. 비교적으로 폭이 좁기 때문에 불안정 하지만, 익숙해지면 쉽게 할 수 있도록 된다. 슈즈의 발끝 부분에는 스키에 고정할 수 있는 장치가 붙어 있다(그림 2).

이 걷는 스키용의 판자는, 질주면을 아래로 하여 바닥에 놓으면, 판자의 중앙 부분을 정점으로 하여 위로 만곡하고 있다. 이것을 벤트 아치라고 부른다. 이 아치 부분의 뒷면에는, 뒤쪽으로 미끄러지지 않도록 왁스를 바르는 왁스 타입의 스키 판자와, 비늘 모양이 새겨진 왁스 리스 타입의 스키 판자의 2종류가 있다. 초보자에게 있어서는 왁스 리스 타입이 편하다*.

어느 쪽이든 한쪽 발로 꽉 밟아 누르고 있으면, 아치 부분이 설면에 밀착하여 후방으로 미끌림을 막아주는 저항이 생겨, 후방으로 밀리기 어렵게 된다. 또한 2개의 스키 판자에 양발로 타면 벤트의 복원력이 생겨 아치 부분이 설면으로부터 약간 떠올라 저항이 작아져서 전방으로 밀리기 쉽게 된다.

이러한 밀림 방지가 있다고 말하더라도, 발을 강하게 차면 스키가 뒤로 밀려, 앞으로 나아가는 것이 상당히 어렵다. 그래서, 스톡을 들어 팔을 펴는 힘으로 추진력을 얻을 필요가 생긴다. 이 때문에, 걷는 스키는, 수영과 마찬가지로 "팔과 다리를 사용한 전신운동"이라고 불리고 있다(그림 3).

스톡은, 정지된 곳에서는 원형의 테두리가 넓을 필요는 없지만 부정지(不整地)의 자연 속을 걸을 때는 원형의 테두리가 넓지 않으면 쓰기 힘들어 진다.

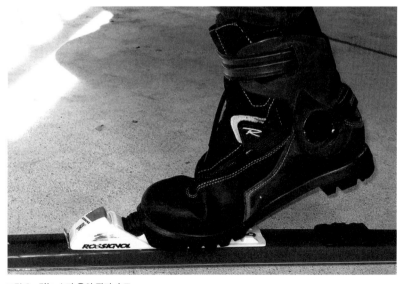

그림 2 **걷는 스키 용의 판과 슈즈**

* 경기용의 디스턴스·스키의 뒷면은, 코스에 맞추어 왁스를 발라 사용한다. 경사면, 눈의 온도 등에 따라 왁스가 바뀌기 때문에, 숙련을 요하므로, 일반인은 스텝이 있는 쪽이 사용하기 편하다.

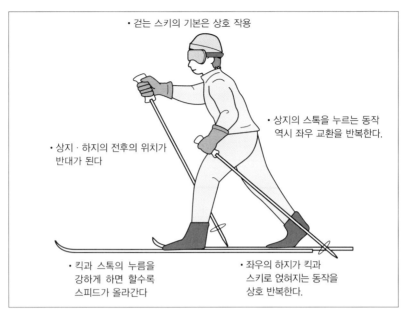

• 걷는 스키의 기본은 상호 작용

• 상지의 스톡을 누르는 동작 역시 좌우 교환을 반복한다.

• 상지·하지의 전후의 위치가 반대가 된다

• 킥과 스톡의 누름을 강하게 하면 할수록 스피드가 올라간다

• 좌우의 하지가 킥과 스키로 얹혀지는 동작을 상호 반복한다.

그림 3 스키로 걷는 것은 전신운동이 된다

3 눈 위 워킹의 운동 강도

눈 위에서 워킹 중의 운동 강도를 METs로 나타내면, 크로스 컨트리 스키(걷는 스키)로 천천히 나아갈 때(시속 약 4km)는 7.0METs이다. 스피드를 올림에 따라 높아지지만, 약간 빠르기 (시속 6.5~8.0km)에서는 8.0METs, 빠르기(8~13km)에서는 14METs까지도 된다. 특히, 경기 중에는 14METs까지 된다.

한편, 스노우 슈를 신고 걸을 때는 8METs라고 보고되고 있다. 와칸지키에 대한 보고는 없지 만, 운동 양식으로부터 추측하면 스노우 슈와 같은 정도라고 생각된다. 7~8METs는, 통상의 워 킹에서는, 시속 8km에 상당하기 때문에, 등산이나 계단 오르기의 운동 강도에 상당한다.

실제로, 와칸지키를 신고 설산을 워킹했을 때의 심박수를 측정했다[1]. 대상자는, 40대의 여성, 50대의 남성, 60대의 남성이였다. 걷기 시작하여 60분 쯤까지의 전반은 올라가는 루트였으며, 그 이후의 후반은 내려오는 루트였다. 전반은, 각각 자신의 페이스로 걸었기 때문에 스피드가 달랐지만, 후반은 3명이 같은 페이스로 걸었다.

운동 강도로써 알기 쉽도록, 실측치가 아닌 연령으로부터 추정되는 최고 심박수에 대한 비율 로 평가한 결과 올라갈 때의 평균 심박수는 40대 여성에서 73.6%, 50대 남성에서 71.9%, 60대 남성에서 71.7%로, 각각에 있어서 거의 같은 정도의 운동 강도였다. 내려갈 때의 평균 심박수는 40대 여성에서 68.4%, 50대 남성에서 69.4%, 60대 남성에서 67.9%로, 올라갈 때와 같이 3 명 에서 차이를 거의 볼 수 없었다[1].

이처럼, 와칸지키를 신고 워킹을 할 때는, 최고 심박수의 70%에 상당하는 심박수가 되는 것이다.

4 눈 위의 워킹은 전신 운동

눈 위를 걷는 것은, 조깅이나 워킹과 달라서, 상지의 근육군을 쓰기 때문에, 전신 운동이 된다.

또한, 스톡을 양손에 듦으로써 하지 관절의 부담을 경감한다. 특히, 양손에 스톡을 들고 큰 걸음으로 걷는 것은, 신체의 좌우 비틀림을 일으키며, 보통 그다지 쓰지 않는, 소위 "이너 머슬"을 단련하는 것이 된다.

1) 유산소운동일 것

눈 위의 워킹, 걷는 스피드는, 폴을 사용하여 걷는 유산소 운동이다. 유산소 운동은 심박수가 100 ~ 120박/분 정도의 중등도의 운동이기 때문에, 무리를 하지 않으면 비교적 긴 시간 운동을 계속해나갈 수 있다. 여유가 있기 때문에, 걷는 것에만 집중하는 것이 아니라, 주위의 풍경 등을 즐기면서 실행하는 것이 좋다. 무리는 금물이다.

2) 운동의 에너지원은 지방과 탄수화물이다

유산소 운동을 개시하여 10분 정도까지는, 탄수화물이 지방보다 조금 더 많이 소비되지만, 운동을 개시하여 20분을 넘어가면서부터, 지방이 사용되는 비율이 증가해나간다. 지방이 체내에 많은 사람은 10분 간이 맞지만, 마른 사람은 저혈당이 되고 말기 때문에, 장시간 걸을 때는 당분의 보급이 필요하다. 거꾸로 말하면, 비만한 사람은 감량에 알맞다는 것이다.

3) 산림욕이라고는 말할 수 없는 것이 자연 중의 걷는 것

겨울이라도 삼나무 숲과 소나무 숲에서의 워킹은 즉 산림욕의 효과가 기대된다. 하지만 낙엽수가 많은 경우 눈이 오는 겨울에는 녹색 잎이 떨어진 숲 속을 걷게 된다. 이렇게 눈을 방해하는 나뭇잎이 없기 때문에 지저귐에 눈을 돌리면 작은 새를 볼 수 있다. 또한, 여름에는 풀이 무성하여 걸을 수 없는 곳을 자유롭게 걸을 수 있을 것 같은 기분은, 점점 운동 욕심을 높여주는 것은 아닐까.

4) 무릎을 높이 들고 걸을 것

앞서 양손에 스톡을 들고 큰 걸음으로 걸음으로써, 체간 부분의 뒤틀림이 필요하게 되어 다양한 이너 머슬을 단련하는 것이 된다고 기술하였다. 또한, 와칸지키도 스노우 슈도 가로 폭이 넓어, 좌우의 발이 가는 위치를 보통 때보다 넓히지 않으면, 좌우의 발이 서로 밟아버릴 수 있다.

또한 조금 깊이 빠진 다리를 끌어올릴 때는 허벅지에 붙어 있는 근육이 활동하지 않으면 안된다. 이것은, 고령이 되어 발이 걸려 넘어지는 원인이 되는 "끄는 다리"를 고쳐준다.

5 의복과 긴급시의 대비

눈 위의 워킹도 걷는 스키도, 움직이기 쉬운 복장뿐만 아니라 방한성에 뛰어난 것이 추천된다. 상의는, 강설이나 낙상했을 때 젖지 않도록 발수성의 웨어가 좋다. 내의는, 보온성, 건조성이 있는 소재가 좋으며, 면소재의 내의는 땀을 흡수하기 쉽기 때문에, 젖어 버려 신체를 차갑게 하는 원인이 되므로 주의하자.

방한과 낙상 시의 안전 확보를 위해 모자는 반드시 착용한다. 귀까지 덮이는 것이 적당하다. 또한, 장갑도 방한성이 높은 젖어서 손가락이 차가워지지 않도록 한다. 설면은 자외선이 반사하여 눈에 염증을 일으킬 수 있으므로, 고글이나 선글라스를 착용하자.

걷기 시작하면, 근육의 활동으로 체온이 올라가서 뜨거워진다. 반대로, 바람이 불거나 눈이 오거나 하면 추워진다. 그 때문에 벗은 상의를 수납하거나, 겹쳐 입기 위해 준비한 옷을 넣거나 하는 데이 백을 준비하여 안에는 마실 것, 타올, 그 외 긴급 용품을 넣어 두자.

안전에 최선을 기울이지 않으면 안되는 것은, 설산의 상태 때문이다. 기후나 눈질의 상태를 확인하여, 눈보라와 눈사태에 말려 들지 않도록 충분히 주의하자. 초보자는 모르는 것이 많기 때문에, 가이드나 경험자로부터 주의 사항을 배우는 것이 중요하다.

또한, 가까운 곳을 산책하는 경우에도, 겨울은 일몰이 빠르기 때문에, 햇빛이 비치는 오전 10시에 출발하여, 늦어도 오후 3시에는 돌아올 수 있도록 하자.

[宮下　充正]

문　헌

1) 福崎千穂 : 冬の楽しみ雪上ウォーク. 身体福祉論―身体運動と健康, 放送大学教育振興会, 東京, p 131-142, 2007

D 정리 : 어찌됐든 걷자!

1 신발과 의복, 단정한 모습으로 걷기

지금까지 특별한 걷기 습관이 없었던 사람은, 처음에는 집이나 근무지로부터 5분 간 걸어가서, 그곳에서 돌아오는 것으로부터 시작한다. 똑같은 5분 간이라도, 조금씩 빨리 걸을 수 있도록 노력하자.

1회당 10분 간의 워킹이지만 이것을 하루에 아침, 점심, 저녁으로 3회 반복한다면, 비만의 해소나 체력의 향상에 대한 효과는, 30분 간 계속해서 걷는 것과 차이가 없다(p67 참고).

걷는 방법은, 평소보다 조금 더 보폭을 넓히고, 조금 더 빠른 속도로 걷는다. 무릎을 가볍게 구부리며, 걷는 속도에 맞추어 어깨로부터 팔을 흔들면 더욱 좋다.

이러한 10분 간 3회의 보행을, 1주일에 3일~4일 행한다면, 4주째 즈음부터는 걷는 능력이 향상되고 있다는 것을 실감하게 된다. 그렇게 된다면, "휴일에 20분 간 계속해서 걷고 돌아오자", 또는, "40분 간 걸어가서, 돌아올 때는 지하철이나 버스를 타고 돌아오자"라고 실천해보자. 차츰, 40분 간 빠른 속도로 걸어도 피곤해지지 않으며, 조금 더 걸을 수 있도록 될 것이다.

건강 · 체력 유지를 위해서는 어느 정도 걷는 것이 좋을까?

- 보폭을 넓혀서 : 신장의 45~50%
- 가끔 다소 빠르게 : (100~120m/분)
  심박수 = (220−연령)×0.75
- 1일에 30~40분 간
- 1주일에 3~5일

하지만 건강이나 체력 상승의 효과가 있다고 하더라도 급격하게 워킹을 시작한다면, 생각하지 못했던 장해를 종종 초래한다. 그러한 근심은 연령이 증가하면 증가할수록 높아지므로, 워킹을 할 때는 다음의 점들을 주의하자.

① 무리는 하지 않는다

결코 고집 부리거나 버티지 않는다. 즐겁게 적당하게 걷자.

② 자신만의 페이스대로 행하자

　빠른 효과를 기대해서 자신도 모르는 사이에 오버 페이스가 되기 쉽다. 자신의 체력에 맞는 페이스로 걷자.

③ 그날의 컨디션에 맞춰서 행하자

　몸의 상태에 맞춰서 걷자. 막 걷기 시작했더라도 '오늘은 상태가 좋지 않네'라고 느꼈다면, 재빨리 마무리 하자.

　상기의 3가지 주의사항을 지키면서 걷더라도, 다음과 같은 자각 증상이나 다른 증상이 나타난다면, 즉시 워킹을 멈추자.

- 가슴에 통증이나 죄여오는 느낌이 있다
- 가슴에 불쾌한 감이 있으며, 무거운 통증이 있다
- 맥박이 흐트러진다
- 맥박이 느려진다
- 숨이 차거나 숨쉬기가 힘들어진다
- 머리가 멍해진다
- 차가운 땀이 난다
- 이상하게 목이 마르다
- 얼굴색이 안 좋아진다

　워킹 습관이 몸에 베여 걷는 능력이 향상 되었다면, 좀 더 긴 거리를 계속 걷기 위한 좋은 신발을 구입한다. 최근에는 워킹 전용 신발을 취급하는 가게가 많아 졌으므로 구하기가 쉬울 것이다.

　워킹 슈즈는 신발 바닥이 미끄러지기 어렵고, 발의 움직임에 따라 발가락이 잘 구부러질 수 있도록 되어있다면 걸음을 힘차게 내딛을 수 있다. 또한, 신발 바닥의 쿠션성과 힐, 가드라고 불리는 발뒤꿈치 부분의 안전성이 높다면, 보폭을 넓혀 걸을 때에도 발뒤꿈치로부터의 착지가 편안해진다. 어쨌든, 손에 들어 직접 확인해보고, 신어보며 자신의 발에 맞는지 어떤지 한번 걸어보자. 신을 때에는 발뒤꿈치를 맞추고 발가락에 1cm 정도 여유가 있으며, 발 볼이 답답하지는 않는지 확인하자.

　그리고, 신발의 통기성이 좋아야, 발 부분에 열이 머물지 않고, 물집이 잘 생기지 않는다.

　덧붙여, 옷은 입었을 때 기분이 좋은 것으로 하되, 기후에 알맞은 옷으로 선택한다. 최근에는 옷감에 다양한 고안들이 더해져있다. 더울 때는 땀이 흡수되어 증발되기 쉬운 속옷을, 추울 때는 땀이 흡수되어 증발할 때 발열하여 추위가 느껴지지 않는 속옷으로 선택하자. 또한, 최소한으로 필요한 물건들을 수납할 수 있는 웨이스트 파우치나 포켓 등을 준비한다면 더 좋다.

　아무튼, 워킹이라는 단순한 운동이지만, 자신이 좋아하는 색상의 모자를 쓰고, 조금이라도 단정한 모습으로 걸을 수 있도록 해본다면 기분도 좋지 않을까.

2 "동네 뒷산 걷기"는 안전

　일본의 산들은 사계절에 따라 경치가 바뀌어, 보는 사람들을 매료시킨다. 그러므로, 워킹을 보다 쉽게 실천할 수 있도록 되어 있기 때문에, "먼 거리도 걸을 수 있다"라는 능력만 몸에 베인다면, 산에 오르고 싶어질 것이다. 그러나, 산을 오른다는 것은 걷는 능력만으로는 충분하지 않

225

기 때문에, 그만큼 조난의 위험이 크다.

등산을 가서 조난 사고를 당한 사람들 중에는 중·고령자의 비율이 크다. 급격한 오르막길이나 내리막길뿐만 아니라, 급변하는 기후 등은 산에서 조난을 일으키는 원인이 된다. 여기에 한 가지 더 위험한 요인은, 2000m 이상의 고산 지대에서는, 기압이 낮아 산소가 희박하다. 무거운 짐을 등에 짊어지고 계속 걸어가야 한다는 운동부하에 더하여, 산소가 부족하다는 부담은 중, 고령자의 심장이나 혈액 순환에 큰 영향을 미치기 때문이다.

그러한 점에서, "동네 뒷산 걷기"란, 사람들이 살고 있는 마을의 산간(山間)에 있는 숲길이나 밭길 등을 걸어보자라는 것이다. 이러한 곳은 기껏해야 해발 1000m 정도로써, 산소 부족 등의 영향이 거의 없다. 또한, 무슨 일이 일어난다고 하더라도 연락을 취하기가 쉬우며, 곧 바로 구조를 요청하는 것이 가능하다. 말하자면, 완전한 자연 속에서 걷는 것이 아닌, 자연과 인간이 공존하고 있는 곳을 걷고자 하는 것이다. 뿐만 아니라, 강물이 흐르는 소리나 들새가 지저귀는 소리가 들리며, 사계절의 야생화를 즐길 수 있고, 신록이나 단풍을 바라보며, 자연을 접하는 것이 가능하다. 오염된 공기 속에서 생활하고 있는 도시의 사람들에게 있어, 녹음 속을 걷는다는 것은 "심신"이 상쾌해지는 기회이지 않을까.

"동네 뒷산 걷기"가 안전하다고 하더라도, 집 근처의 포장도로를 걷는 것과는 다르므로, 준비가 필요하다. 먼저, 신발은 등산이나 트레킹에 적합한 튼튼한 것이 좋다. 복장은, 다소 여유와 신축성이 있는 긴 바지와, 계절에 알맞은 상의를 입는다. 또한, 모자는 차양막이 있거나 방한, 기후, 계절 등에 맞춰 쓴다. 다음으로는 데이 백(Day Bag)을 준비한다. 가방 안에 넣을 물건으로는, 갈아입을 옷, 타올, 우비, 도시락, 음료수 등이 좋다. 그 외, 안내지도, 장갑, 시계, 카메라, 휴대전화 등도 함께 들고 가자. 베인 상처나 물집을 대비한 밴드, 무릎이 아파졌을 때를 대비한 보호대 등이 있다면 더욱 안심이다.

"동네 뒷산 걷기"는 같은 장소라도 계절에 따라 그 경치가 바뀌기 때문에, 추억으로써 카메라와 앨범에 담아둔다면, 친구들에게도 보여주는 즐거움이 늘어난다. 마지막으로, 차후의 일정 뿐만 아니라 평상시에도 꾸준한 걷기를 통하여 가능한 한 체력을 보충해두자.

2 이벤트의 참가는, 우정의 고리를 넓혀준다

워킹이 습관화되어 보행 능력이 향상된 사람은 그 능력을 살려서 워킹 이벤트에 참가할 것을 권장하고 싶다. 이벤트에는 각각의 워킹 클럽이 행하고 있는 소수의 정례회부터 시군구가 주최하는 시민을 대상으로 한 시민 워킹 대회, 그리고 (사) 일본워킹협회가 주최 또는 후원하는 전국 규모의 워킹 대회까지, 실로 다양하다.

어떠한 것에 참가하더라도 낯선 사람들과 함께 걷게 되므로, 새로운 친구가 생기게 된다. 또한 "다음은 어떤 이벤트에 참가해 볼까"등 목표를 세워본다면 날마다 새로운 자극이 되지 않을까.

통상의 워킹 이벤트에서 걷는 거리는, 10km부터 20km까지다. 장거리를 걸어본 경험이 없는 사람으로써는, 걸을 수 있을지 없을지 불안이 떨어지지 않을 것이다. 하지만, 4km를 40~50분 간 걸어도, "아직 더 걸을 수 있다"라고 느껴진다면, 처음부터 조금 빠르기의 속도를 보다 낮은 속도로 낮추어서 걷는다면, 20km는 휴식시간을 포함하여 5시간 정도로 완보(完步)가 가능하다.

그러나, 신발이 발에 맞지 않아 뒤꿈치가 까지거나 물집 등이 생긴다면, 피곤하지 않아도 걷기가 곤란해진다. 그러므로, 신발 그리고 양말에 익숙해져 있는 것이 필요하다. 더하여, 1시간마다, 신발을 벗어 발을 시원하게 하고, 마사지를 해주면 좋다.

또한, 압박되어서 혈액의 흐름이 막힌듯한 발가락 사이에는, 시판되고 있는 발 전용 패드를 붙혀둔다면 예방이 가능하다. 그리고, 수시간 걷게 될 때에는, 필요한 식료, 음료, 그 외 타올, 티슈, 상비약 등을 준비한다.

워킹 이벤트의 참가는, 단지 워킹 실천만의 목적이 아니다. 하지만, 걷는다는 것에 기쁨을 느끼며, 그 즐거움을 기억하고 있는 사람들이 모이기 때문에, 서로 속마음이 잘 맞는 사람들이 되기 쉽기 때문이다.

그것은, 비단 국내의 이벤트 뿐만 아니다. 워킹은 전 세계의 사람들이 실천하고 있다. 그리고, 국제적인 워킹 이벤트가 개최되어, 여러 나라의 사람들이 함께 걸으면서 우정을 쌓아간다. 이것은, 국적을 초월한 국제 교류라고 부를 수 있지 않을까.

워킹의 지속과 실천을 향하여

초 고령화 사회를 맞이한 지금, 건강의 유지 · 증진을 목적으로 한 건강관리는, 중년기 · 고령기의 "퀄리티 오브 라이프"를 실현하기 위한 중요한 과제이다. 생활 습관병을 예방하고, 건강한 중 · 고령기를 보내는 것은, 그 사람 자신만의 행복뿐만이 아니라, 가족의 행복, 지역사회의 행복, 그리고 사회 전체의 행복으로 이어진다.

노쇠하더라도 가능한 한 다른 사람의 도움을 요청하지 않고 자립적인 생활을 보내고 싶어하며, 사람들과의 소통, 사회와의 소통을 갖고 사회적, 문화적인 생활을 영위하고자 하는 생각은, 모두의 공통점일 것이다. 그러한 생각을 실현하기 위해서는, 허리와 다리가 튼튼해야 하며, 자신을 가지고 걷는 것이 중요하다.

지금부터의 워킹 지도는, 운동면적인 지도 · 지원에 더하여, 워킹만이 가지고 있는 풍부한 가치와 상호적인 지도 · 지원이 요구된다. 거기서 얻어지는 워킹의 향수능력(享受能力: 받아들여 누릴 수 있는 능력)은, 워킹 이외의 활동에도 적용 되어, 심신과 함께 건강에 충실한 생활로 이어진다.

또한 워킹을 통하여 동료들과의 일상적인 유대 관계를 가짐으로써 서로를 자극시키고, 따뜻하게 지켜보며, 음식과 운동 그리고 생활 전체의 균형이 잡힌 생활이 실현 가능하다.

본 장에서는, 워킹의 일상적인 단속과 실천을 목적으로 하여, 일상생활에서의 워킹 습관을 도모하며, 사회적 · 문화적인 측면도 포함한 문화로써의 워킹을 살펴보며, 심화할 수 있는 프로그램을 기획, 운영하기 위한 참고 사례를 소개한다.

A **지역밀착형 워킹 습관의 육성 사례 1 – 「일본 강동(江東)구 건강 센터 주최, 건강 워킹 12 주간」으로부터 생긴 사례**

1 「건강 워킹 12 주간」 사업의 개요

「건강 워킹 12주 간」 (이하 「건강 워킹 12주」)는, 1989년, 공익재단법인 강동(江東)구 건강 스포츠 공사(公社) 강동(江東)구 건강 센터가 미야시타 미츠마사(宮下 充正)씨(당시 일본 동경 대학 교수)의 감독지도 아래, 「건강 교육 사업」*으로써 개시했던 사업이다. 사업은 년 1회 개최되어, 현재까지 23 년 동안 간헐적으로 행해지고 있다.

「건강 워킹 12주」의 실시 시기는 9월 중순 ~ 12월 중순의 약 3개월 간, 개강 회수는 개강식 1회, 활동 12회의 계 13회, 실시일은 매주 토요일. 시간은 전반 5주가 14 : 00~16 : 00까지 2시간, 후반 5주는 13 : 00 ~ 16 : 00까지 3시간, 우천의 경우, 워킹은 중단하고, 14 : 00 부터 건강 센터 연수실에서 스트레칭을 실시했다.

---

* 현재, 건강 센터의 건강 증진 사업은, 메디칼 체크를 중심으로 하는 "건강도 측정", 미야시타 미츠마사(宮下 充正)씨에 기인하여 행하는 "운동 실기 지도", "건강 교실" 3가지를 주축으로써 행하고 있다.

수업료는, (일본 엔화 기준) 6,000엔 이었다(2012년 현재).

「건강 워킹 12주」 사업의 특징은, 「즐겁게 단속적으로 걷기」를 목표로, 3가지의 고안으로 이루어져 있다(秋山 邦彦 「강동(江東)구 12주간 워킹의 20년」 워킹 연구 No.13 2009년으로 부터).

제 1고안 「그룹 나눔」은, 참가자의 체력이나 워킹이 요구하는 것으로부터, 대략 6km/시, 5km/시, 4km/시의 3가지로 그룹을 나눈다. 그룹은 고정하지 않고, 매회 참가자 자신이 선택한다.

제 2 고안 「워킹의 거리」에 관해서는, 개시 시에는 손 쉽게 걸을 수 있는 3km부터 시작되어, 강좌가 진행됨에 따라 5km, 8km, 최종적으로는 10km에 도전한다는 설정으로 되어있다. 즉, 도전한다는 의식, 걸어 냈다는 달성감을 느낄 수 있는 고안으로 되어 있다.

제 3 고안은, 『엑서사이즈 워킹 12주간의 일지(日誌)』(宮下 · 水村작성)가 배부된다. 이 일지는 워킹의 기록이나 감상을 기술하는 것으로써, 12주간의 일정을 반복하는 것이 가능하여 달성감을 맛볼 수 있도록 고안되어 있다. 운동 효과는 기록하여 두지 않으면 객관적으로 이해하는 것이 어렵다. 강좌 종료 후, 실제로 어느 정도의 효과나 몸의 변화가 있었는지 「가시화」하는 것은 중요하다. 또한, 일지를 기술함으로써, 강좌에 임하는 자세나 일상생활에 있어서의 의식 역시 변하게 된다. 뿐만 아니라 강좌 종료 후 자신이 몸소 워킹을 행할 때 기준으로도 활용이 가능하다.

2 지역밀착형 워킹 클럽의 육성

「건강 워킹 12주」는 강좌 종료 후 자주적인 그룹의 형성을 촉구하고 있다. 제 1회의 강좌생이 결성한 「워킹 닥스 클럽」이후, 14개의 클럽, 463명의 회원이 활동하고 있다 (2011년 4월 현재). 「워킹 닥스 클럽」(1989년 결성, 회원 수 26명), 「워킹 사잔카」(1996년 결성, 회원 수 41명), 「워킹 클럽 GNP」(1998년 결성, 회원 수 61명)은, 결성으로부터 10~20년 이상의 활동 실적을 가지고 있는 클럽이다. 결성 당시로부터 20주년을 경과하여, 이미 70세를 넘긴 회원 분들이 매주, 또는 격주로 활발히 활동하고 있다.

클럽의 서비스는 프로그램 서비스(강좌제공) 후 수강생이 간헐적으로 운동할 수 있는 환경을 정비하며, 주최자 측이 결성을 촉진하고 지원하는 것이다. 자주적인 그룹의 결성은, 워킹의 습관화에 빠질 수 없는 중요한 역할이다. 최근의 동향을 살펴보면 강좌 종료 후 자주적인 그룹에 입회하는 수강자가 감소하고 있고, 강좌 종료 후 '수강자에게 어떤 방법으로 워킹을 지속시킬 수 있을까' 하는 것이 과제로 남아 있다. 강동(江東)구 건강 센터에서는, 자주적인 그룹을 위한 정례회를 정기적으로 개최하여, 그룹간 정보 교환의 장을 제공하는 등, 측면적인 지원으로부터 자주적인 그룹의 활동이 지속될 수 있도록 지켜보고 있다. 이하 「건강 워킹 12주」를 거쳐 결성된 대표적인 스몰 유닛(Small Unit)의 사례를 소개한다.

a 지역밀착형 워킹 클럽의 사례 : 「워킹 닥스 클럽」

워킹 닥스 클럽은, 제 1회 「건강 워킹 12주」의 강좌 수료생에 의해, 1990년에 결성된 자주적인 클럽이다. 결성 당시에는 입회를 희망하는 강좌 수료생을 받아 들였지만, 회원 수가 100명을 넘어 운영이 어려워짐으로부터, 제 3회 강좌 수료 생까지만을 신입 회원으로 받아들였다.

현재는 ①「건강 워킹 12주」를 수강할 것, ②워킹 닥스 클럽의 취지를 충분히 이해할 것, ③기존 회원으로부터의 소개를 조건으로 신입 회원을 받아들임을 원칙으로 하고 있다. 「클럽의 분위기를 잘 반영해주고 있는 "동료들과의 유대관계"가 중요합니다. "누구든지 입회 가능합니다"로는 결코 클럽의 운영이 원활할 수 없습니다」라고 워킹 닥스 클럽의 회장은 말했다.

결성 당시에는, 워킹에 관한 것도, 클럽의 운영에 관한 것도 경험이 없는 사람들뿐이었기 때문에, 무엇을 어떻게 해야 좋을지 몰랐다. 그로부터 월 2회, 미야시타 미츠마사 연구실의 대학원생으로부터 지도를 받으면서, 서서히 클럽의 운영이나 활동을 만들어 나갔다. 대학원생으로부터 지도를 받은지 8년이 지났다. 때마침 '건강 워킹 붐'을 타고, 건강 만들기나 워킹 이벤트 등에서 워킹 닥스 클럽의 활동을 소개시켜 줬으면 좋겠다는 요청에 부응하면서, 클럽은 점점 주목받게 되었다.

1) 활동의 목적

워킹 닥스 클럽의 목적은, 「타인에게 의지하지 않고, 가능한 한 자신의 손으로 행동할 수 있는 노인이 되도록 노력한다. 주로 강동(江東)구내의 녹도(緑道)공원이나 인근의 공원을 걷는다. 스포츠 이벤트에도 참가하며, 후원회, 미팅 등에서도 자기자신을 갈고 닦는다」이다.

2) 주된 활동 내용

제 2 · 제 4주 토요일 13：00~16：00, 월 2회의 워킹 활동이나 미팅을 중심으로, 강동(江東)구 복지 회관의 「걷자 모임」에서의 전면적인 협력과 지원 활동, 강동(江東)구 건강 센터 주최 「건강 워킹 12주」에 대한 협력과 지원, 「동경도건강만들기응원단」에 적극적으로 참가하는 등, 요청이 있으면 사회 공헌 활동까지도 책임지고 맡는다.

3) 운영방법과 독자적인 고안

클럽 운영은, 원칙적으로 전원 참가로써 행해지고 있다. 월 2회의 코스 선정이나 이벤트 기획을 반드시 모든 전원이 순번대로 실시한다. 전원 참가이지만, 혼자서 행하는 것은 부담이 너무 크기때문에, 2~4명의 그룹을 만들어 그 그룹에서 각자의 역할을 담당하는 것으로 이루어져 있다.

결성 당시 50세 전후였던 회원은, 70세 전후가 되어 회원의 고령화가 진행되고 있다. 이전에는 지방에서 개최되는 워킹 이벤트에도 클럽으로써 참가했었으나, 고령화와 함께 원거리 출전은 어렵게 되었다. 하지만, 일상의 활동은 지금까지와 마찬가지로, 대부분의 회원들이 변하지 않고 활동을 계속 하고 있다. 강한 결속과 지속력, 그 부분을 클럽 회장으로부터 소개받았다.

① 무리를 하지 않는다

워킹 닥스 클럽은, 결성 당시부터 여성 중심의 클럽이었다. 독신, 가족의 병간호를 맡고 있는 사람, 회원 자신이 통증을 겪고 있는 사람 등 라이프 스타일은 십인십색이었으며, 연령에 상응하여 다양한 문제들을 안고 있었다. 여성의 경우 주위를 돌보고 신경을 쓰느라 항상 주위에 맞추는 생활이다. 그 안에서, 마지막에는 자신이 하고 싶어 하는 것이 "이루어질지도 몰라"라는 상황에 놓여있는 사람들이 많다. 그러한 환경을 서로가 이해하며 동료들간 상호작용하면서 도우며 클럽의 활동을 계속하고 있다.

회원의 고령화 역시 진행되고 있는 현재 비가 오면 중지, 바람이 불어도 중지 등, 그 날의 기후나 상황을 고려하여, 무리가 없는 활동을 하도록 신경을 쓰고 있다. 워킹은 중지하더라도 점심 식사를 같이 할 때도 있다. 독신 회원은, 집으로부터 나오는 것이 귀찮아지게 되고, 일상의 식생활 역시 조절하는 것이 어려워지게 된다. "딱히 먹고 싶은 것이 없어"라고 하는 회원이라도 모두 같이 외식을 한다면, "오늘은 돈가스라도 먹을 수 있을 것 같아"라며 잔반도 남기지 않고 모두 먹을 수 있게 되지 않을까.

② 전원 참가형 운영 : 모두 같이 일을 나누어서 하다

앞서 언급했지만 클럽의 운영은 전 회원의 참가로 행해진다. 2~4명으로 그룹을 만들어, 그룹의 활동을 담당한다. 기획이 서툴고 싫어하는 회원도 있지만, 고생이나 수고스러움은 모두 함께 공유하지 않으면 알지 못한다. 서로가 클럽의 운영을 나누어서 함으로써, 그러한 고생이나 수고스러움이 공유가 가능하다. 한편, 사정이 있어 좀처럼 참가하지 못하는 회원은, 절반의 역할이라 생각하여 부담을 가볍게 해준다. 또한, 각 회원의 가장 자신 있는 분야는 박차를 가할 수 있도록 힘을 실어주는 것도 중요하다.

③ 무엇이든 상담 가능하며, 푸념을 들어줄 수 있는 동료 만들기

긴 시간의 워킹을 통해 강한 정으로 이루어져 있는 회원은 가족 이상의 관계가 된다고 한다. 가족이 중심이 되는 주부는, 여러 가지로 스트레스나 고민이 있지만, 집을 나와서 모두 같이 걸음으로써 기분이 리프레쉬(Refresh)되어, "다시 힘내보자!"라는 기분이 될지도 모른다. 서로가 이야기를 들어주는 것 만으로도 좋다는 것이다.

④ 워킹을 통한 사회활동, 지역공헌

클럽의 활동이 알려지게 되면 지역의 단체로부터 강연 협력이나 지원 요청을 받게 된다. 강동(江東)구 복지 회관 주최 「걷자 모임」, 강동(江東)구 건강 센터 주최 「건강 워킹 12주」에서는, 시간이 되는 회원 2~3명이 강연을 도와준다. 최근에는, 노인을 대상으로 한 강연이라고 하더라도 수강자가 워킹 닥스 클럽의 회원보다도 젊은 경우가 많다고 한다.

「걷자 모임」은, 단지 걷는 것만을 활동으로 하고 있다. 「걷자 모임」은 시(詩)나 하이쿠(俳句), 일본 고유의 단시(短詩))의 낭독, 목욕 등 복지 회관의 이벤트를 모두 즐기고 있는 사람들이 중심이기 때문에, 워킹을 목적으로 모이는 「건강 워킹 12주」와는 참가자들의 임하는 자세가 자연히 다르지만, 워킹을 많은 사람에게 체험할 수 있도록 하는 것 역시 중요하다고 생각한다. 향후에는, 회원들이 지역 노인회 등에서 워킹의 활동을 행하여, 조금이라도 많은 사람들에게 워킹을 전해줄 수 있도록 모색하고 있다. 지역에 따라서는, 닥스 클럽의 회원들이 많이 소속되어 있는 부인회나 노인회도 있어 워킹 이벤트의 실현을 향하여 활동중이다.

클럽의 활동은 「자신을 위한 워킹」으로부터 「워킹의 보급활동」에 이르기까지 폭 넓음을 보여주고 있다.

⑤ 일상적인 워킹은 재활 치료에서 그 효과를 발휘한다

결성으로부터 20 수 년, 고관절의 수술을 받았던 회원이나 뇌졸중을 앓고 있는 회원 등 병을 극복하고 재활 치료를 거쳐 활동에 복귀하는 회원도 있다. 그러한 투병 생활, 재활 생활에 있어서 큰 힘이 되는 것이, 회원의 정과 함께 길러온 워킹 습관이다.

오랜 세월, 워킹을 계속하는 것으로써 신체에는 워킹의 폼, 근육의 사용 방법의 이미지가 뇌리에 새겨진다. 그 덕분에 일상 생활에서도 걷는 이미지가 선명하게 떠올라, 목표를 가지고 재활에 임하는 것이 가능하다는 것이다. 또한, 입원중의 회원을 정기적으로 병문 하여, 퇴원 후의 신체 만들기에 관한 이야기를 하거나, 재활 치료를 지켜봄으로써 의사도 놀랄 정도의 조기 회복을 목표로 한다는 것이다. 병문안을 가서 동료의 재활 치료를 본다면, 초조하게 되어 발 끝으로 걷게 된다. 병문안을 간 동료가 그 모습과 이전의 걸음 걸이 폼과의 차이점을 참고 포인트로써 말해주면, 다음 날부터 걸음 걸이가 현격하게 바뀌어, 순식간에 회복하며 주치의를 시작으로 관계자들이 놀랄 정도라고 한다.

일상 생활에서 워킹을 습관화하는 것은 건강 유지 뿐만 아니라 병후의 재활 치료, 기능 회복에 큰 효과를 가져오는 것으로 나타났다. 자택으로 돌아와서 부터는, 회원끼리 집을 방문하여 함께 걸음으로써 적극적인 신체 만들기를 도와준다. 이처럼 서로 마음도 몸도 의지하는 강한 정으로 묶인 동료 만들기가 워킹 클럽에서는 가능하다는 것이다.

b 지역 밀착형 워킹 클럽의 사례 :「워킹 클럽 GNP」

「워킹 클럽 GNP」는, 1997년도 「건강 워킹 12주」의 수강생에 의해 다음 해(1998)결성 된, 14년의 역사를 지닌 클럽이다. 2012년 현재의 회원수는 60명(남녀비는 1 : 4)이다.

1) 활동의 목적

서클의 명칭 「GNP」는, 「G : 건강하며(Genki), N : 오래 살며(Nagaiki), P : 잘 죽는것(Potkuri)」이라는 목적으로 고령자의 삶의 태도를 나타내는 것이다.

클럽의 목적은 "즐겁게 아름답게 유유히 걷다"로 워킹을 통하여 "지구 온난화의 방지"에 공헌할 것, 가능한 한 의료의 신세를 지지 않도록 미병 대책을 행하여 "의료비 부담의 경감화"에 공헌할 것, "회원상호의 친목"을 도모하는 것의 4가지를 내걸고 있다.

2) 활동 내용

활동은 주 1회. 활동 시간은, 미팅, 체조, 워킹, 휴식을 포함하여 2시간 반이다.

거리는, 반드시 8~12km 걷는 것을 철저히 하고 있다. 다만, 80세 이상의 회원도 있어, 회원의 연령 · 체력에 폭이 있기 때문에, 회원의 걷는 스피드는, 시속 7km, 6km, 5km의 3그룹으로 나누어 워킹을 행한다.

걷는 스타일에도 방식이 있다. 보폭은 황새 걸음으로 하는데, 원칙으로써 신장의 반을 보폭으로 취하도록 하고 있다. 그 외 지침으로써, 이노타다다카(伊能 忠敬)의 보폭＝2보로 일간(一間, 약 180cm), 횡단보도흑백무늬＝폭 45cm를 넘을 정도로 하며, 시속은 6km이다.

활동 횟수는, 연간 50회로 하고 있다. 주말에 행해지는 정례회는, 특별한 일이 없는 한 중지하는 일은 없다. 거의 매주의 활동이지만, 회원의 출석률은 상당히 높다. 그 이유는, 연 24회 이하(출석률이 절반 이상이 되지 않을 경우)의 출석자에게는, 다른 그룹으로 옮기는 것을 권하고 있기 때문이다. 유령 회원을 재적시키지 않음으로써, 클럽의 목적에 일치시키는 운영을 행하고 있다.

3) 철저한 운영방법과 독자적인 고안

워킹 클럽 GNP는, 결성 당시에 「규약」을 만들어, 방침을 일관함으로써, 14년 이상의 안정적 · 단속적 클럽 운영과 회원의 결속력을 유지하고 있다.

코스 선택은 회장이 스스로 행한다. 합의 방식으로는, 전 회원을 배려하여 무엇이든 낮은 레벨에 맞추어서 정해져버리기 때문이다. 어쨌든, 「매주, 반드시 10km 걷기」라는 방침을 일관한다. 비가 오나 눈이 오나, 특별한 일이 없는 한 중지하는 일은 없다. 또한, 기성(既成)의 워킹 · 맵은 코스로부터 벗어난 샛길에서 해매어버리게 되면 자신의 위치가 어딘지 모르게 되므로, 지도 역시 매주 작성 한다. 이것은 사무국을 함께 운영하고 있는 부인의 역할. 1년 간 50회 분의 계획을 입안하며, 연도당초의 총회에서 승인을 얻어, 예비 조사를 실시하며, 매주, 회보를 작성, 정례회(활동)을 행한다. 그 외, 매년, 특집호를 발간하여, 그 해의 실적을 밝히고 있다. 상당히 힘든 일이다. 한편, 독재적으로도 보이는 클럽의 운영 방침이지만 회장은 "남에게 맡기면 질을 일정하게 유지할 수 없다"라는 정책을 들고 있다. "워킹과 산책은 유사하지만 다른 것이다. 우리들은 워킹의 질에 집중하고 싶다"라고 한다. 회장은, 클럽을 위해, 모두를 기쁘게 하기 위해, 주 2일 분의 자신의 시간을 기획 · 운영에 할당하고 있다고 한다.

4) 회원상호간의 깊은 신뢰 관계

이러한 회장의 기개에 호의를 가진 회원이 결속하여 워킹을 즐기고 있는 것이 이 클럽의 특징이라고 말할 수 있다. "회원끼리는, 14년을 계속하여 년 50회의 정례회에서 함께 걷고 있으면 시간적으로도 가족 이상. 화젯 거리도 이해득실도 없는 산뜻한 것이 되어, 후회도, 고민도 워킹 중에 해소 되어, 지금에 충실하는 것이 가능하다"라고 회장은 말한다.

모든 것에 있어 철저한 것, 고집을 갖는 것이, 회원들에게도 의지와 긴장감이 생겨, 결속력과 사기를 높이고 있는 것 같다. 비가 오든, 다소 날씨가 좋지 않은 "할 것은 한다". 회장의 그러한 기개에 공감하는 회원이 결속하여 워킹을 즐기고 있는 것이 GNP이다.

● ● ●

강동(江東)구 건강 센터 주최 「건강 워킹 12주」로 부터 생겨난 2개의 클럽을 소개하였다. 2개의 클럽은, 운영 방침에 있어서 대조적인 클럽이라고 말할 수 있다. 워킹 닥스 클럽은, 회원 개개인의 사정을 배려하여, 무리를 하지 않으면서, 참가 가능한 사람이 참가 가능한 방법으로 참가하는 것이 방침이다. 한편, 워킹 클럽 GNP는, 회장의 높은 매니지먼트 능력과 회원으로부터의 열렬한 지지로 부터, 회장 자신이 끌려 간다라는 특징을 가지고 있다. 대조적이지만 어느 쪽이든 회원끼리가 "가족 이상의 관계"라는 깊은 정으로 통하고 있다는 공통점이 있다. 같은 지역 안에 각각의 특징적인 운영 방침을 내걸고 있는 클럽은 혼재하며, 활발히 활동을 행하는 것이 워킹의 활성화, 워킹을 통한 건강, 퀄리티 오브 라이프의 상승, 지역 활성화로 통한다는 것이 이해 가능하다.

감사의 말

강동(江東)구 건강 센터 「건강 워킹 12주간」의 노력을 소개함에 있어서, 강동(江東)구 건강 센터로부터 2009~2011년도, 3년 분의 앙케이트 조사 집계 자료를 제공 받아, 담당자로부터 직접 이야기를 들을 기회를 가지는 것이 가능했다. 또한, 자주 클럽의 활동 상황에 관해서는, 닥스 클럽, 워킹 클럽 GNP 대표자들로 부터 인터뷰 협력, 클럽의 정보 제공을 받아, 워킹 사업으로부터 자립한 대표적인 사례로써 소개하는 것이 가능했다. 협력해주신 공익재단법인 강동(江東)구 건강 스포츠 공사(公社) 강동(江東)구 건강 센터의 여러분, 워킹 닥스 클럽, 워킹 클럽 GNP 대표자분들에게 진심으로 감사드린다.

[梅澤 佳子]

문 헌

1) 公益財団法人江東区健康スポーツ公社江東区健康センター：2009年度健康ウォーキング12週間アンケート集計資料．2010
2) 公益財団法人江東区健康スポーツ公社江東区健康センター：2010年度健康ウォーキング12週間アンケート集計資料．2011
3) 公益財団法人江東区健康スポーツ公社江東区健康センター：2011年度健康ウォーキング12週間アンケート集計資料．2012
4) 公益財団法人江東区健康スポーツ公社江東区健康センター：健康ウォーキング12週間受講者数の推移．
5) 公益財団法人江東区健康スポーツ公社江東区健康センター：健康ウォーキング12週間講座自主グループ一覧．2011
6) 秋山邦彦：江東区12週間ウォーキングの20年．ウォーキング研究13：33-39，2009
7) 村田太一郎：自主グループ活動ウォーキングクラブGNP．ウォーキング研究13：41-44，2009

234

B 지역 밀착형 워킹 습관의 육성 사례 2 – 건수(健寿)의 역(駅) 타마코(多摩)의 노력

지역 밀착형 워킹 습관을 육성하기 위한 또 하나의 사례로써, 총무성 ICT 지역 경제 활성화 사업 「건수(健寿)의 역(駅)」 타마코의 노력을 소개한다.

「건수(健寿)의 역(駅)」 타마코(多摩)는 코쿠시칸대학(国土舘大学) 체육학부 나가요시 에이키 (永吉英記) 강사와 도시 계획 NPO가 협동하여 시행하는 "운동 프로그램과 도시 계획 활동을 제휴 시키려는"노력이다. 「건수(健寿)의 역(駅)」은, 현재, 시행적인 대처로써 마치다시(町田市), 히노시(日野市)에서도 행해지고 있으며 보수계단말(歩数計端末)이나 회원을 위한 "마이 페이지" 등 ICT 이 활용에서는 3개의 시가 공통의 시스템을 활용하고 있지만, 타마코(多摩)는 다른 시에서는 하지 않는 시도를 하고 있는 것이 특징이다.

첫째, 3개의 시에서 행하고 있는 보행의 추천에 더하여, 경체조등의 운동지도에도 힘을 쏟고 있다는 점이다. 둘째, 타마코(多摩) 뉴타운 단지내의 NPO 단체 시설이나 상점회와 제휴하여, 단체 시설을 「건수(健寿)의 역(駅)」으로써 활용하는 것으로부터, 주민이 이용하기 쉬운 환경을 조성하고 있다는 점이다. 이는 고령자의 사회 참가나 세대간 교류를 목적으로 하는 NPO 시설의 이용자도 부담 없이 참가하는 것이 가능하며, 「건수(健寿)의 역(駅)」 회원 역시 활동을 넓히는 것이 가능하다. 이처럼, 지역 주민, NPO 시설 「건수(健寿)의 역(駅)」이 유대 관계를 가짐으로써 상호간의 이용 기회가 증가하게 된다.

또한, 회원에게는 강좌의 참가 횟수에 따라 포인트를 부여하며, 상점회의 점포에서 이용 가능한 상품권과 이를 교환 가능한 제도를 시행적으로 도입하고 있다. 이용자의 감소가 문제로 대두되고 있는 지역 상점가의 활성화에도 통할 수 있도록 하는 대처이다.

셋째, 운동 이외의 사회 활동, 원예, 취미 강좌를 설치하고 있다는 점이다. 그로 인해 주민 교류의 확대나 고령자의 다양한 관심 분야에 대한 움직임, 외출 기회의 확대를 계획하고 있다.

타마코(多摩)의 「건수(健寿)의 역(駅)」에 대한 노력은, 워킹이 개인의 건강 유지·증진이나 레크레이션에 그치지 않고, 고령자의 사회 참가의 계기나 사회 활동의 확대에 이어질 수 있도록 하는 제도로써, 마땅히 주목해야할 사업 모델이라고 생각한다.

감사의 말

「건수(健寿)의 역(駅)」 타마코(多摩)의 노력을 소개함에 있어, 코쿠시칸대학(国土舘大学) 체육학부 나가요시 에이키(永吉英記) 강사로부터 승인을 얻어, 대화 및 자료를 제공 받은 것에 대해 진심으로 감사드린다.

[梅澤 佳子]

문 헌

1) 総務省ICT地域経済活性化事業「健寿の駅」 http://kenjunoeki.net
2) 平成22年度総務省ICT利用広域連携事業「エイジングコントロール支援 桃寿の駅」報告書

C 노인 클럽을 기반으로 한 지역밀착형 워킹 습관의 육성

a 노인 클럽, 역할의 재고와 워킹 습관의 육성

노인 클럽은, 대체로 55세 이상을 입회 조건으로 하는 지역의 자주 조직이다. 고령자가 사는 보람 만들기, 건강 만들기, 동료 만들기를 목적으로 교류를 도모하면서 상호 의지한다. 클럽의 이점은, 고령자가 자주적으로 기획 운영하며, 각각의 부회(部会)에서 활동하고 있는 회원이 복수의 부회에 관여하는 것으로부터, 회원 상호간의 연대가 두터운 것이다.

고령자의 워킹은, 생활화, 습관화를 어느 정도 계획하고 있느냐하는 것이 문제가 되지만, 이 문제 해결책으로서, 노인 클럽의 활동에 워킹을 일상적으로 도입하여, 노인 클럽이 가지고 있는 회원끼리의 두터운 연대를 통한, 생활화, 습관화하는 방법을 제안하고 싶다.

노인 클럽의 고령화는 어느 클럽에 있어서도 심각한 문제이다. 그리고, 고령화된 회원의 건강 상태도 상당한 문제가 되고 있다. 클럽 활동에 자력으로 발을 옮겨 참가 가능한 건강 상태를 길게 유지하는 것은, 회원, 회원의 가족, 지역 사람들 모두의 염원이다. 그것을 실현 가능하도록 하는 것이 워킹이다.

현재 건강추진활동으로써「걷자 모임」을 정기적으로 개최하고 있는 클럽은 많다. 하지만 일상 생활 안에서 습관으로써 걷는 활동을 행하고 있는 클럽은 작은 것 같다. 노인 클럽은, 고령자가 활동하기 쉽도록, 초등학교의 학군지를 단위에 구성시키고 있는 경우가 많다. 회원이 서로 경쟁하면서, 또는 회원 이외라도 지역의 고령자들에게 말을 걸어, 모두 함께 워킹을 행하는 기회를 일상에서 마련함으로써 워킹이 습관이 된다. 현재 등하교 아동의 통학 패트롤을 볼란티어로써 행하고 있는 고령자는 모두 재법 다리가 건강하다. 또한, 자신의 다리에 자신이 없어, "자신이 참가함으로써 모두에게 폐를 끼치는건 아닐까"라고 망설이고 있는 고령자에게 밖에 나가서 걷는 기회를 만들어 주고 싶다. 노인 클럽을 활동 거점으로 한 워킹은, 지역의 정을 깊게 하며, 친목을 꾀하고, 게다가 다른 활동, 사회 참가로의 계기 만들기나 방범, 방재면, 개호 예방, 개호 서비스에 종사하는 직원들의 맨 파워를 경감하는 것으로도 연결되는 등, 헤아릴 수 없는 가능성과 효과를 간직하고 있다.

b 노인 클럽, 고령자를 지탱하는 50 · 60대의 역할

단카이 세대(団塊の世代)가 노인 클럽의 가입 연령으로 되어 있지만 가입률은 낮다. 그 세대의 가치관이 다양화되어 있다고 말하더라도, 생활의 기반은 역시 지역이다. 누구든지 정이 든 집에서 가능한 한 오래도록 살고 싶어할 것이라 생각한다. 지역 사회에서 자신이 의지하고 자신을 지탱해주는 이웃은 자신의 바로 옆에 있는 지역 사람들이다. 향후에는, 50 · 60대가, 자신의 부모들을 지탱해주고 있는 지역, 노인 클럽의 존재를 재확인하며, 자신이 나아갈 길로써 노인 클럽에 관심을 가지는건 어떨까. 젊은 사람으로써 조직 운영 등에 요구되는 후방 지원에 손을 뻗으면서 70 · 80대의 회원을 지탱해 나간다. 50 · 60대의 젊은 사람들이 참가함으로써 활동에 활기가 생긴다.

워킹 등은 자신의 아들 딸보다도, 이웃의 아들 딸들로부터 서포트를 받는 쪽이 화제도 되며 가족도 지역도 원만하게 되지 않을까.

또한 워킹이나 운동 습관은 개시연령이 빠르면 빠를수록 효과적이며 폼도 몸에 익히기 쉬우므로 50ㆍ60대에 시작하는 것의 중요성 역시 전해 나갈 필요가 있다.

[梅澤 佳子]

문 헌

1) 財団法人全国老化クラブ連合会 http://www4.ocn.ne.jp/~zenrou/html/index.html

D 중고령자의 일상적인 워킹 습관의 육성을 향해 – 워킹의 향수능력을 높이는 지원 방법

일본에서는 1964년에 개최되었던 동경 올림픽 대회를 계기로, 스포츠, 레크레이션의 인기가 고조되었으며, 동시에 건강에 관한 의식도 높아졌다. 워킹은 특별한 도구를 필요로 하지 않으며, 누구나 언제든지 가능한 일상의 건강 스포츠로써 애호자를 늘려왔다.

환경 정비에 있어서는 국가나 지방 자치 단체에 의해서 전국 각지의 자연 보도(장거리자연보도)나 (사) 일본워킹협력이 전국으로부터 선정한 워킹 코스 「아름다운 일본의 걷고 싶어지는 길 500선」 등이 정비 되어, 현재는 전국 각지에서 매력적인 워킹 이벤트가 개최되고 있다. 비일상적인 레져로써의 워킹 환경이나 프로그램은 정비되고 있다고 해도 좋다. 일상에 있어서도, 각 시군구의 스포츠, 교육ㆍ건강 복지 관계 기관이 중심이 되어 이벤트나 강습회를 다수 개최하고 있다. 시민들의 자주 서클이나 노인회 역시 왕성하다. 건강 워킹에 대한 깨달음이 있어 스스로 행동 가능한 시민들은, 다수의 워킹 이벤트나 프로그램 안에서 자신에게 맞는 것을 선택하여 언제 어디서든 활동 가능한 환경이 갖추어져 있다.

제 1의 과제는 워킹의 중요성은 이해하고 있지만 좀처럼 행동으로 옮기는 것이 되지 않는 사람들을 대상으로 한, 참가하기 쉬운 프로그램이나 시스템 만들기이다. 제 2의 과제는, 건강 관리의 수단으로써 워킹을 하고 있는 사람들을 대상으로, 레져로써의 워킹의 즐거움, 깊이 권할 수 있는 프로그램의 제공이다. 제 3의 과제는 레져의 향수능력이 있는 사람들을 대상으로, 워킹을 보다 심도있게 즐길 수 있는 프로그램의 제공에 있다고 생각한다.

3 가지의 과제를 해결하며 일상 생활 안에서의 워킹을 단속적으로, 습관으로써 실천할 수 있도록 하기 위해서는 「시스템 만들기」를 어떻게 할 것인가 이다. 그럼, 실천에 있어서의 지도는 어떠한 관점과 사고 방식으로 프로그램의 계획을 세우면 좋을까.

1 「AIDA의 법칙」에 근거한 향수능력을 높이는 지원 방법

향수능력을 높이기 위해서는, 대상자의 향수능력에 맞춘 프로그램의 제공이 중요하다. 그 향수단계를 파악하는 방법으로써, 마케팅의 고전적 이론 「AIDA의 법칙」(그림 1)을 이용하여, 레져, 스포츠의 향수능력을 높이는 지원 방법에 대해 설명한다. 레져나 스포츠의 즐거움은, 습관화함에 따라 커지게 된다. 사람들은 깨달음ㆍ주목(인지)하는 것에 의해 흥미ㆍ관심(감정)을 품게 되어, 그것에 대한 인식이 깊어지면 해보고 싶다, 활동해보고 싶다 라는 희망ㆍ욕구(도인)가 강해지게 된다. 그리고, 실천(행동ㆍ행위) 활동으로 이어지게 된다. 또한, 향수능력의 심화는, 이러한 프로세스가 나선형으로 올라감으로써, 서서히 경험자로써의 즐거움을 깊게 하는 것이 가능하다.

237

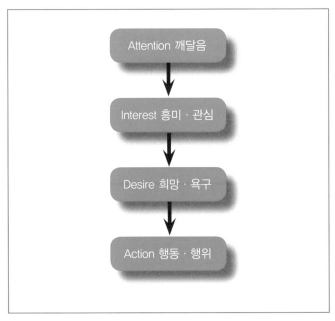

그림 1 AIDA의 법칙

지도자는 인지 단계로부터 행동 단계로 이끄는 프로그램, 행동을 습관으로써 받아들일 수 있는 프로그램의 계획과 제공을 생각하지 않으면 안된다.

AIDA의 법칙을 레져, 스포츠의 향수능력 개발에 응용한 것은 마츠다 요시유키(松田 義幸)다. 마츠다는 "어느 스포츠 종목이든지 그것을 습관화, 생활화하고 있는 사람들이 있다. 그것을 즐기는 방법은 사람마다 다른 것일까, 공통적인 것 일까. 공통적인 것이라면, 그것은 일반 국민의 라이프 스타일일 가능성이 있다. … 중략 … 종목 역시 누구에게나 동일한 공통의 즐거움이지만, 자연, 문화, 사회 풍토 등으로 인해 후천적으로 플레이가 되는 사람과 되지 않는 사람, 할 수 있다고 생각하는 사람과 할 수 없다고 생각하는 사람 두 분류로 나뉘고 만다. 이것을 비즈니스로써 본다면 플레이가 되는 사람, 할 수 있다고 생각하는 사람에게는 플레이 기술 향상, 향수능력의 개발 지원 서비스의 가능성이 있으며, 플레이가 되지 않는 사람, 할 수 없다고 생각하는 사람에게 있어서는, 스포츠에 대한 깨달음, 동기 부여의 스포츠 카운셀링 서비스의 가능성이 있다"라고 기술하고 있다.

2 워킹으로의 깨달음, 기술 향상, 향수능력 개발의 학습 지원

AIDA의 법칙을 워킹에 적용시켜서, 학습 지원자측의 입장에 적용시켜서 생각해보자(그림 2).

먼저 워킹이라는 운동이 있다는 것을 대상자에게 인지시킨다. 다음으로, 워킹이 가지고 있는 고유 가치, 예를 들면 건강면에서의 유효성, 동료 만들기나 동네 걷기의 즐거움에 관하여 이해를 돕는 정보의 발신을 행한다. 워킹이 가지고 있는 풍부한 고유 가치를 이해한 사람들은, 실제로 해보고 싶다며 참가 가능한 프로그램을 찾고 스포츠 웨어나 슈즈를 구입하는 등 준비를 시작할 것이다. 지원자는, 그 사람들에게 정보 제공이나 지원 서비스를 한다.

그리고 행동·행위(활동) 단계에서는, 각각의 레벨에 맞는 워킹 프로그램의 제공을 행한다.

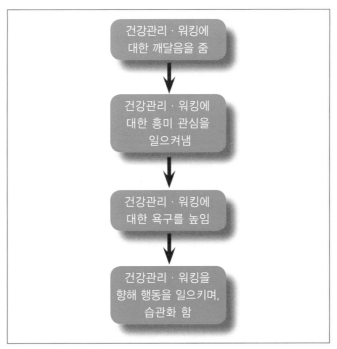

그림 2 **워킹의 향수능력 개발 지원**

걸음 걸이의 지도, 워킹의 건강면적인 유용성 등에 관하여, 실제로 체험하면서, 단속적으로 실시하는 이 단계에 있어서는, 수강자의 향수능력을 높이는 것이나 생활화, 습관화를 향한 프로그램이나 정보 제공을 실시하면서도, 지도자는 다음 단계로 향하는 수강자에게 깨달음을 줄 수 있도록 응해 나갈 필요가 있다.

"향수능력을 높인다"라는 것은 워킹의 스킬 업이나 체력 업만을 의미하는 것은 아니다. 병이나 개호(介護) 상태의 예방이나 개선으로써 워킹을 활용하는 것만이 아니라, 워킹을 문화로써 즐기는 가치를 제공 가능한 프로그램의 제공이나, 이미 그 외의 여가 활동에서 높은 향수 능력을 몸에 익히고 있는 사람들이 만족하며 워킹의 동기 부여를 할 수 있는 프로그램의 제공 역시 필요하게 된다.

마츠다는 "예술이나 스포츠는, 그 세계가 어떤 뛰어난 가치(고유 가치)를 가지고 있어도그 세계에 참가하고 싶어하는 사람이, 그 세계를 즐기는 능력을 몸에 지니고 있지 않는다면(향수능력), 그 곳에서의 유효한 가치는 생기지 않는다. 어떻게하면, 향수 능력의 학습 지원 서비스를 꾀할 수 있을까"라고 쓰고 있다[1]. 마츠다의 사고 방식으로부터 20년이 경과하고 있지만, 이러한 것은 오늘에서도 스포츠, 레져, 생애 학습의 중요 과제라고 생각한다. 그림 3에서 나타낸 것과 같이, 지도자는 워킹의 운동면이나 건강면에 관한 가치 뿐만 아니라, 워킹이 가지고 있는 고유 가치를 깊게 이해하여 제공함으로써, 워킹 애호자는 그 가치를 깨닫고, 관련있는 새로운 사람을 발견하여, 즐기는 것이 가능하다. 거기에서 얻어진 고유 가치와 관련된 사람은, 다른 레져 활동에도 응용되어, 그 레져 활동에서도 향수 능력을 높일 수 있게 되어 유효한 가치의 창조를 이어 나갈 수 있다라는 가능성을 내포하고 있다.

워킹이 가지고 있는 풍부한 고유 가치를 깊게 이해하며, 그러한 고유 가치를 즐길 수 있는 향수 능력을 높임으로써, 애호자에게는 워킹이 생활로 부터 뗄 수 없는 것이 된다.

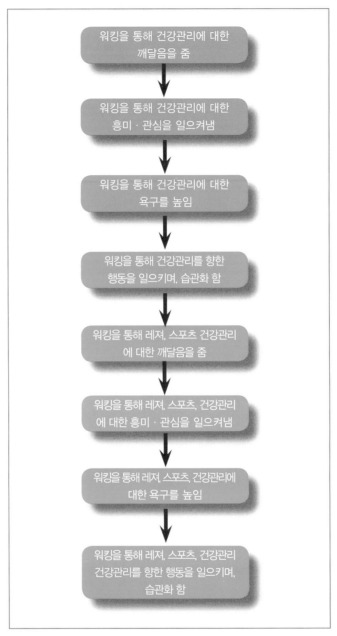

그림 3   워킹의 향수능력으로부터 레저 향수능력으로의 전개

또한, 그러한 가치를 공유할 수 있는 동료의 존재와 그러한 것에 대한 깨달음은, 능력의 향상과 함께 자신에게는 둘도 없는 것이 되며, 마침내 생애를 통해 계속해서 관련하는 대상이 된다. 이러한 학습 지원은, 자기 개발뿐만이 아니라, 자기 목적화, 자기 실현을 향한, 자기의 내면과 자기를 에워싼 사회 쌍방을 향해 펼쳐지며, 깊어져 간다.

학습 지원은, 일률적으로 제공되는 것이 아닌, 예를 들면, 의사가 환자의 증상, 회복 단계에 응하여 처치나 투약을 행하는 것과 같이, 지도자가 개개인의 능력이나, 활동 프로세스에 관여해

나가는 속에서 개별적으로 조언할 수 있는 것이 이상적이다.

지금까지 건강 관리에 주의를 기울이지 않았었던 사람들을 대상으로 한 "깨달음→흥미·관심→욕구"를 만들어 내가기 위해, 종래부터 행해지고 있는 정보 발신과 프로그램 서비스는 향후에도 빠뜨릴 수 없다. 또한 10~20대에 풍부함을 향수하여 온 단카이 세대가 고령자 세대로 되는 중, 레져 향수능력이 높은 중고령, 고령자를 대상으로 일상 생활의 워킹을 습관화하기 위해서는, 심신의 건강 유지·증진을 목적으로 한 내용만으로는 불충분하나, 워킹의 풍부한 가치를 전할 수 있고, 지적 호기심을 만족 시키며, 인간성을 회복시키는 프로그램의 제공이 요구되고 있다(그림 4). 그러한 프로그램을 개발하여, 제공하기 위해서는 지도자 자신이, 워킹의 가치를 추구함과 동시에, 스포츠의 가치란 무엇인가, 어떻게해야 하는가, 레져의 가치란 무엇인가, 어떻게해야 하는가 라는, 보다 큰 관점에 서서 지식, 정보, 경험을 풍부하게 해 둘 필요가 있다. 지도자에게는 "워킹"이라는 문화를 키워서 전해 나갈 사명이 있다.

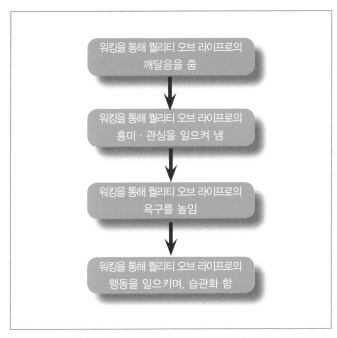

그림 4 워킹의 향수능력으로부터 퀄리티 오브 라이프 향수능력으로의 전개

[梅澤 佳子]

문 헌

1) 松田義幸 : スポーツ産業論, 大修館, 東京, p46, 1996

전기 각도계를 이용한 보행 중의 하지관절 굴신운동의 분석

표1 대상의 성 · 연령 및 체격

조사대상자(인)		체격	평균연령(세)	평균신장(cm)	평균체중(kg)
성 · 연령별 그룹 분류	25~44세	남성 16	35.4	168.0	62.0
		여성 15	35.8	158.5	48.5
	45~54세	남성 12	48.5	162.9	62.3
		여성 10	51.7	148.0	52.0
	55~64세	남성 13	61.2	159.9	58.2
		여성 13	62.1	145.1	52.2
성별분류	25~64세	남성 41	47.4	163.9	60.9
		여성 38	49.0	151.1	50.7
총수 79 : 25~64(세), 남성 41, 여성 38(인)			48.2	157.7	56.0

표2 일본인(성인)의 보행 중의 이상 · 착상 시간 (msec)

시간 \ 항목	오른쪽 이상시간	오른쪽 착상시간	우양각 착상시간	왼쪽 이상시간	왼쪽 착상시간	좌양각 착상시간	1사이클
평균시간 ($\overline{X}$)	440	571	68	442	563	58	1,008
표준편차 (SD)	40	51	16	38	41	11	48

n = 2,844.

표3 일본인(성인)의 보행 중의 고관절 · 슬관절 · 족관절의 굴신 운동의 위상 (%)

관절	항목	P_1	HS	P_2	P_3	P_4	TO	P_5	P_1
고관절	$\overline{X}$	0	10.6	15.6	25.6	66.1	72.4		100
	SD		3.1	3.1	3.1	4.2	4.2		
슬관절	$\overline{X}$	0	24.1	28.0	39.8	69.0	87.2		100
	SD		3.1	3.1	4.0	6.5	2.9		
족관절	$\overline{X}$	0	17.7	18.0	35.7	59.4	77.6	81.3	100
	SD		3.4	3.4	3.8	4.7	3.1	3.1	

$\overline{X}$: 평균, SD : 표준편차, n = 158(남성 41 X 2, 여성 38 X 2).

표4   일본인(성인)의 보행 중의 고관절 · 슬관절 · 족관절의 굴신운동의 각도   (˚)

관절	항목	P_1	HS	P_2	P_3	P_4	TO	P_5	P_1
고관절	$\overline{X}$	33.4	24.3	21.7	27.7	−10.1	−6.9		33.4
	SD	6.6	6.2	5.7	5.6	4.3	4.6		6.6
슬관절	$\overline{X}$	61.6	6.9	5.1	14.5	2.6	29.4		61.6
	SD	9.3	5.5	5.5	6.2	4.2	10.0		9.3
족관절	$\overline{X}$	−3.5	−14.3	−15.5	2.2	5.9	−19.7	−22.7	−3.5
	SD	4.8	5.2	5.2	4.4	4.1	9.3	8.7	4.8

$\overline{X}$: 평균, SD : 표준편차, n = 158(남성 41 X 2, 여성 38 X 2).

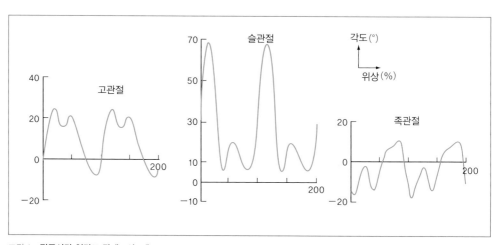

그림 1   평균시간 일각도 관계도의 1예
1 피험자의 1 측하지, 18시간 주기의 평균시간 일각도 관계이다.
고관절, 슬관절, 족관절에는 굴곡과 전신운동의 전환을 나타내는 항점이 존재했다.

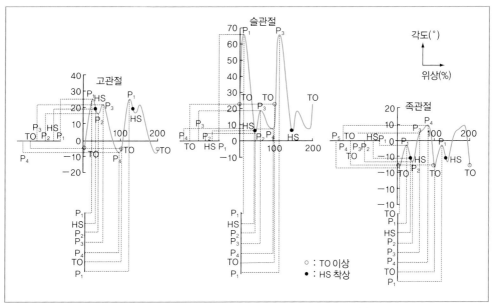

그림 2 관절의 굴신운동의 항점 시간 및 각도 수치 읽는 방법과 위상 일각도 관계도의 그리는 방법

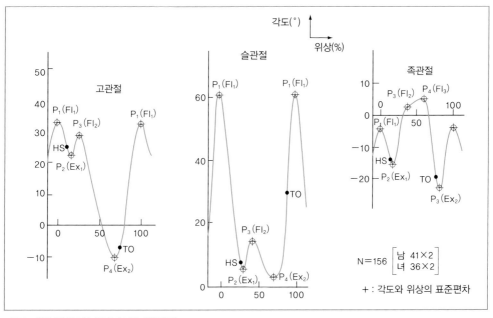

그림 3 위상 일각도 관계도(2,844주기의 평균)
n = 156(남성 41X2, 여성 38X2), +: 각도와 위상의 표준편차

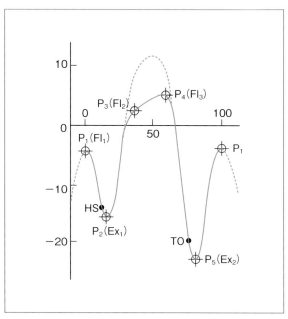

그림 4 **족관절의 위상 일각도 관계도와 전족부의 굴신운동**
위상 일각도 관계도의 전족부의 사선부분은, 전족부의 굴신각도를
나타낸다고 예측된다.

[矢野 英雄]